老年用药基本知识

主编　张晓乐　北京大学第三医院
编委　于彩媛　国家开放大学
　　　张　婷　北京大学第三医院
　　　郭红英　北京大学第三医院

国家开放大学出版社·北京

图书在版编目（CIP）数据

老年用药基本知识／张晓乐主编. —北京：中央
广播电视大学出版社，2016.7（2024.5重印）
ISBN 978 - 7 - 304 - 07938 - 3

Ⅰ. ①老…　Ⅱ. ①张…　Ⅲ. ①老年人—用药法—开放
教育—教材　Ⅳ. ①R452

中国版本图书馆 CIP 数据核字（2016）第 162843 号

老年用药基本知识

LAONIAN YONGYAO JIBEN ZHISHI

主编　张晓乐

出版・发行：国家开放大学出版社（原中央广播电视大学出版社）

电话：营销中心 010 - 68180820　　　　总编室 010 - 68182524

网址：http://www.crtvup.com.cn

地址：北京市海淀区西四环中路 45 号　　邮编：100039

经销：新华书店北京发行所

策划编辑：王国华　　　　　　　　版式设计：赵　洋

责任编辑：秦　莹　　　　　　　　责任校对：赵　洋

责任印制：武　鹏　马　严

印刷：北京云浩印刷有限责任公司

版本：2016 年 7 月第 1 版　　　　2024 年 5 月第 13 次印刷

开本：787mm×1092mm　1/16　　印张：16.75　　字数：319 千字

书号：ISBN 978 - 7 - 304 - 07938 - 3

定价：28.00 元

意见及建议：OUCP_KFJY@ ouchn. edu. cn

前　言

21世纪，我国社会已不可逆转地成为一个老龄化的社会。人口老龄化，特别是高龄化，增大了社会对老年人生活照料的难度。目前，我国养老护理员需求缺口巨大。《国务院关于加快发展养老服务业的若干意见》（国发〔2013〕35号）中明确提出"加快发展养老服务业""扩大人才培养规模""充分发挥开放大学作用，开展继续教育和远程学历教育"。为顺应国家政策和满足养老服务业的数量及质量需求，国家开放大学开设了"老年服务与管理专业"。老年人大都患有多种疾病，常常多科看病，要吃的药特别多，容易出现重复用药、漏服药等问题导致的用药风险。正确指导、协助老年人合理用药与安全用药，对于提高老年人的生活质量、促进老年人健康长寿至关重要。

"老年用药基本知识"是老年服务与管理专业的一门必修课。课程涉及药物基本概念、用药管理和药物应用，以及老年人群常见症状和疾病的药物治疗等与药物实际应用息息相关的重要知识。该课程既为学生了解药物治疗提供基本知识，也为从事老年人群服务与管理的人员提供具有实践指导意义的知识和技能。

本教材每章由学习要求、导言、学习内容、思考题4个部分组成。本教材的特色是在学习内容中插入"问题与思考""学习提示""用药误区"和"知识链接"等模块，起到助学和导学的作用。"问题与思考"：本教材尽可能多地插入问题与思考，使学生能更快地联想到实际问题，学起来更为便捷，也更容易掌握相关知识。"学习提示"：可以是学习方法的提示，也可以是关键知识的提示，让学生易学易记。"用药误区"：老年人常见用药误区以一问一答的形式穿插在书中。"知识链接"：可以拓展学生的知识，激发学生的学习兴趣。

本教材由北京大学第三医院张晓乐副主任药师担任主编。各位编者的具体分工如下：第一章、第二章由张晓乐编写；第三章、第六章、第七章由北京大学第三医院张婷主管药师编写；第四章、第九章、第十章、第十一章、第十二章、第十三章、第十四章由北京大学第三医院郭红英主管药师编写；第五章、第八章由国家开放大学于彩媛副教授编写。

北京大学国际医院段京莉主任药师、北京大学医学部尚少梅教授、中日友好医院陆进主任药师审阅了本教材并提出了宝贵的建议，在此表示诚挚的感谢。

在本教材的编写过程中，编者参考了大量文献，在此谨向所有有关文献的作者以及支持与帮助本教材出版的同志表示衷心的感谢。

由于本教材是为非药学专业人员编写的，之前没有先例，内容的选择和知识的深浅程度都在探索中，故对于不妥之处，希望大家提出意见和建议，以便在下一版中修改、补充和完善。

编者

2016 年 5 月

上篇　药物治疗的基础知识

下篇　老年人常见病症的药物治疗

上篇　药物治疗的基础知识

第一章 药物基本知识与相关法律法规

导 言

从本章开始，同学们就要学习有关药品以及老年患者用药的相关知识了。就像驾驶员首先要学习交通规则一样，同学们首先要学习有关如何使用药品的规范。

我们知道，药品是一种特殊商品。药品在与人体相互作用的过程中表现出其自然属性，而作为商品，药品投放社会后在与社会相互作用的过程中又表现出其社会属性。药品的社会属性与法律、道德、经济、文化、国家医疗卫生政策和资源配置等密切相关。药品只有既具备合格的自然属性又具备良好的社会属性才是真正合格的药品，才能达到预防、治疗、诊断疾病的目的，患者才可以在需要的时间和地点得到它。同样，由于非正确的使用或误用、滥用等引起药品不良反应和耐药性、抗药性、依赖性等后果，不仅影响个人的健康和幸福，而且影响国家和社会的稳定。为了防止和减少这些不良后果，国家必须进行立法和行政管理，并实施监督和惩罚等强有力的干预措施，同时对全社会进行宣传教育。

药品的定义、药品的性质、药品的名称、如何管理药品、如何处置和使用药品等，是本章的重要内容，也是学习药品相关知识的基础。

第一节 药物和药品的概念

一、药品的定义

上篇 药物治疗的基础知识根据《中华人民共和国药品管理法》（以下简称《药品管理法》）的规定，药品包括中药材、中药饮片、中成药、化学原料药及其制剂、抗生素、生化药品、放射性药品、血清、疫苗、血液制品和诊断药品等。

二、药品的属性

药品是一种特殊的商品；药品具有自然属性、社会属性、法律属性和商品属性。

（1）自然属性是药品能够防病治病的物质基础。药品的有效性、安全性、稳定性等质量特征，是由药品的自然属性决定的。

（2）药品的社会属性是由其自然属性派生的。药品与人的生命和健康息息相关，维系着人类的繁衍和社会的发展。这些是药品社会属性的出发点，表现在药品的可及性和福利性。

（3）为满足人们的用药需求和保障人体健康，国家制定了《药品管理法》和其他一系列法律法规，对医药行业加以规范，从而保证药品的质量。这体现了药品的法律属性。

（4）药品是特殊商品。其商品属性反映了药品是社会产品的一般性质，即经济性和竞争性。

三、药品的特殊商品属性

1. 药品与人的生命和健康相关

合格的药品可以挽救人的生命、促进人的健康。不合格的药品会损害人的健康，延误抢救、治疗，甚至危害人的生命。在国家法律中，生命与健康是人的最基本权利。因此，"药品与人的生命和健康相关"是药品最重要的特征，决定了国家对药品必须进行法制化管理。

2. 药品的两面性

"是药三分毒"，药品是一把双刃剑，既有治病救人的作用，又有毒副作用。这就是药品的两面性。若科学合理用药，药品可以治病救人。若药品使用不当，轻者可出现不同程度的毒副作用，重者可危及生命。

3. 高度专业性和消费低选择性

药品的外观质量、药品是否合法只能由药学专业人员利用其具备的药学及相关知识来判断，而对药品内在质量的判断还需借助专门的检验方法及仪器。药品（处方药）的使用需要医生开具处方和药学人员的参与，患者（消费者）基本上没有选择权，这也是药品的特殊性。

4. 性价不关联性

药品的治疗价值与价格，一般来说没有关联性。必须保证药品质量，确保药品安全有效。药品只有合格与不合格之分，没有等外品之说。只要安全有效、能治病救人的药品就是好药。价值低廉的药品若能治病救人也是好药。自古就有"黄金有价药无价"的说法，当一种药品能救活一条人命，这时药品的价值就不可估量了。但药品是特殊商品，也具有商品属性。药品必然与市场、价格有关。

5. 福利性

药品是防治疾病、维护人体健康的物质，如果药品价格太高，药品被使用的价值就会受到限制。国家为了保证人民能买到质量高、价格适宜的药品，对基本医疗保险药品目录中的药品实行政府定价，因此药品具有一定的社会福利性。

四、药物和药品

药物和药品都是人类用于预防、诊断、治疗疾病的物质，对于普通患者（消费者）来说，药物和药品没有太大的区别。但在药物学和药剂学领域，两者是有区别的。药物是指所有具有预防和治疗作用的化学物质，尚没有进行制剂加工，不一定经过审批，也不一定是市面销售的化学物质。药物具有"物"的属性，但不具有"商品"的属性。比如，农民上山采集的草药，可以用来治病，此时可称这些草药为药物。但如果把这些草药收集起来，送进中药饮片加工厂进行加工、炮制、包装，经过审批，制定价格，上市销售，这些"药物"就成为了"药品"。药品是经过国家食品药品监督管理部门审批，允许生产和上市销售的药物。药品不但具有"物"的属性，还具有"商品"的属性。在《药品管理法》中，药品是作为一种特殊商品而存在的，不同于药物。

问题与思考

1. 2分钱一片的A药治好了甲病，20元一片的B药治好了乙病。A药和B药哪个价值更高？

2. 药品的两面性指什么？为什么药品会有两面性？

五、药品与保健品、药膳

在疾病的治疗与康复过程中，经常使用的一类物质是保健品（保健食品）。但保健品不是药品，保健品与药品在生产及配方组成、质量标准与控制、疗效和说明书以及广告宣传方面都有很大的区别。保健品无须经过医院的临床实验，可直接投入市场。保健品也不像药品那样具有确切的疗效和适应证。保健品仅有保健功能和辅助的疗效，不能使人体产生任何不良反应。

我国传统中医药学历来推崇"药食同源"，而药膳发源于我国传统的饮食和中医食疗文化。药膳是在中医学、烹饪学和营养学理论指导下，严格按药膳配方，将中药与某些具有药用价值的食物相配伍，采用我国独特的饮食烹调技术和现代科学方法制作而成的具有一定色、香、味、形的食品。它是我国传统的医药学知识与烹调经验相结合的产物，是药材与食材配伍而做成的美食。

无论是保健品还是药膳，都只有保健和辅助治疗的作用，且需要长期服用才能发挥一定的效用，期望短期或一次性服用保健品和药膳就发挥相应的作用是不现实的。

第二节 药品的名称

一、概述

药品的名称是药品标准化、规范化的重要内容之一。化学药品于 20 世纪初从西方进入我国，由于缺乏统一的命名原则，当时人们普遍称其为西药。当时药品的名称比较混乱，多数药品的名称是音译或意译过来的。例如，解热镇痛药 aspirin 就叫阿司匹林；抗菌消炎药 sulfadiazine 先叫搜发待金，后来叫磺胺嘧啶；青霉素（penicillin）刚进口到我国时叫盘尼西林，后来称为青霉素。药品的名称主要包括国际非专利药名、中国药品通用名、商品名、化学名称。

二、药品的命名原则

过去药品的名称存在一些问题。例如，用药品疗效命名有很大的局限性，因为药品的疗效不可能用几个字就完全概括；药品经过多年使用又发现新的药理作用和用途，原有的名称显得不确切，甚至易使人产生误解；有些药品名称中常有褒义词——灵、宁、静、舒、安等，如胃复安、胃复康、胃得乐、降压静、消痛灵。鉴于药品名称的混乱状况，世界卫生组织建立专家委员会专门从事药名的统一审定工作。1981年世界卫生组织发表该专家委员会制定的国际非专利药品名称（International Nonproprietary Names for Pharmaceutical Substances，INN）手册，规范药品命名。

1. 药品通用名

药品通用名是世界卫生组织（World Health Organization，WHO）与各国专业术语委员会密切协作，为在市场上销售的药品、活性物质制定的在世界范围内都可以接受的唯一的药品名称。制定这个非专利名称的初衷，是便于识别药品（不被众多的商品名称、专利名称所迷惑），有利于对药品的监督管理和信息管理以及国际之间的协作和交流。INN已被全球所公认，也被称为药品通用名。中国药品通用名，是指列入国家药品标准的药品名称，是中国法定药物名称，由国家药典委员会负责制定。《药品管理法》规定，已经作为药品通名的，该名称不得作为药品商标使用。

2. 药品商品名

药品商品名是药品生产企业为区别于其他企业生产的相同的产品（药品）而为自己的产品制定的药名，也称专用名。药品商品名有专利性，一经注册便受法律保护，其他厂商的同一制品不可使用此名。商品名的右上角常加 R 或 TM。不同企业生产的同一药品可能存在质量差异。商品名有助于对不同产品（药品）进行区别。国务院有关部门颁发的《药品命名原则》中规定，药品可另有专用的商品名，但必须做到：

（1）药品商品名一律不得作为药品通用名。

（2）药品通用名（包括INN）及其专用词干的英文名及译名均不得当作商品名或组成商品名用于商标注册。

（3）药品商品名不得用外文字母、汉语拼音和阿拉伯数字代替。

（4）药品专用商品名，不得与国内现有的法定的世界卫生组织非专利药品名称相同，不得是属于撤销、更换、淘汰的药品名称，应不易造成误解或不便。

3. 别名和习用名

我们在工作中常常见到一些药品名称，它们既不属于法定名称，也不属于商品名，这就是药品的别名或习用名。例如，氧氟沙星的习用名为氟哌酸。别名是药品名称比较混乱的时代的产物，在社会上流传使用的时间比较长。《中国药典》1995年版已开始不收载这些名称。随着对药品名称管理的进一步规范，药品别名或习用名终将会被淘汰。在专业杂志、报纸、图书中应避免使用这些名称。

学习提示

书写相似的药品：不同的药品，其名称中存在较多字形相同或相近的字，使得这些药品名称在书写上相似，在调配和使用时容易发生差错。此外也包括产品的标签或包装相似。例如，5-氟尿嘧啶与5-氟胞嘧啶。

读音相似的药品：不同的药品，其名称读音相似，因此在调配或使用这些药品时可能出现差错。例如，血凝酶（可静脉注射）与凝血酶（不可静脉注射）。

目前上市药物品种众多，药品名称混淆可能导致严重的用药错误！

第三节　国家药物政策

一、概述

国家药物政策是政府给医药界提出的关于药物研究、生产、流通和使用的政策性目标、行动准则、工作策略与方法的指导性文件，以利于政府各部门及社会各界对国家医药工作的目标与策略有全面的认识，便于协调行动，达到政府要求。1975年，第28届世界卫生大会提出了基本药物计划。20世纪80年代联合国和世界卫生组织倡导的"健康是社会发展的重要目标"受到参与国的热烈响应，医药保证也随之成为社会发展与稳定的重大课题。1997年，世界卫生组织指出，从推动合理用药的政治模式来看，药品不仅是防止疾病的物质和具有内在价值的可上市成果，也是国家的政策工具。1978年以来，我国在药物政策方面已做了大量相关工作，各项政策正在逐步落实。

二、国家药物政策的基本目标

国家药物政策的基本目标大多与基本药物政策一致，主要包括基本药物的供应、获得和费用支付以及与之相应的药物安全、有效、优质并合理使用；关注以最少的资源投入获得最大的健康效果，提高药物的经济效率；努力发展本国制药工业，保证医药事业可持续发展。

（1）国家药物政策的基本目标主要包括以下方面：

① 药物可供应性：凡是防治疾病需要时，不论什么人、不论何时何地都能及时购买到基本药物。

② 药物可获得性：保证基本药物的品种、数量供应，保证提供准确、可靠的药品信息，对患者一视同仁。

③ 保证向公众提供安全、有效、质量合格的药品。

④ 促进合理用药。

（2）我国主要的药物政策：

① 药品生产、经营和进口的许可证制度。药品生产企业、药品经营企业、医疗机构获得由药品监督管理部门发给的《药品生产许可证》《药品经营许可证》和《医疗机构制剂许可证》后，方可取得生产、经营药品或配制制剂的资格。

② 药品批准文号制度。取得《药品生产许可证》的药品生产企业生产每一种药品，包括新药和仿制药，都须取得药品批准文号。取得《医疗机构制剂许可证》的医疗机构配置每一种制剂都要经过批准。药品进口必须取得《进口药品注册证》。

③ 全国执行统一的国家药品标准制度。即药品监督管理部门依法对药品质量实行监督抽查，并对抽查结果进行公告制度。

④ 药品研制、生产、经营各个环节必须分别执行相应的质量管理规范制度。

⑤ 国务院药品监督管理部门规定范围内的生物制品和首次在我国销售的药品，必须经过法定的药品检验机构检验合格后方可销售的制度。

⑥ 对药品进行审批时，对直接接触药品的包装材料一并进行审批的制度。

⑦ 药品包装和标识必须符合法定要求的制度。

⑧ 对处方药和非处方药实行分类管理的制度。

⑨ 对麻醉药品、精神药品、医疗用毒性药品、放射性药品实行特殊管理的制度。

⑩ 对已批准生产的药品实行再评价，对已批准生产、进口的药品实施不良反应监测制度。

三、国家基本药物

1975 年，世界卫生组织向会员国建议，根据其国家的卫生需求选择并以合理的价格采购质量合格的基本药物。世界卫生组织对国家基本药物的定义是能够满足大部分人口卫生保健需求的药物。因此，在任何时候国家基本药物都应当能够以充足的数量和合适的剂型提供应用。我国于 1982 年首次公布国家基本药物目录。遴选国家基本药物的原则是：临床必需、安全有效、价格合理、使用方便、中西药并举。具体表现为：

（1）临床必需：基本药物必须能够满足绝大部分人口卫生保健需求，在任何时候都应有合适的品种。

（2）安全有效：选择通过临床使用和实验室的评价、疗效确切、不良反应小且质量稳定的品种。

（3）价格合理：在临床必需、安全有效的前提下，必须考虑整个疗程的费用合理。

（4）使用方便：必须有合适的剂型和适量的包装，适用于不同层次、不同规模的医疗机构，方便医患双方，同时有利于运输和贮藏。

（5）中西药并举：遴选基本药物时，应该把中药和西药摆在同等重要的位置。

问题与思考

国家为什么要制定药物政策？国家药物政策的方向和基本目标是什么？

第四节　药品分类管理

一、药品分类管理的概念和意义

《药品管理法》第三十七条规定，国家对药品实行处方药与非处方药分类管理制度。具体办法由国务院制定。

药品分类管理是国际通行的办法。它是根据药品的安全性、有效性原则，按其品种、规格、适应证、剂量及给药途径的不同，将药品按处方药和非处方药分类并进行不同的管理。实施药品分类管理，其核心是加强处方药的管理，规范非处方药的管理，减少不合理用药的发生，保证人民用药的安全有效。

（1）药品分类管理有利于保证人民用药安全有效。药品分类管理后，部分药品必须凭医师处方才能购买，且在医师指导下使用。

（2）药品分类管理有利于医药事业健康发展。药品分类管理有利于推动医疗卫生制度改革，增强人们自我保健、自我药疗意识，促进我国"人人享有初级卫生保健"目标的实现，为医药行业调整产品结构、促进医药工业发展提供良好机遇。

（3）药品分类管理有利于逐步与国际通行的药品管理模式接轨。药品分类管理已成为国际上药品管理普遍应用的有效方法，有利于国际间合理用药的学术交流，提高药品管理水平和用药水平。

二、处方药和非处方药

处方药指必须凭医师处方方可调配、零售、购买和使用的药品；而非处方药指不需要医师处方即可自行判断、购买和使用的药品。根据药品的安全性，非处方药又可分为甲、乙两类。在国外非处方药称为"柜台药"或"大众药"，英文简称 OTC（over the counter）。OTC 的说明书与处方药的说明书是不同的。OTC 说明书是提供给患者的，应通俗易懂。而处方药的说明书是提供给医务人员的，强调科学规范。

目前，处方药与非处方药分类管理制度已成为国际上通行的药品监督管理模式。我国借鉴国际上药品监督管理的先进经验，在 1997 年 1 月 15 日印发的《中共中央、国务院关于卫生改革与发展的决定》中明确提出，要建立并完善处方药和非处方药分类管理制度。

三、非处方药遴选原则

（1）应用安全：高度的安全性是遴选非处方药的首要条件，也是区别处方药与非处方药的关键，目的是保证在无医药专业人员的指导和监护下，非处方药消费者也能自行购买和安全使用。

（2）疗效确切：非处方药必须疗效确切，而且应当较迅速起效。

（3）质量稳定：这是非处方药遴选原则的必要条件。

（4）使用方便：这是非处方药遴选的不可忽略的条件。

问题与思考

想想看，为什么要实行药品分类管理？药品分类管理有什么好处？

第五节　药品相关法律法规

一、我国药品管理体制

多年来，我国政府不断建立健全药品安全监管体制，完善药品安全监管技术支撑体系和药品安全监管法律法规体系，为药品安全监管提供体制和法制保障。

1998 年我国组建了国家药品监督管理局，负责对药品以及医疗器械的研究、生产、流通、使用环节的质量进行行政监督和技术监督。在此基础上，2003 年国家食品药品监督管理局成立，将部分食品监管职能纳入其中。为建立统一权威的食品药品监管体制，2013 年国家组建了食品药品监督管理总局。目前，我国已建成了中央政府统一领导、省以下由地方政府分级管理、业务上接受上级主管部门指导与监督、省级食品药品监督管理机构作为省政府的工作机构的药品监管体系。

二、药品管理法

《药品管理法》的立法宗旨是加强药品监督管理，保证药品质量，保障人体用药安全，维护人民身体健康和用药的合法权益。我国自 1985 年 7 月 1 日起实施《药品管理法》。中华人民共和国国务院令公布《中华人民共和国药品管理法实施条例》，自 2002 年 9 月 15 日起施行。

但是随着我国经济的快速发展，《药品管理法》自 2001 年 12 月 1 日修订通过并施行以来，逐渐显现出很多问题，如立法思路滞后，相关概念界定缺乏或不清晰；确定的药品管理体制不适应药品监督管理的需要；审批制度设置不科学；法律责任设定粗放，可操作性差；缺乏对国家医药产业政策的法律保障；缺少保障有效用药和盲人安全用药的条款等。因此，《药品管理法》亟须进一步修订和完善。

现行的《药品管理法》由第十二届全国人民代表大会常务委员会第十四次会议于 2015 年 4 月 24 日修订通过并施行。

《药品管理法》相关的重要内容有：

1. 药品批准文号

药品生产企业在生产每一种药品之前，必须依法申请、经过批准、取得该药品的生产批准文号方可生产。这是对药品生产资格的许可。《药品管理法》规定，生产新药或者已有国家标准的药品，须经国务院药品监督管理部门批准，并发给药品批准文号；生产没有实施批准文号管理的中药材和中药饮片除外。

药品批准文号的格式为：国药准字 H（Z、S、J）+4 位年号 +4 位顺序号，其中，H 代表化学药品，Z 代表中药，S 代表生物制品，J 代表进口药品分包装。

《进口药品注册证》证号的格式为：H（Z、S）+4 位年号 +4 位顺序号。《医药产品注册证》证号的格式为：H（Z、S）C +4 位年号 +4 位顺序号。其中，H 代表化学药品，Z 代表中药，S 代表生物制品。对于境内分包装用大包装规格的注册证，其证号在原注册证号前加字母 B。

新药证书号的格式为：国药证字 H（Z、S）+4 位年号 +4 位顺序号。其中，H 代表化学药品，Z 代表中药，S 代表生物制品。

2. 国家药品标准

药品必须符合国家药品标准。国家药品标准是国家强制标准，体现国家重视保障人体健康、人身安全的要求。不符合标准的药品，禁止生产、销售和进口。在这方面，标准化管理和药品管理是一致的。中药饮片在法律中另有规定则从其规定。

国家药品标准的颁布有两种法定形式，即由国务院药品监督管理部门颁布《中国药典》的形式和颁布药品标准的形式。

国家药典委员会由国务院药品监督管理部门组织，其职权是负责国家药品标准的制定和修订。这是一项法定的职权，是其他组织所不能代替的。标定国家药品标准品、对照品的法定机构是国务院药品监督管理部门的药品检验机构，规定保证了控制药品质量的有关事项规范化和依法实施。

3. 医疗机构药品进货检查验收制度

《药品管理法》规定："医疗机构购进药品，必须建立并执行进货检查验收制度，验明药品合格证明和其他标识；不符合规定要求的，不得购进和使用"。

医疗机构在购进药品时对药品进行验收和检查，是保证药品安全有效的最后一关，对于提高临床用药质量、保证药品安全有效、维护患者的合法权益是非常必要的。医疗机构购进药品检查验收包括以下几个方面的工作：

（1）选择合法的购药渠道。医疗机构要选择具有《药品生产许可证》的生产企业，或者具有《药品经营许可证》的经营企业作为自己的供应商，除此之外的一些非法来源的药品要予以拒绝。选择合法的、信誉好的药品供应商，在发生药品质量事故时医疗机构可以顺利实现追索赔偿，药品监督管理部门可以追究到造成药品质量事故的最终责任者。反之，如果从非法的渠道购进药品，哪怕是购进质量合格的药品，都要追究法律责任。

（2）验明药品合格证明。合格的药品首先必须合法。按照《药品管理法》的规定，合法的药品必须是具有省级药品监督管理部门核发的《药品生产许可证》的企业生产的，具体品种必须获得国家药品批准文号。如是国家限期强制要求通过"GMP"认证的品种，还必须获得国家食品药品监督管理总局的"GMP"认证证书。其次药品要有合格证明。药品出厂必须批批检验，医疗机构购进时要索取生产企业的质检合格报告书或合格证，或者生产企业所在地的药检所的药品检验报告书。如是进口药品，要验明和核实进口药品注册证和口岸检验报告书。

（3）验明药品其他标识。即对药品的包装、说明书和外观性状进行检查。检查药品包装是否适合药品的运输和贮存，有无破损，检查最小包装单位是否印有或附有说明书；对照药品质量标准，检查药品名称是否和标准一致，说明书中的用法、用量，特别是禁忌和不良反应是否详细并准确标明；药品的外观、性状有无异常。进口药品要有中文包装和说明书，特殊药品还要有特殊药品标识。

（4）检查药品有效期。药品有效期是指药品在规定贮存条件下保持药品质量的期限。不同的药品生产企业有效期标识形式有所不同。目前主要有以下几种方法：

① 直接标明有效期：指该药可用至该有效期的月底，如标有"有效期：2015年10月"，表示该药可以用到2015年10月31日。

② 直接标明失效期：指该药在该年该月的第一天起即失效。如标有"失效期：2015年3月"，表示该药用到2015年3月1日即失效。

③ 标明有效期为几年：这种表示方法要根据批号推算，如生产批号为20150518，

有效期为 2 年，则有效期到 2017 年 5 月 17 日。

（5）验收不合格的，不得使用。这里所说的不合格是一种广义上的不合格，它不仅指内在质量不符合药品质量标准，而且包括不符合国家的其他相关规定。发现不合格的药品，应当拒收入库。发现药品有重大质量问题或是可疑药品的，要向当地药品监督管理部门报告或送当地药检所检验。

4. 药品贮藏条件

《药品管理法》第二十八条规定，医疗机构必须制定和执行药品保管制度，采取必要的冷藏、防冻、防潮、防虫、防鼠等措施，保证药品质量。

医疗机构贮存的药品与生产企业、经营企业相比，具有贮存的周期短、品种多、存量少的特点，这就决定了医疗机构药品贮存仓库容量较小，管理更为简便，但同样必须具有符合各类药品贮存要求的设施和条件。

《中国药典》（2015 年版）中有关药品贮藏术语的含义：

（1）避光：用不透光的容器包装，如棕色容器或黑纸包裹的无色透明、半透明容器。

（2）密闭：将容器密闭，以防尘土及异物进入。

（3）密封：将容器密封，以防风化、吸潮、挥发或异物进入。

（4）熔封或严封：将容器熔封或用适宜的材料严封，以防空气与水分侵入并防止污染。

（5）阴凉处：温度不超过 20 ℃。

（6）凉暗处：避光并且温度不超过 20 ℃。

（7）冷处：2～10 ℃。

医疗机构应根据所保管药品的具体情况，配置相应的设备条件，如麻醉药品和一类精神药品库、低温库、阴凉库等。药品保管制度还包括药品入库的质量验收制度、药品在库的保管养护制度、药品出库的复核制度、药品保管人员的岗位责任制度等。

5. 国家药品不良反应报告制度

药品不良反应（Adverse Drug Reactions，ADR）是指合格药品在正常用法用量下出现的与用药目的无关的或意外的有害反应。《药品管理法》规定，国家实行药品不良反应报告制度。药品生产企业、药品经营企业和医疗机构必须经常考察本单位所生产、经营、使用的药品质量、疗效和反应。发现可能与用药有关的严重不良反应，必须及时向当地省、自治区、直辖市人民政府药品监督管理部门和卫生行政部门报告。这是一项保证药品质量、保障用药安全的法定制度。

1. 为保证药品质量，在药品进货检查验收环节最重要的是做好哪些工作？

2. 假药、劣药和药物滥用造成患者的身体损害，是否属于药品不良反应？

6. 关于直接接触药品的工作人员健康体检

《药品管理法》第五十一条规定，药品生产企业、药品经营企业和医疗机构直接接触药品的工作人员，必须每年进行健康检查。患有传染病或者其他可能污染药品的疾病的，不得从事直接接触药品的工作。

三、医疗机构麻醉药品和精神药品管理

《药品管理法》规定，国家对麻醉药品、精神药品、医疗用毒性药品、放射性药品，实行特殊管理。国务院于 1987 年 11 月发布了《麻醉药品管理办法》，于 1988 年 12 月发布了《精神药品管理办法》。国务院在这两部行政法规中，分别对麻醉药品和精神药品的生产、运输、采购、销售、进口、出口、使用以及违反规定的处罚作了具体规定。2005 年 11 月，国务院对麻醉药品和精神药品进行了修订，发布了《麻醉药品和精神药品管理条例》。为了配合麻醉药品、精神药品规范化管理使用，2007 年 1 月，卫生部（现"国家卫生和计划生育委员会"）发布了《麻醉药品临床应用指导原则》《精神药品临床应用指导原则》，对麻醉药品、精神药品的临床使用进行了规范。

麻醉药品是指连续使用、不合理使用或者滥用可产生身体依赖性和精神依赖性的药品、药用原植物或者物质，包括天然、半合成、合成的阿片类、可卡因、大麻类等。麻醉药品具有明显的双重性：

（1）麻醉药品有很强的镇痛作用，是临床不可缺少的镇痛药。

（2）麻醉药品会使人产生药物依赖性，若流入非法渠道，就成为毒品，会带来严重的药物滥用问题，造成社会公害。

精神药品是指作用于中枢神经系统使之兴奋或者抑制，不合理使用或者滥用可以产生药品依赖性的药品或者物质，包括兴奋剂、致幻剂、镇静催眠剂等。精神药品分为第一类精神药品和第二类精神药品。

鉴于这些药品的特殊性，需要对其生产、销售、进出口和使用实行更为严格的监督管理，并授权国务院制定具体管理办法。

《麻醉药品和精神药品管理条例》等相关法律法规特别强调了医疗机构、医师、药师和相关管理人员对麻醉药品和第一类精神药品的管理职责，对防止麻醉药品和第一类精神药品的滥用和流弊有重要的意义。与此同时，随着医学的发展和医学人文的进步，麻醉药品在缓解严重慢性疼痛和临终关怀方面的作用日渐引起医学界和社会的关注。在

2002 年第 10 届世界疼痛大会（International Association for Suicide Prevention，IASP）上与会专家达成共识，疼痛已成为继体温、血压、脉搏、呼吸之外的第五大生命体征。慢性疼痛是一种疾病，必须勇敢面对，与之进行斗争。但由于长期以来我国社会和医疗界对麻醉药品的认识存在误区，我国麻醉药品尤其是吗啡类麻醉药品的使用率远远低于世界平均水平，致使大量严重慢性疼痛患者和临终关怀患者的合理医疗需求得不到满足。因此我们一方面必须本着"严格管理、杜绝流弊"的原则加强麻醉药品管理，另一方面要"合理使用、满足需求"，重视患者的医疗需求和人文关怀。

四、处方与《处方管理办法》

1. 处方的定义

处方是医疗活动中的重要医疗文书。医师通过处方将患者的用药信息传递给药师，以便药师进行处方调配，并通过药师把医师的意图和药物的使用方法传递给患者。处方书写的正确性、规范性对药师正确审核、调配处方具有极其重要的作用。为规范处方管理，促进合理用药，保障医疗安全，卫生部自 2007 年 5 月 1 日起施行了新的《处方管理办法》，使处方管理做到"有法可依"。

根据《处方管理办法》的规定，处方是指由注册的执业医师和执业助理医师（以下简称"医师"）在诊疗活动中为患者开具的、由取得药学专业技术职务任职资格的药学专业技术人员审核、调配、核对，并作为患者用药凭证的医疗文书。处方包括医疗机构病区用药医嘱单。

处方是患者用药凭证的医疗文书，具有法律性、技术性和经济性。法律性是指处方与病历一样是具有法律效力的医疗文书。所以医师处方应正确、清晰、完整；药师要认真审查处方的适宜性并对患者进行详细、明确的用药交代。处方一旦形成并完成调剂就不得修改，处方要按规定的时限妥善保存备查，以示处方法律效力方面的严肃性。处方的技术性是指医师在诊疗过程中对患者实施药物治疗的具体方案是通过处方实现的。因此，医师为患者开具的处方应该是在充分考虑该患者疾病情况的基础上选择的、遵循患者所患疾病的治疗指南原则的、其有效性和安全性得到肯定的药物治疗方案。这样的方案处方必须由具有处方权的医师开具。专科用药应由专科医师开具，其他人无权处方。处方的经济性是指处方是药品收费的依据，是财务人员进行药品账目结算和经济核算的凭证。

住院用药医嘱单是指病人住院期间的长期或临时用药医嘱单。门急诊处方和病区用药医嘱单的项目、内容要求是一致的。药师调配住院用药医嘱单的要求也与调配门急诊处方相同，应一人一方，由病区药房的药师逐一四查十对后调配、摆发药品。

2. 处方的类型

处方是医师对个体病人治疗用药的书面文件。一般我们所指的处方即医师处方。根据国家药政管理的有关文件，我国目前的医师处方分为五类：普通门诊处方、急诊处方、儿科用药处方、精神/麻醉药品处方以及其他特殊管理处方。医师为住院患者开具的医嘱属于处方的另外一种类型。

随着信息技术的发展，很多医疗机构已经使用了无纸化办公技术，电子病历、电子处方应运而生。由于电子文件在医疗服务中的地位尚未得到法律的全面认可，所以医师利用计算机开具、传递普通处方时，应当同时打印出纸质处方，其格式与手写处方一致；打印的纸质处方经签名或者加盖签章后有效。麻醉药品和第一类精神药品处方需手写。

3. 处方的结构和内容

处方共有四部分：

（1）处方前记。处方前记包括医院全称，科别，病人姓名、性别，就诊日期等。可添列特殊要求的项目。麻醉药品和第一类精神药品处方还应当包括病人身份证编号，代办人姓名、身份证编号。

（2）处方头。处方以"R"或"RP"开头，意为"取下列药品"。

（3）处方正文。处方正文是处方的主要部分，包括药品名称、剂型、规格、数量、用法等。

（4）处方后记。处方后记包括医生、药师、计价员签名，以示负责。签名必须签全名（图1-1）。

×××医院处方（医保）　门诊

ID号：　　身份：　医保号：

姓名：　　　　性别：　　　定点医疗机构编号：

单位：　　　　　　证件号：

就诊科室：老年内科　就诊次数：3			就诊日期：2012年5月22日	
诊断：高脂血症；冠心病；低钾血症；糖尿病				
RP 药品名称/规格	数量	频率	用量	给药途径
①氯化钾缓释片（乐甲）	1盒	3次/日	0.5 g/次	口服
（0.5 g×24 片/盒）（片剂）（5.52元）				
②重组人胰岛素	1支	2次/日	20单位/次	皮下注射
（300 IU/3 ml/支）（注射剂）（85.65元）				
③阿托伐他汀钙片（立普妥）	1盒	1次/每晚	20 mg/次	口服
（20 mg×7 片/盒）（片剂）（74.75元）				
④阿司匹林肠溶片（拜阿司匹灵）	1盒	1次/日	100 mg/次	口服
（100 mg×30 片/盒）（16.1元）				
审核：　　发药：　　取药药房：　　　　医师：				

提示：（1）此处方有效期为三天。为了您与其他患者的用药安全，药品发出后不予退换。

（2）注意合理用药，多科就诊可能造成重复用药。

（3）如有任何用药问题请拨打临床药师咨询电话：××××××××。合计金额：182.02元。

图1-1 处方

药品剂量与数量用阿拉伯数字书写。剂量应当使用法定剂量单位：质量以克（g）、毫克（mg）、微克（μg）、纳克（ng）为单位；容量以升（L）、毫升（ml）为单位；国际单位（IU）、单位（U）；中药饮片以克（g）为单位。片剂、丸剂、胶囊剂、颗粒剂分别以片、丸、粒、袋为单位；溶液剂以支、瓶为单位；软膏及乳膏剂以支、盒为单位；注射剂以支、瓶为单位，应当注明含量；中药饮片以剂为单位。表1-1为常用处方用语。

表1-1 常用处方用语

常 用	剂 型	药品数量	服药次数	给药途径
RP.：取或授予	Inj.：注射剂	g（或不写）：克	q.d：每天1次	H.：皮下注射
Sig./S.：用法	Emp.：贴膏剂	ml或c.c.：毫升	b.i.d：每天2次	i.v.：静脉注射
	Ung.：软膏	mg：毫克	q.2h：每2小时1次	i.m.：肌内注射
	Ap.：水剂	μg：微克	t.i.d：每天3次	po.：口服
	Tr.：酊剂	u：单位	q.8h：每8小时1次	i.v.gtt：静脉滴注
	Tab.：片剂	#：片	q.i.d：每天4次	
	Sol.：溶液		q.o.d：隔日1次	
	Cap.：胶囊		p.r.n或s.o.s：必要时服	
	Syr.：糖浆		q.w：每周1次	
	Mist.：合剂		st.：立即使用	
	Lot.：洗剂、擦剂			

4. 处方的书写

根据《处方管理办法》的规定，处方标准由国家卫生和计划生育委员会统一规定，处方格式由省、自治区、直辖市卫生行政部门（以下简称"省级卫生行政部门"）统一制定，处方由医疗机构按照规定的标准和格式印制。另外按照《处方管理办法》规定，处方书写应当符合下列规则：

（1）患者一般情况、临床诊断填写清晰、完整，并与病历记载一致。

（2）每张处方限于一名患者的用药。

（3）字迹清楚，不得涂改；如需修改，应当在修改处签名并注明修改日期。

（4）药品名称应当使用规范的中文名称书写，医疗机构或者医师、药师不得自行编制药品缩写名称或者使用代号；书写药品名称、剂量、规格、用法、用量时要准确规范，药品用法可用规范的中文、英文、拉丁文或者缩写体书写，但不得使用"遵医嘱""自用"等含糊不清的语句。

（5）患者年龄处应当填写实足年龄，新生儿、婴幼儿写日、月龄，必要时要注明体重。

（6）西药和中成药可以分别开具处方，也可以开具一张处方，中药饮片应当单独开具处方。

（7）开具西药、中成药处方时，每一种药品应当另起一行，每张处方不得超过五种药品。

（8）中药饮片处方的书写，一般应当按照"君、臣、佐、使"的顺序排列；调剂、煎煮的特殊要求注明在药品右上方并加括号，如布包、先煎、后下等；对饮片的产地、炮制有特殊要求的，应当在药品名称之前写明。

（9）应当按照药品说明书规定的常规用法用量使用药品，特殊情况需要超剂量使用药品时，应当注明原因并再次签名。

（10）除特殊情况外，应当注明临床诊断。

（11）开具处方后的空白处画一斜线以示处方完毕。

5. 医嘱的结构和内容

医嘱是指医师在医疗机构病区的医疗活动中下达的用药指令，其意义等同于处方，但其结构和内容又与处方有不同之处。医嘱内容包括起始、停止时间。每项医嘱应当只包含一个内容并注明下达时间。下达时间应当具体到分钟。医嘱既然是诊疗过程的缩影，就必须体现医院的药疗质量和医生的业务水平。医嘱应该保证符合医学伦理、科学和医疗安全，因而国家必须规范医嘱书写的格式，使其达到科学化、标准化。

医嘱分为长期医嘱和临时医嘱。长期医嘱的内容包括患者姓名、科别、住院病历号（或病案号）、页码、起始日期和时间、停止日期和时间、医师签名、执行时间、执行护士签名等。临时医嘱的内容包括医嘱时间、临时医嘱内容、医师签名、执行时间、执行护士签名等。

根据《处方管理办法》的规定，医嘱也属于处方的范畴。医疗机构病区的用药医嘱单应由病房药房的药师审核、调配（摆发）药品。目前在很多医疗机构中，住院用药医嘱单仍采用统计汇总成的一个只有药品名称、数量的请领单，由病区药房的药师照方将药集中发出，这种落后的不规范方式须尽早改变。

病区用药医嘱单应包含患者姓名、年龄、病历号、临床诊断、药品名称、剂量单位、用法、用量等。其目的是落实《药品管理法》以及国家卫生和计划生育委员会公布的《处方管理办法》《医疗机构药事管理规定》关于药师必须审核医师处方的相关规定，防止用药错误，减少用药不当，促进药物的合理使用，维护患者的用药安全。

去一家医院或药店，找一张处方和一份用药医嘱单，结合教材看看处方和用药医嘱单的书写是否规范？项目是否填写完整？有无漏项？

6. 处方管理办法

卫生部修订的《处方管理办法》于 2007 年 5 月 1 日起实施，共 8 章 63 条。《处方管理办法》是以部长令的方式颁布的法规性文件，规定了医师、药师和医疗机构对应的法律责任。

《处方管理办法》的宗旨是规范处方管理，提高处方质量，促进合理用药，保障医疗安全。制定《处方管理办法》的最终目的是促进安全、有效、经济用药，即合理用药，保护患者的用药安全和利益，充分、合理使用有限的医药卫生资源。实施《处方管理办法》的主要意义是：

（1）规范处方开具、调剂、使用和管理，提高处方质量和规范性。

（2）规范与发挥医师、药师在促进合理用药方面的专业作用，提高药物治疗水平和医疗质量。

（3）推广采用药品通用名开具处方的国际规则，防止重复用药，减少用药错误；推动医疗机构和医务人员的自律，抵制商业贿赂，有利于整治目前不规范的医药市场。

《处方管理办法》具有以下特点：

① 规定医疗机构应当根据本机构性质、功能、任务，制定药品处方集，即每个医疗机构要制定处方的规范和指南。

② 规定医疗机构应当按照经药品监督管理部门批准并公布的药品通用名购进药品。同一药品通用名的品种，注射剂型和口服剂型各不得超过 2 种，处方组成类同的复方制剂为 1～2 种。

③ 对医师处方应用药名作出明确规定。医师开具处方应当使用经药品监督管理部门批准并公布的药品通用名、新活性化合物的专利药品名称和复方制剂药品名称。医师开具院内制剂处方时应当使用经省级卫生行政部门审核、药品监督管理部门批准的名称。医师可以使用由国家卫生和计划生育委员会公布的药品习惯名称开具处方。

④ 要求医疗机构加强对本机构处方开具、调剂和保管的管理，县级以上地方卫生行政部门定期对本行政区域内医疗机构处方管理情况进行监督检查。

⑤ 对医师、药师在医疗机构签名留样或者专用签章备案的要求。《处方管理办法》规定，医师在注册的医疗机构签名留样或者专用签章备案后，方可开具处方。处方医师的签名式样和专用签章应当与院内药学部门留样备查的式样一致，不得任意改动，否则

应当重新登记备案。药师在执业的医疗机构取得处方调剂资格，签名或者专用签章式样应当在本机构留样备查。

7. 医师开具处方和药师调剂处方应遵循的原则

《处方管理办法》规定，医师开具处方和药师调剂处方应遵循安全、有效、经济的原则。即强调了合理用药的原则。1985年，世界卫生组织将合理用药定义为：合理用药要求患者接受的药物适合其临床需要，药物剂量应符合患者的个体化要求，疗程适当，药物具有适当的经济性。国家卫生和计划生育委员会在《医疗机构药事管理规定》中将合理用药概括为安全、有效、经济。

（1）安全是指医师处方和药师审核处方时必须权衡利弊，为患者选择相对安全的药物，使患者承受最小的风险，获得最大的治疗效果。用药安全的风险不仅取决于医务人员，也取决于患者，所以还应该将用药方法书写成药签贴在药品包装上，并对患者逐一进行用药交代，必要时采取进一步的措施以保证患者安全用药。

（2）有效是指医师应针对患者的疾病或病症，依据疾病治疗指南正确地选用适宜的药物。对于有些疑难重症，目前的医疗技术还达不到根治疾病或有效治疗的效果，医师只能采取一些延缓疾病进程、提高患者生活质量或减轻疾病症状的治疗。在医学技术尚无法突破的情况下，这样的治疗依然属于有效治疗。

（3）经济是指以尽可能低的成本换取尽可能大的治疗效益。这里的成本包括费用、时间、医疗管理成本等。效益包括患者的治疗效果、生命质量的改善、其社会和家庭关系的促进等。经济不应仅理解为价格最低的药品。

《处方管理办法》特别规定，药师在发药时要向患者进行用药交代和指导。这是鉴于我国医疗机构药师调剂工作尚欠规范，药师发药时只是简单交代一下用法用量，有的甚至不进行用药交代而制定的。向患者进行合理用药教育是药师的职责，患者也特别需要专业的药师进行用药指导。由于我国上市药品数量过多，患者文化水平、科学知识差异很大，为保障患者用药安全，避免不必要的用药风险，药师发药时要因人、因药而异进行用药交代，提供个性化服务。其内容主要包括药品的用法、用量，特殊的用法及注意事项，可能发生的不良反应，出现不良反应后如何应对，用药禁忌等。对患者中的特殊人群、特殊病例、不良反应多的药品、特殊用法的药品等更应强调用药交代和提供通俗易懂的书面用药说明。

8. 处方、医嘱的审核与调配

《处方管理办法》确认并详细规范了药师在审核、调配处方中的责任和义务。第三十四条规定，药师应当认真逐项检查处方前记、正文和后记书写是否清晰、完整，并确认处方的合法性。第三十五条规定，药师应当对处方用药适宜性进行审核，审核内容包括：

（1）规定必须做皮试的药品，处方医师是否注明过敏试验及结果的判定；

（2）处方用药与临床诊断的相符性；

（3）剂量、用法的正确性；

（4）选用剂型与给药途径的合理性；

（5）是否有重复给药现象；

（6）是否有潜在临床意义的药物相互作用和配伍禁忌；

（7）其他用药不适宜情况。

对用药错误和严重不合理用药的处方，《处方管理办法》第三十六条赋予了药师拒绝调配的权利，"药师经处方审核后，认为存在用药不适宜时，应当告知处方医师，请其确认或者重新开具处方。药师发现严重不合理用药或者用药错误，应当拒绝调剂，及时告知处方医师，并应当记录，按照有关规定报告"。

9. 患者持处方到药品零售企业购药的规定

《处方管理办法》规定，医疗机构不得限制门诊就诊人员持处方到药品零售企业（社会零售药店）购药。这是为了尊重患者的用药权益。对门诊患者持处方到社会零售药店购买处方药品，开具处方的医疗机构和医务人员不得以任何形式进行干预或限制。但麻醉药品、精神药品、医疗用毒性药品和儿科处方，只准在开具处方的医疗机构药学部门调配，这是从保证患者用药安全角度考虑的。

问题与思考

1. 合理用药三原则是什么？

2. 你的家里有老年人吗？他们用药有哪些特点？你觉得他们用药有哪些安全方面的问题？

医疗用毒性药品属于特殊管理药品，国家对于这些药品的经营权、使用权进行了特殊规定，社会零售药店不具备销售上述药品的资质。

五、抗菌药物临床应用管理办法

1. 细菌的耐药性问题

抗菌药物（antibacterial drugs）是指对病原菌具有抑制或杀灭作用，主要用于防治细菌感染性疾病的一类药物。随着现代科学技术的发展，新型抗菌药物不断问世，给抗菌药物治疗提供了新的武器。但由于多种因素的影响，抗菌药物的使用仍存在很多问题，尤其是抗菌药物耐药率增高，使感染性疾病的治疗面临着极大的挑战。合理使用抗菌药物，防止医院内感染已成为现代医院管理的一项重要内容。合理应用抗菌药物，能有效控制感染，减少抗菌药物的毒副作用，避免产生耐药菌株和正常菌群失调，防止药物浪费。抗菌药物合理应用，直接关系到医疗质量，也反映了医院的整体医疗水平。

抗菌药物的发明和应用是 20 世纪医药领域最伟大的成就之一。人类应用抗菌药物有效地治愈了各类严重的细菌感染性疾病，进而掀起了抗菌药物的研发和广泛应用的热潮。但人类在使用抗菌药物所获得的巨大成就面前，开始藐视感染性疾病的危险，对抗菌药物的应用也变得为所欲为。人类想当然地以为神药永远存在，旧药虽然会最终失效，而更新、更好、作用更强的药物将会取代它们。

但现在看到的并非如此。人们发现一些原本容易治疗的细菌感染性疾病现在有了新的变化，原本有效的抗菌药物已经不再能有效控制感染了。致病细菌对抗菌药物产生耐药的事实，很快就被证实，而且一些致病菌耐药性发生和传播的势头令人瞠目。金黄色葡萄球菌对青霉素 G 的耐药率，在 20 世纪 40 年代初仅为 1%，到 21 世纪初则超过 90%；一种耐药性极高、致病力极强的耐甲氧西林金黄色葡萄球菌（Methicillin Resistant Staphylococcus Aureus，MRSA）1974 年的分离率为 2%，而到 21 世纪初则迅速增至 39.7%，成为导致医院内严重细菌感染的主要致病菌；耐青霉素肺炎链球菌（Penicillin Resistant Streptococcus Pneumoniae，PRSP）亦发展迅猛。20 世纪 80 年代合成喹诺酮类抗菌药物上市，临床致病菌对这类新型抗菌药物的耐药菌株几乎为零，但经过 20 年的广泛使用，临床致病菌对这类合成抗菌药物的耐药率已在 70%～82%。20 世纪，人类凭借链霉素、异烟肼和利福平等一度有效控制了结核病的发展，并曾预期 20 世纪末可在发达国家消灭结核病。但 20 世纪 80 年代末，人们看到一个严酷的事实，许多结核病患者用现有抗菌药物治疗，病情得不到控制，不少患者感染的结核杆菌出现了多重耐药性，全球结核病疫情迅速回升。

2. 导致细菌耐药性的因素

近年来，在感染性疾病药物治疗学领域，细菌对药物的耐药性已经成为严重的问题。越来越多的抗菌药物耐药性提高，疗效下降，而患者的感染得不到控制，患者和医师面临着无药可用的困难局面。造成这种状况的原因是多方面的，而人类的滥用无疑是其中最主要的原因。

（1）人类的滥用。

① 过度使用抗菌药物，尤其是针对轻微感染过度使用抗菌药物。

② 无指征的预防用药及治疗用药。

③ 抗菌药物品种、剂量的选择错误，给药途径、给药次数及疗程不合理。

④ 资金短缺不能完成疗程而导致用量不足。

（2）渔业、畜牧业的滥用。

人类在渔业和畜牧业上为防止动物疾病、提高产量，滥用抗菌药物。这是抗菌药物耐药性日渐提高的另一个重要因素。一方面大面积预防性使用抗菌药物极易导致细菌耐药，另一方面鱼、猪、牛、羊等动物是人类的食物，耐药菌通过食物链传播到人类，导致耐药菌的扩散和对人类疾病的耐药。

3. 细菌对抗菌药物产生耐药性的机制

（1）固有耐药（intrinsic resistance）。固有耐药是由染色体基因决定、代代相传的天然耐药。如肠道阴性杆菌对青霉素天然耐药，绿脓杆菌对氨苄西林天然耐药等。

（2）获得性耐药（acquired resistance）。针对某种感染使用某一剂量的某种抗菌药物一段时间，会迫使微生物或适应，或死亡，这种现象称为选择压力。适者生存，适应并存活下来的微生物携带耐药基因，可以从一个人传给另一个人，并在世界上快速蔓延。

因此，获得性耐药是指一部分细菌接触抗菌药物后，发生基因突变，改变代谢途径，使自身具有不被抗菌药物杀灭的能力。临床所说的细菌耐药性多指获得性耐药。

4. 细菌耐药性的危害

事实证明，抗菌药物都有可能促使耐药菌株的出现，不少致病菌还会对多种抗菌药物呈现"多重耐药性"，甚至出现所谓的"超级（耐药）细菌"。细菌耐药性的发生和蔓延已构成对人类健康的严重威胁，为此世界卫生组织发出警告：新生的能抵抗所有药物的超级细菌，将把人类带回感染性疾病肆意横行的年代。耐药病原体的加速出现和蔓延，使越来越多人类必需的药物正在失效，可供选择的治疗手段日益减少，我们失去这些药物的速度远远超过其替代药物的开发速度。

细菌的耐药性一方面使得临床面临药物疗效下降、药物可选性降低的局面；另一方面导致药品生产厂商研发积极性降低，新型抗菌药上市速度变缓，新抗菌剂的研发潜力事实上已日趋枯竭。一项统计表明，1983—1987 年全球大约有 17 个新型抗菌药上市，而 2003—2007 年只有不到 3 个新型抗菌药上市。面对这种情况，如不采取紧急的纠正和预防行动，世界将进入后抗生素时代，许多常见感染将不再有药可医，因感染造成的死亡将再次有增无减。其影响不仅仅是致命感染卷土重来，还会威胁到其他许多挽救和延长生命的干预措施，如癌症治疗、复杂的外科手术、器官移植等。随着医院逐渐成为高度耐药病原体的温床，上述操作也变得风险重重。

5. 遏制抗菌药物耐药性的策略

针对这一严重局面，《遏制抗微生物药物耐药性的全球战略》（以下简称《全球战略》）提供了一个延缓耐药菌的出现和减少耐药菌扩散的干预框架；欧洲、美国等制定了国家行动计划，着手解决这一问题；国家卫生和计划生育委员会近年来也制订了一系列遏制细菌耐药性的政策和措施，目前正在大力施行中。

世界卫生组织干预框架的主要内容是：

（1）减少疾病所带来的负担和感染的传播；

（2）完善获取合格抗菌药物的途径；

（3）改善抗菌药物的使用；

（4）加强卫生系统及其监控能力；

（5）加强抗菌药物管理的规章制度和立法；

（6）鼓励开发合适的新抗菌药和疫苗。

这项战略以人为本，干预对象是与耐药性问题有关并需要参与解决这一问题的人群，包括医生、药师、兽医、消费者以及医院、公共卫生、农业、专业社团和制药产业等的决策者；其中改善抗菌药物的使用是遏制耐药性行动的关键。对于医生和药师来说，这项战略强调要教育医生和药师（包括药商）合理使用抗菌药物，使他们了解控制耐药性的重要性；加强医务人员对常见感染的正确诊断和处理的培训；教育医务人员注意影响他们处方习惯的因素；通过医生和药师教育患者合理使用抗菌药物；教育医生注意疾病预防（包括免疫接种）和感染控制问题。

6. 抗菌药物临床应用管理办法

（1）概述。我国卫生部于 2004 年 8 月公布了《抗菌药物临床应用指导原则》（以下简称《指导原则》），就细菌性感染的抗菌药物治疗原则、预防应用抗菌药物原则进行了阐述并提出了要求。此后根据 2008 年度全国抗菌药物临床应用监测与细菌耐药监测结果，卫生部下发了《卫生部办公厅关于抗菌药物临床应用管理有关问题的通知》（卫办医政发〔2009〕38 号）。这两个文件是我国临床使用抗菌药物的现行指导文件。2011 年 4 月，卫生部又制定了《抗菌药物临床应用管理办法》（征求意见稿），旨在加强对抗菌药物的临床应用管理。十年来，医疗机构的抗菌药物使用与管理得到了规范和改善。《指导原则》由国家卫生和计划生育委员会、国家中医药管理局、中国人民解放军总后勤部卫生部组织专家进行了修订并于 2015 年 7 月发布实施。

（2）抗菌药物分级使用原则。按照《指导原则》要求，根据抗菌药物特点、临床疗效、细菌耐药、不良反应以及当地社会经济状况、药品价格等因素，将抗菌药物分为非限制使用、限制使用与特殊使用三类进行分级管理。

① 非限制使用：经临床长期应用证明安全、有效，对细菌耐药性影响较小，价格相对较低的抗菌药物。

② 限制使用：与非限制使用抗菌药物相比，这类药物在疗效、安全性、对细菌耐药性影响、药品价格等方面存在局限性，不宜作为非限制使用药物。

③ 特殊使用：不良反应明显，不宜随意使用或临床需要倍加保护以免细菌过快产生耐药而导致严重后果的抗菌药物；新上市的抗菌药物；其疗效或安全性方面的临床资料尚较少，或并不优于现用药物者；药品价格昂贵。

临床选用抗菌药物时应遵循《指导原则》，根据感染部位、严重程度、致病菌种类以及细菌耐药情况、患者病理生理特点、药物价格等因素进行综合分析，参照"各类细菌性感染的治疗原则及病原治疗"，一般对轻度与局部感染患者应首先选用非限制使用抗菌药物进行治疗；严重感染、免疫功能低下者合并感染或病原菌只对限制使用抗菌药物敏感时，可选用限制使用抗菌药物治疗；特殊使用抗菌药物的选用应从严控制。

问题与思考

1. 细菌为什么会耐药？细菌耐药性对人类控制感染性疾病有哪些影响？

2. 为什么要制定《抗菌药物临床应用管理办法》？其主要原则是什么？

思考题

一、单选题

1. 下列关于药品属性的叙述不正确的是（   ）。

A. 药品的有效性、安全性、稳定性是药品的自然属性

B. "是药三分毒"，药品具有双重性，用好了治病救人，用不好威胁患者健康

C.《药品管理法》和其他一系列法律法规体现出的是药品的法律属性

D. 药品也是商品，"一分钱一分货"，体现了药品的商品属性

2. 以下叙述正确的是（   ）。

A. 药物和药品一样，没有什么区别

B. 保健品和药品一样，也有确切的疗效和适应证

C. 药品的通用名又叫专利名

D. 药品通用名，是中国法定药物名称，由国家药典委员会负责制定

3. 关于处方药和非处方药的叙述错误的是（   ）。

A. 非处方药指不需要医师处方即可自行判断、购买和使用的药品

B. 根据药品的价格高低，又将非处方药分为甲、乙两类

C. 非处方药又称为"柜台药"或"大众药"

D. OTC 说明书是给患者看的，应通俗易懂，而处方药的说明书主要是提供给医务人员的，强调科学规范

4. 不属于非处方药遴选原则的是（　　）。

A. 应用安全

B. 疗效确切

C. 质量稳定

D. 物美价廉

5. 下面不属于药品不良反应的是（　　）。

A. 医生给小王开了氯苯那敏片，小王按医嘱服用后感到头晕、困倦

B. 老李从药店买回吗丁啉片，照说明书服用几天后，有轻微腹泻、头痛、乏力的感觉

C. 张大爷经常失眠，医生开了舒乐安定片，每晚一次，每次 1 片。张大爷晚上和老伴怄气睡不着觉，一连吃了 3 片。结果第二天早晨老伴怎么也叫不醒他

D. 马小姐觉得自己感冒了，头痛、流涕、肌肉酸痛，下班从药店买了一盒撒烈痛片，晚上服药后感觉好多了。可第二天身上起了好多皮疹

6. 下列关于麻醉药品的叙述错误的是（　　）。

A. 我们一方面要本着"严格管理，杜绝流弊"的原则加强麻醉药品管理，另一方面也要"合理使用，满足需求"，保证麻醉药品的供应

B. 麻醉药品有很强的镇痛作用，是临床不可缺少的镇痛药

C. 麻醉药品就是毒品

D. 麻醉药品不合理使用可产生身体依赖性和精神依赖性

7. 下列处方用语中，（　　）的含义解释是错误的。

A. q. d 意为每天 2 次

B. t. i. d 意为每天 3 次

C. po. 意为口服

D. sig. 意为用法

8. 下列关于处方或医嘱的叙述不正确的是（　　）。

A. 药品名称应当使用规范的中文、英文或拉丁文书写

B. 西药和中成药可以分别开具处方，也可以开具一张处方，中药饮片应当单独开具处方

C. 除特殊情况外，应当注明临床诊断或病情

D. 患者年龄应当填写实足年龄，新生儿、婴幼儿写日、月龄，必要时要注明体重

9. 关于合理用药三原则的叙述正确的是（　　　）。

A. 安全、有效、方便

B. 安全、有效、经济

C. 合理、安全、经济

D. 合理、安全、方便

10. 关于抗菌药物的叙述不正确的是（　　　）。

A. 抗菌药物是指对病原菌具有抑制或杀灭作用，主要用于防治细菌感染性疾病的一类药物

B. 细菌产生耐药性的原因之一是人类过度、滥用抗菌药物

C. 细菌对药物产生耐药性的机制是固有耐药和获得性耐药

D. 人类会发明越来越多的新型抗菌药物，不怕细菌耐药性的产生

二、问答题

1. 药品有哪些属性？药品和药物的区别是什么？

2. 药品通用名和商品名的区别是什么？为什么在处方和医嘱中必须使用药品的通用名？

3. 国家基本药物政策的主要目标有哪些？

4. 处方药和非处方药有哪些区别？遴选非处方药的原则是什么？

5. 某一药品的批准文号为 J20130072，请说明各字符或数字的含义。

6. 药品贮藏条件中，阴凉处、凉暗处和冷处的含义是什么？

7. 药品不良反应的定义是什么？药品都有不良反应吗？

8. 什么是麻醉药品？麻醉药品的管理原则是什么？

9. 处方有哪些性质？处方结构包括哪几部分？其内容有哪些？

10. 导致细菌耐药性的主要原因有哪些？防止细菌产生耐药性的主要措施有哪些？

参考答案：

一、1. D　2. D　3. B　4. D　5. C　6. C　7. A　8. A　9. B　10. D

第二章　药品说明书

导　言

药品说明书是了解药品和正确合理使用药品的最重要信息来源，是医师、药师、护师治疗用药时的科学依据。作为普通患者，也必须会读并能读懂药品说明书，这是正确合理使用药品、保证用药安全的前提。

目前我国药品说明书本身还存在很多问题，例如，普通的西药说明书往往过于冗长，文字艰深，术语难懂，"专业人员不去看，普通民众看不懂"；而中药说明书又过于简单，信息量太少，很多专业术语普通民众难以理解。

同学们要学会从西药说明书繁冗的信息中提取、挖掘出关键和有用的信息；同时要会读中药说明书，理解专业术语的含义，解读其蕴含的道理，从而帮助老年患者正确、合理、安全使用药品。

第一节　药品说明书的性质和作用

一、药品说明书的法律地位

我国《药品管理法》第五十四条规定，药品必须附有说明书。2006年国家药品监督管理局颁布的《药品说明书和标签管理规定》第九条规定，药品说明书应当包含药品安全性、有效性的重要科学数据、结论和信息，用于指导安全、合理使用药品。考察我国药品管理相关法律可以发现，药品说明书有着更加广泛而重要的法律意义，药品说明书可以作为药品管理领域一系列法律事实的认定依据，包括判定假药劣药、缺陷药品、虚假药品广告和药品召回等。例如，1997 年一位患者服用卡马西平后出现严重皮疹，虽经抢救脱离危险，但给患者造成极大伤害。之后，患者状告药厂擅自删减了卡马西平药品说明书中不良反应的部分内容，法院判定患者胜诉，药厂赔偿患者 5.5 万元。这是我国首个患者因药品说明书不当或缺陷状告药厂的案例。

二、药品说明书的性质和内容

药品作为一种特殊的商品，与人们的健康和生命息息相关。药品说明书是承载药物重要信息的法定文件，在指导患者安全、合理用药方面起着十分重要的作用。

药品说明书中主要是针对医务人员设计的，其包含了药品各个方面的信息，内容详尽，术语专业。药品说明书应包含以下内容：药品名称（通用名、英文名、汉语拼音）、成分（复方制剂应注明每种成分）、性状、规格、药理毒理、药代动力学、适应证、用法用量、不良反应、禁忌、注意事项（孕妇及哺乳期妇女用药、老人及儿童用药）、药物相互作用、药物过量（包括症状、急救措施、解毒药）、有效期、包装、贮藏、批准文号、生产企业（包括地址及联系电话）等。如某一项目尚不清楚，应注明"尚不明确"字样。如明确无影响，应注明"无"。中药制剂说明书还应包括主要药味（成分）性状、药理作用、贮藏等。非处方药的药品说明书应在首页右上角注明"OTC"字样。

学习提示

1. 同学们看过药品说明书吗？找一张药品说明书，先浏览一下，看看里面都包含哪些内容。

2. 这些内容你能读懂哪些？哪些似懂非懂？哪些完全读不懂？

3. 学完本章内容以后，你再试着读一读这份说明书，看看自己有进步吗？

三、药品说明书指导患者安全、合理用药的重要意义

我们做一件事情时，只有完全理解它，才有动力去做，从而把这件事做对、做好。同样，患者也只有在理解疾病、理解药物给自己带来的益处和风险、需要克服的药品不良反应的基础上，才有好的依从性，从而用好药物。世界卫生组织将依从性

（compliance）定义为：患者的医疗行为（包括服用药品、遵照饮食建议以及生活方式的改变等）与医务人员给予的治疗方案达成共识的符合程度。R. B. Haynes 等人的研究发现患者用药依从性的问题十分严重，一半左右的患者没有严格按照处方服药，这不仅不利于疾病的治疗，也导致了资源的巨大浪费。这其中很重要的原因就是患者不会读或读不懂药品说明书。澳大利亚的一项研究发现，患者中只有 40% 能够理解药品说明书中的信息。中国非处方药协会对国内七大城市的调查显示，超过半数的被访者表示能读懂药品说明书 60% 的内容，15% 的被访者仅能读懂说明书中不足 20% 的内容。

上述调查反映了当前的现实：大部分药品说明书是针对医务人员设计、撰写的，内容专业，术语多，重点不突出，不能适应普通公众和患者的需求。患者不会读或读不懂药品说明书，不能很好地使用药物，是用药安全的重大隐患。另外，公众不会读或读不懂药品说明书也反映了一个普遍的健康素养问题。健康素养是指阅读、理解并采纳健康信息的能力。有研究发现，健康素养的高低与患者的健康状况、用药依从性和用药差错等密切相关。健康素养的高低直接关系到患者的用药安全。如果患者无法理解材料和信息，那么将会有治疗效果不佳或用药出错的危险。据卫生部首次中国居民健康素养调查结果显示，我国居民具备健康素养的总体水平仅为 6.48%。其中，65～69 岁年龄组具备健康素养的人口仅为 3.81%。因此，人群整体的健康素养和阅读能力的提高，对于患者用药指导的实践效果十分重要。

帮助老年患者学习阅读药品说明书有以下几个方面的意义：

1. 指导患者合理用药，提高患者依从性

针对患者的药学信息，用患者易于理解和接受的方式将药学信息传递给患者，可以提高患者对于药物和疾病的双重认识，增强患者心理上的安全感，从而提高服药的依从性，保证患者用药的安全、合理、有效。

2. 预防药品不良反应/事件的发生

据文献报道，三分之二可预防的药品不良事件都与用药相关，而其中大部分都可以归因于与患者相关的用药信息和风险信息的欠缺。患者有效获得药物信息是保障患者用药安全的重要前提。在国外，药物风险和不良反应信息是患者用药信息的重点。患者对于药物风险和不良反应了解得越充分，越有利于其对药品不良反应/事件及时而正确的反应，做到合理安全用药。

3. 使患者享有知情权和决策权

近年来，随着传统医药行业服务模式的变化，患者越来越主动地参与到医药消费的决策制定中来,对药学信息的需求也越来越强烈。药品说明书可将安全用药信息有效传达给患者,使患者对药物的利益与风险享有充分的知情权,从而在与医师、药师讨论后,做出理性的决策。

4. 推动患者教育事业的发展

在国外,患者用药信息的发放是患者教育的重要手段,在医师、药师、护士与患者之间起桥梁作用。医护人员的工作十分繁忙,通过面对面或口口相传的患者教育方式惠及的患者数量十分有限。患者用药信息作为一种携带便捷、传播广泛的媒介,可以在更大范围内发挥患者教育的作用。

第二节 西药药品说明书

西药药品说明书一般包含药品名称、成分、适应证、规格、用法用量、不良反应、注意事项、药物相互作用、药理毒理、药代动力学、贮藏、药品批号等。对普通老年患者来说,特别需要关注的是用法用量、不良反应、注意事项等内容。

问题与思考

张先生,67 岁,患有高脂血症,医生给张先生开具了非诺贝特胶囊。回家后,张先生打开药品说明书,准备阅读。"非诺贝特是一种什么药?""什么情况下不能使用该药?""我应该怎样服用这个药?""这个药有哪些副作用?"…… 一个个问题出现在张先生的脑海中。你能帮助张先生吗?

下面分别阐述如何读懂药品说明书上的这些内容。

一、读懂药品说明书里的"药品名称"

这部分内容比较容易理解。需要注意两点:

(1)通用名。医师开具处方应当使用经药品监督管理部门批准并公布的药品通用名,如非诺贝特、环丙沙星、对乙酰氨基酚等。药品说明书中通用名后面可带有剂型名称,如非诺贝特胶囊、环丙沙星注射液、对乙酰氨基酚片。

(2)商品名。药品是一种特殊的商品,因此,不同厂商生产的同一种药品也就有了各自的商品名。如非诺贝特就有"力平之""乐宁""利必非"等不同的商品名。由于不同厂商所生产的同一药品可能存在质量差异,商品名有助于对不同产品(药品)进行区别,也有利于厂商宣传推广自己的产品。

二、读懂药品说明书里的"适应证"

药品说明书里的"适应证"主要是指该药物主要适合于哪些病症的治疗。"适应证"是根据厂商所进行的临床研究结果，由国家药品监督管理部门审查相关资料并核准后写入药品说明书中的内容。"适应证"既可能包含疾病的名称，如"高脂血症""胆囊炎""功能性消化不良"等；也可能包含"症状"，如"胃灼热""嗳气""头痛""便秘"等。

三、读懂药品说明书里的"成分"

"成分"不难理解，就是该药品含有的能发挥药效的物质。"成分"里都是一些普通患者不熟悉的化学名称，我们可以不去管它们。有些复方药物，其有效成分不是一种，而是两种以上。很多药品说明书不但列出了能发挥药效的成分，而且列出了所有制成制剂的成分。

四、读懂药品说明书里的"性状"

"性状"通俗地说就是药品的样子、形状、颜色、气味，是对普通人用眼睛、鼻子等能够识别的产品特征的简要描述。对"性状"的描述方便患者简单识别、判断该药品正确与否和质量好坏。例如，片剂、胶囊存放过久或受潮变质，其性状就可能发生改变，这时其质量就得不到保证，也就不能使用了。

五、读懂药品说明书里的"规格"

所谓"规格"，就是该药品每片、每粒、每支中主要成分或有效成分的量。有效成分的量越大，药效就越显著。不同病情、不同年龄的患者需要使用不同规格的药物。注意，规格不是指每粒片剂或胶囊的质量，因为药品中还含有许多辅料，这些辅料的质量是不包含在规格中的。

同一种药品有不同的规格，以适合不同的病情、不同的人群或不同的治疗目的。使用药品时一定要看清这种规格是不是和医生的处方相符，如果错了，就要及时纠正。必须注意，不同规格的药品，其使用方法可能不同。例如，阿伦磷酸钠片（商品名：福善美、固邦）就有每片 7 mg 和每片 70 mg 两种规格，前者是每天服用 1 片，而后者是每周服用 1 片。

另外，复方制剂中的"规格"一栏会将每种有效成分的含量列出。

六、读懂药品说明书里的"用法用量"

用法通常是指给药的次数、间隔时间及给药途径。用量如果没有特别说明，一般标用的剂量为成人的常用量。儿童用量通常是按每千克体重计算全日总量，再标明分次服用，多简写为毫克/（千克·日）或 mg/（kg·d）。有些药品的说明书在"用法用量"一栏中注明：老人与儿童酌减。这是考虑到老年人新陈代谢变慢，身体对药物处置（吸收、分布、代谢、排泄）的能力降低，可能不宜使用成人剂量了。遇到这种情况应咨询医师或药师，适当减量服用。

需要注意的是，药品说明书中的用量只是一般常规用量，医生给患者开具的剂量是根据患者疾病和个体情况制定的，可能和药品说明书用量并不完全相符，患者还是要根据医生处方剂量服药。患者自购非处方药，则应严格按照药品说明书用量使用。

七、读懂药品说明书里的"不良反应"

"是药三分毒"，"三分毒"就是药品不良反应。不良反应就是合格的药品在正常使用情况下，伴随其治疗作用出现的不需要的或有害的作用。有些患者把药品不良反应称为副作用。其实副作用只是不良反应中的一种。根据药品不良反应与药理作用的关系，药品不良反应一般分为两种类型：A 型反应和 B 型反应。A 型反应为药品本身药理作用的加强、延长，或发生了不需要的药理作用。A 型反应一般发生频率较高，但致死率低，容易预测，如使用阿托品滴眼液散瞳会引起口干（副作用）等。而 B 型反应与药品本身的药理作用无关，一般发生率低而致死率高，患者会不会发生难以预测，有时皮肤试验结果呈阴性也会发生，如青霉素的过敏反应等。近年来，国外有些专家把一些潜伏期长、用药与反应出现时间关系尚不清楚的药品不良反应如致癌、致畸，或者药品导致常见病发病率提高的反应列为 C 型反应，这种分类方法尚不普遍。从临床症状上，药品不良反应可分为副作用、毒性作用、后遗效应、停药反应、变态反应、特异质反应、依赖性、致癌作用、致突变作用、致畸作用等。

有些药品说明书中写了很多内容，这并不表示该药的药品不良反应就一定很多、很严重。相反，药品"不良反应"一栏内容很少或"不详""尚不明确"，也不说明该药没有药品不良反应或不良反应轻微。一般来说，药品"不良反应"一栏内容很多，只说明该药上市前对不良反应的研究和上市后的临床观察较为充分，也是药品生产厂商对患者负责的表现。

必须正确对待药品不良反应。有些药品不良反应不经处理，用药一段时间后，身体逐渐耐受、适应而慢慢趋向缓和甚至消失。有些药品不良反应可以采取一些措施来缓解，包括使用其他药物来对抗。比如，有些药物可能造成便秘，这时就可以适当使用缓泻剂、通便剂来对抗。

1. 人们常说："是药三分毒"。这个"毒"是什么意思？

2. 有"毒"的药还能用吗？

3. 有什么办法能缓解或克服药品的"毒"吗？

4. 一位老人拿了药回家，一看说明书上那么多"不良反应"，吓得不敢吃药了。你应该怎么劝说这位老人服药？

八、读懂药品说明书里的"注意事项"

此项一般为警示、告诫和提醒，是使用该药品时需要注意的各种事项，也是保证用药安全的重要信息，包括注意避免滥用；注意选择最适宜的给药方法；注意防止蓄积中毒；注意年龄、性别及个体生理差异等。由于老年人的各项生理功能下降，身体对药品的吸收、代谢、排泄功能降低，因此需要谨慎用药。开始使用药物的时候需要注意用药后的反应，身体能否耐受，有无药品不良反应发生。如果老年人有肝肾功能方面的问题，更应仔细阅读说明书，看看该药对肝肾功能有没有影响。肝肾功能下降的老年患者代谢、排泄药物的功能降低，应按照药品说明书注意事项的要求适当减量服用。

有些特殊注意事项应特别予以注意。例如，速效安眠药要求老年人临睡前、洗漱完毕后坐在床上服用，以防服药后药效迅速发挥，老年人跌倒。又如，使用阿仑膦酸钠防治老年骨质疏松，要求早上起床后立即用 200 ml 以上的水送服，同时不能再卧床。这样做是防止药品留在食道，发生食道刺激和溃疡。

需要注意的是，有些药品说明书在"注意事项"一栏上方或其他醒目位置印有"黑框警告"，这是特别需要警惕的。这种"黑框警告"往往是在药品上市后的临床使用和观察中发现了较为严重的药品不良反应甚至患者伤害事件。加注"黑框警告"的目的是将不适宜人群"拒之门外"，以及对可能出现风险的情况加以监护、防范，在充分发挥药品疗效的同时，最大限度避免严重不良反应，确保用药安全，药品生产厂商也可免受伤害诉讼的困扰。显然，"黑框警告"对于患者和药品生产厂商都是有益的。

九、读懂药品说明书里的"禁忌"和"慎用"

禁忌与适应证相对立，是不应使用某一药物的某些病症和情况。禁忌是完全不能使用药品的病症和情况。例如，碳酸钙 D_3 片的禁忌是高钙血症和高尿酸血症，那么患有这两种疾病的患者是不能使用该药的。又如，"有青霉素过敏史患者禁用""对乳糖不耐受患者禁用"，都是禁用的情况。阅读药品说明书时一定要注意并判断自己有无这些禁忌的情况。

慎用是指使用该药有比一般患者更大的风险，必须谨慎判断用药的利弊得失后才能使用的情况。例如，"肝肾功能不全患者慎用"，是指如果患者的肝功能或肾功能下降、有障碍，就要判断能不能使用这个药品。如果必须使用，就要减少药品的剂量，或延长用药的时间间隔。这些需要得到医生或药师的指导。了解了"慎用"的含义后，某种药品究竟能不能使用、如何使用，需要咨询医生或药师，得到专业人员的指导后才能做出决定。

十、读懂药品说明书里的"药物相互作用"

药物相互作用是影响药物疗效发挥的重要因素，同时药物相互作用也可能导致药品不良反应的发生，因此需要特别注意。

药物相互作用包括理化方面的相互作用。比如，服用四环素类药物时不能同时服用钙剂。因为钙离子会与四环素形成螯合物，从而影响、减少四环素的吸收，降低四环素的疗效。此外还有一种药物相互作用称为"药物代谢性相互作用"，是指药物吸收进入体内后，在靶器官或受体层面上发生的药物相互作用，通常是一种药物增加或降低另一种药物的疗效，或产生毒性作用。

老年人往往患有多种疾病，需要服用多种药物，这时要特别注意药物相互作用的问题。不注意药物相互作用，可能会影响、降低药物的疗效，也可能发生单个使用药物时不会发生的药品不良反应。如果阅读药品说明书后还不能明确药物相互作用，则应该咨询药师，让药师帮助判断和解决。

除了药物与药物之间的相互作用外，还需要注意药物与食物之间的相互作用。有的药品说明书中对药物与食物之间的相互作用进行了说明，这时就需要提醒老年人注意。有的药品说明书没有这方面的内容，可以咨询药师帮助查找。

十一、读懂药品说明书里的"贮存"

"贮存"中有对药品保存的条件和要求。为了保证药品质量，患者家中的药品必须严格按照药品说明书里的贮存条件保存。注射剂，比如胰岛素和抗生素类药物，应该放在冰箱的冷藏室保存。很多滴眼剂也需要冷藏保存。南方气候潮湿，有些片剂、胶囊剂容易吸湿变质，应注意用后密封，保持干燥。还有一些药品有特殊的保存条件，比如避光保存、冷藏保存、不得冰冻、开启后一定时间内必须用完等，要认真按照药品说明书的要求去做。

问题与思考

结合老年人的生理、病理特点思考一下：

1. 西药说明书中哪些内容对老年人合理用药最为重要？
2. 药物相互作用对老年人安全用药有什么重要意义？

十二、药品说明书中的其他内容

药品说明书中还有一些其他内容，比如"药理毒理""药代动力学""药物过量"等，这些内容主要为专业人员设计撰写，一般患者难以理解。如果患者想了解这些方面的内容，可以咨询药师。

必须说明一点，认真阅读和理解药品说明书，并非说明你对该药品就非常了解了。例如，某些老结构药品又被发现有新用途，但药品说明书付印一次乃沿用多年，不能及时充实新的内容。因此既应严格按药品说明书办事，不能擅自服用，也应得到医生的专业指导。经医生诊治后按医嘱服用方为最佳方案。

第三节 中成药药品说明书

大多数的中成药属于非处方药，患者可以自己在药房买到。但不论是自购药品还是从医院取回的药品，使用之前都要仔细阅读药品说明书。

一、中成药说明书的特点

中成药说明书的内容与西药说明书大体相同，但略为简单。因为中成药上市前没有现代意义上系统的基础与临床研究，故没有"药理毒理""药代动力学"等内容。其"不良反应"和"注意事项"等内容也较为简单或"尚不明确"。"适应证"在中药说明书中是"功能主治"。

二、读懂中成药说明书的关键语汇

中成药说明书一般比较简单，但内容中很多中医药名词和说明语汇还可能会困扰我们。如果不能理解和正确判断病症与药性，就可能导致用药不对症，甚至用药错误。

无论是中医对疾病的分型，还是中成药本身，都有寒热之别。在服用中成药之前，首先需要分清药物的寒与热。这可以从药物名称上判断。一般有"清热""清火"或含有"清"的药物，性质都是偏凉、偏寒的，如"牛黄清火丸""黄连上清丸"。而有"温""补"或"健"字的一般都是偏温、有滋补作用的药，如"补中益气丸""金匮肾气丸""健脾丸"等。但是也有例外。比如，"感冒清热冲剂"这个药实际上是温性的，治疗因受寒引起的感冒。寒与热也可以从中成药的成分来判别。含有核桃仁、紫河车、冬虫夏草、锁阳、菟丝子、人参、鹿茸、刺五加、淫羊藿、当归、冬虫夏草、黄芪等成分的一般都有温补性质；而含有石膏、知母、栀子、芦根、决明子、生地、牡丹皮、犀角、大青叶、玄参、连翘、紫花地丁、蒲公英、鱼腥草、土茯苓、黄连、黄芩、黄柏、苦参、龙胆草、银柴胡、白薇、青蒿等成分的都属于寒性的中药。辨别感冒属寒属热有一个方法：感冒同时有嗓子疼的，一般都是热性的，这个时候不能吃"感冒清热冲剂"，而应该吃"双黄连""银翘解毒丸"等。

如何读懂中成药说明书？一般来说，阅读的重点是中成药说明书上"用于……引起的……"那句话，而不是只看它治疗的症状。因为同样的症状，可以由不同的原因引起。中药治疗的多是起病的原因，症状只会在药物中兼顾到，这也是中医治本的宗旨所在。"用于"后边的话，往往确定了病性和药性。比如，"用于中气不足引起的……"就说明这个药是补药。因为中气不足的原因是气虚，所以这个药肯定是补气的。要是"用于肝郁气滞引起的……"，说明这个药是疏肝药。虽然这两个药物后边的症状可能都是胃疼，但引起胃疼的原因不同，一个是因为中气不足，一个是因为肝郁，前者是补的，后者是疏泄的，不能吃反了。如果气虚的人吃了疏肝药，可能会加重气虚，如果肝郁的人吃了补气的药，则会增加郁滞。又如，感冒清热冲剂用于风寒感冒引起的头疼、发烧、流鼻涕等。这一句中，"用于风寒感冒"是最关键的，是这个药治疗时针对的病因。如果你的感冒是风寒引起的，感冒清热冲剂就适合治疗你的头疼、发烧。如果你的感冒是风热引起的，虽然也有头疼、发烧的症状，但感冒清热冲剂就不对症了。很多人不看"用于"引出的这句关键语，而是简单地和说明书对症状，就很容易造成错误使用，因为头疼、发烧未必全是风寒感冒引起的，牙龈发炎的患者也会头疼、发烧。同样，补中益气丸用于脾胃虚弱、中气下陷所致的泻泄，症见体倦乏力、食少腹胀、便溏久泻、肛门下坠，其中脾胃气虚是关键。单纯的食少腹胀、便溏乏力等，发生急性肠炎的时候也可能有，这就不是脾胃气虚引起的，也绝对不能吃补中益气丸，吃了就适得其反。

问题与思考

1. 中成药说明书中哪些内容与西药说明书相同？哪些不同？为什么？
2. 读懂中成药说明书的要诀是什么？

所以，中成药说明书的关键语汇是"用于"后面的那句话，它是明确药性和药物针对的病因的。如果有这个病因，即使所患症状说明书上没有也可以试用。比如，有饭后困倦、头昏，同时还有乏力、便溏等问题，就可以试试补中益气丸。因为困倦、头昏是因为脾气虚弱，虽然这些症状说明书上可能没有。

思考题

一、单选题

1. 下列关于药品说明书的叙述不正确的是（   ）。

A. 我国《药品管理法》第五十四条规定，药品必须附有说明书

B. 药品说明书是承载药物重要信息的法定文件，在指导患者安全合理用药方面起着十分重要的作用

C. 患者不会读或读不懂药品说明书，不能很好地使用药品，是用药安全的重大隐患

D. 药品说明书只是用于帮助患者正确使用药品，没有法律方面的意义

2. 以下叙述正确的是（   ）。

A. 药品说明书只是写给专业人员看的，患者看得懂、看不懂没关系

B. 药品说明书能指导患者合理用药，提高患者的用药依从性

C. 药品说明书能帮助患者买到便宜的药品

D. R. B. Haynes 等人的调查发现，几乎所有的患者都能按照处方正确服用药品

3. 关于成分与形状的叙述错误的是（   ）。

A. "成分"就是该药品里面含有的能发挥药效的物质

B. "性状"就是该药品的长、宽、高等尺寸

C. 很多说明书里不但有能发挥药效的成分，还把所有制成制剂的成分都列出来了

D. "成分"一栏里都是一些我们不熟悉的化学名称

4. 下面关于药品规格的叙述不正确的是（   ）。

A. "规格"就是该药品每片、每粒、每支中药物的质量

B. 同一种药品有不同的规格，以适合不同的病情、不同的人群或不同的治疗目的

C. 不同病情、不同年龄的患者需要使用不同规格的药物

D. 我们使用药品时一定要看清这种规格是不是和医生的处方相符，如果错了，就要及时纠正

5. 下面关于用法用量的叙述错误的是（　　）。

A. 用法通常是指给药的次数、间隔时间及给药途径

B. 遇到老年人有特殊病理生理情况时应咨询医师或药师，适当减量服用

C. 用量如果没有特别说明，一般标用的剂量为成人的常用量

D. 儿童用量通常是按每斤体重计算全日总量，再标明分次服用

6. 下面关于药品不良反应的叙述错误的是（　　）。

A. 不良反应就是合格的药品在正常使用情况下，伴随其治疗作用出现的不需要或有害的作用

B. 药品不良反应一般分为两种类型：A型反应和B型反应

C. A型反应一般发生频率较低，但致死率高，不容易预测

D. 从临床症状上，药品不良反应可分为副作用、毒性作用、后遗效应、停药反应、变态反应、特异质反应、依赖性、致癌作用、致突变作用、致畸作用等

7. 下列关于注意事项的叙述错误的是（　　）。

A. 注意事项为警示、告诫和提醒，是使用该药品时需要注意的各种情况，也是保证用药安全的重要信息

B. 如果老人有肝肾功能方面的问题，更应仔细阅读说明书，看看该药对肝肾功能有没有影响

C. 肝肾功能下降的老年患者代谢、排泄药物的功能减低，应按照药品说明书注意事项的要求适当增加剂量

D. 有些药品说明书在"注意事项"一栏上方或其他醒目位置印有"黑框警告"，这是特别需要警惕的

8. 关于禁忌、慎用和药物相互作用，叙述正确的是（　　）。

A. 禁忌与适应证相对立，是不应使用某一药物的某些病症和情况

B. "慎用"的含义是该药在某种情况下使用有比一般患者更大的风险，因此必须在住院时才能使用

C. 药物相互作用不会导致药品不良反应的发生

D. 药物相互作用不会影响药物疗效发挥

9. 下列关于老年人用药的叙述不正确的是（　　）。

A. 老年人代谢比年轻人慢，因此需要适当减少剂量

B. 老年人往往患有多种疾病，需要服用多种药物，这时特别要注意药物相互作用

的问题

C. 老年人遇到药物使用方面的问题，可以根据经验自行解决

D. 不注意药物相互作用，可能会影响、降低药物的疗效

10. 下列关于中成药说明书的叙述错误的是（　　）。

A. 因为大多数中成药上市前没有现代意义上系统的基础与临床研究，故说明书没有"药理毒理""药代动力学"等内容

B. 中成药说明书的关键语汇是"用于"前面的一句话，那是明确药性和药物针对的病因的，如果有这个病因，即使所患症状说明书上没有也可以试用

C. 中成药说明书一般比较简单，但很多中医药名词和说明语汇还可能会困扰我们

D. 很多人简单地和中成药说明书对症状，就很容易造成错误使用

二、问答题

1. 药品说明书的法律地位是什么？

2. 药品说明书对合理用药、安全用药的重要意义是什么？

3. 通用名和商品名对合理用药有什么意义？

4. 药品说明书中指导安全用药的有哪几部分内容？

5. 某药品说明书中写了好多药品不良反应的内容，这个药品还是安全的吗？

6. 黑框警告是什么意思？它对保护患者用药安全有哪些好处？

7. 慎用与禁忌有什么不同？慎用的药品应该如何使用？

8. 药物相互作用对合理用药有哪些意义？

9. 中成药说明书有哪些特点？

10. 如何根据中成药说明书中"用于……引起的……"正确使用中成药？

参考答案：

一、1. D　2. B　3. B　4. A　5. D　6. C　7. C　8. A　9. C　10. B

第三章 药物治疗学基础

学习目标

　　掌握：药物应用的目的；药物的体内过程及各过程的定义；药物相互作用的定义；药物相互作用的分类。

　　熟悉：不同给药途径药物的吸收方式与特点；激动剂与拮抗剂的特点；药物—药物相互作用。

　　了解：药物发挥作用的方式；药物体内过程的影响因素；药物—食物相互作用；药物—疾病相互作用。

导　言

　　药品是人们只有在生病或者预防疾病的时候才会使用的特殊商品。当选用药品时，不同的疾病、不同的患者会选用不同的药品，这是因为药品治疗或者预防疾病的方式不一样以及药品在不同人体内发挥药效的过程有区别。本章将讲解药物是如何发挥治疗作用的，药物在人体内的"旅程"是怎样的，药物、食物、疾病是否对其他药物产生影响。这些内容将有助于我们更好地理解疾病和认识药品，从而更好地应用药品来治疗疾病。

第一节　药物作用的概述

　　药物是人类战胜疾病的重要武器，如今已有数目庞大的药物，与此同时新药还在不断地研发出来。正是这些药物的存在，使得人类在挽救生命和维系健康方面有了更大的进步。例如，免疫抑制药物的研发，减少了人体对新组织的排异反应，使得移植能够成功进行。

　　药物应用的目的包括治愈疾病、延缓疾病进展、缓解症状或者预防疾病的发生。最理想的治疗结果是完全治愈疾病，如注射针对感染病原菌的抗生素治疗肺炎。如果没有治愈方法的话，接下来的选择就是缓解症状。有些药物可以缓解多种疾病的共同症状。例如，很多疾病都有疼痛或者发热的症状，服用对乙酰氨基酚可以缓解疼痛或发热。而有一些药物只能解除一些疾病所特有的症状。例如，支气管扩张剂能够减轻肺部疾病（如哮喘引起的喘息）。药物还可以用于增加体内一些物质的水平，如激素和神经递质的水平。即使疾病不能被治愈，治疗也可以延缓疾病的进展。例如，慢性肾衰可以通过使用血管紧张素Ⅱ转化酶抑制剂来延缓进展。也有部分药物本身是为了预防疾病发生而出现的，如儿童接种的各种疫苗。

药物在人体内通过多种方式起作用。有的药物会杀死入侵的微生物，如细菌、真菌、病毒、寄生虫，或者阻断入侵微生物的播散。这些药物包括抗病毒药物、抗真菌药物及抗生素。有的药物（也称作细胞毒性药物）可以在细胞进行分裂时将其杀死，或者阻止细胞复制。这一类药物主要用于治疗肿瘤，也被称为化疗药。有的药物仅用来补充体内缺失的或者水平降低的自然化学物质，如一些激素或维生素。还有的药物能够改变身体内一些化学物质的功效，这类药物可以通过模拟天然存在的化学物质的作用来增强其效应，或者阻断这些天然存在的化学物质的作用而降低它的效应。此外药物还可以作用于控制体内某一特殊过程的那部分神经系统，如作用于大脑呕吐中枢的药物，就能缓解呕吐症状。

药物在人体内发挥作用常常与受体有关。能够模拟体内化学物质的作用，占据一个空的受体，增强天然化学物质作用的药物称为激动剂类药物。例如，沙丁胺醇是选择性β_2-肾上腺素受体激动剂，能选择性作用于支气管平滑肌β_2-肾上腺素受体，而呈较强的舒张支气管的作用，从而用于缓解哮喘的症状。而占据细胞的受体阻断体内的化学物质与受体结合，从而抑制这些化学物质的作用的药物称为拮抗剂类药物。例如，氯沙坦是血管紧张素Ⅱ受体拮抗剂，通过有效地阻断 AngⅡ与 AT1 型受体结合，降低外周阻力及血容量，使血压下降，从而用于治疗高血压。

药物发挥作用的部位也各不相同。一些药物如眼药水或者用于皮肤的乳膏，可以直接应用于需要治疗的靶部位。这些药物通常不会被大量吸收而进入血液，仅在局部产生作用。而其他的药物首先进入血液，再通过血液循环达到体内的组织或者器官，发生治疗作用。治疗疾病时，应根据药物代谢的情况以及药物到达靶部位的最有效途径，选择不同的给药途径。

然而"是药三分毒"，药物在发挥治疗作用的同时也会产生不良反应，这就是药物作用的两面性。许多药物的治疗作用是对机体的某一器官或组织产生明显的作用，但药物也可能影响其他器官或组织，产生有害的反应。具体内容请参见第七章第三节。

第二节　药物代谢动力学

药物在人体发挥作用的前提是药物到达能发挥其药效的靶点组织中的特殊位点。一般来说，药物在远离靶点的位置通过给药进入人体内，然后被吸收进入血液，转运分布至相应的靶点。一些药物须通过代谢发生化学结构改变后才能发挥药效，另一些药物则是在药效发挥后被代谢，也有一些药物根本不代谢。最后药物及其代谢产物排出体外，完成药物的消除。药物代谢动力学（pharmacokinetics）简称药代动力学或药动学，是定量研究药物在生物体内的过程（吸收、分布、代谢和排泄），并运用数学原理和方法阐述药物在机体内的动态规律的一门学科。

问题与思考

什么是药物代谢动力学——药物在体内的旅程？

药物经过吸收进入体内，经过分布和代谢并在靶器官或组织发挥药效后，最终排出体外，结束体内的旅程。

一、药物吸收

药物吸收是指药物进入血液循环的过程。药物可以通过多种不同途径进入体内，包括经口（口服）、经血管（静脉注射）、经肌肉（肌内注射）、经脊髓腔（鞘内注射）、经皮下（皮下注射）、经舌下（舌下给药）、经直肠（直肠给药）、经阴道（阴道给药）、经眼（眼部给药）、经鼻吸入黏膜（鼻腔给药）、经口腔吸入肺部（吸入给药）、涂抹于皮肤（皮肤给药）等，发挥局部或全身作用，或通过贴剂贴于皮肤（经皮给药）发挥全身作用。每种给药途径在药物的吸收上都有其不同的目的、优点和缺点。

1. 口服

口服给药方便、安全和经济，因此是最常用的给药方式。由于药物要经过消化道，其应用有局限性。口服药物从口腔和胃就开始被吸收，但绝大部分药物的吸收在小肠。药物通过小肠壁进入肝脏，再经血流转运至作用靶位。多数药物在小肠壁和肝脏代谢并发生化学结构改变，从而降低血液中的药物量。口服给药时，消化道内的食物和其他药物可影响该药物的吸收速度和程度。因此，有些药物应空腹服用，有些药物应与食物同时服用，有些药物不能与其他药物同服，还有些药物则根本不能口服。

一些药物口服会刺激消化道。例如，阿司匹林和大多数非甾体抗炎药会损伤胃和小肠黏膜，引发或加重溃疡。一些药物通过消化道吸收较少或不规律。还有一些药物可被胃酸和消化酶破坏。

一般来说，当口服给药不适用时，才会采取其他给药途径。例如，患者不能进食的时候；需要药物快速、精确或大剂量进入血液的时候；药物经消化道吸收较少或吸收不规律的时候。

2. 注射途径

注射给药包括皮下注射、肌内注射、静脉注射和鞘内注射。

（1）皮下注射：需要将注射针头刺入皮下脂肪组织，药物注射后进入小血管（毛细血管），经血流转运或通过淋巴循环转运至血液。蛋白类药物体积比较大（如胰岛素），常常通过淋巴循环至血液，这类药物如果由毛细血管运输速度会非常慢。皮下给药用于多种蛋白类药物，因为此类药物口服后很容易在消化道中被胃酸和消化酶破坏而无法吸收并发挥治疗作用。

（2）肌内注射：当药物容量较大时，肌内注射给药比皮下给药更好。肌内注射的部位通常在上肢、大腿和臀部。肌肉位于皮肤和脂肪组织下层，因此注射时需要较长的针头。药物吸收入血的速度与肌肉的血流情况有关。血流量越少，药物吸收所需时间越长。

（3）静脉注射：给药时针头直接插入静脉血管，它是精确、快速给药的最好方法，易于调控且能发挥全身作用。一些刺激性药物如采用皮下或肌内注射会引起疼痛和组织损伤，这时候静脉注射是很好的选择。和口服给药相比，静脉给药只需较小剂量就可达到相同作用。静脉注射可以是单次的，又称作静脉推注，如低血糖患者给予快速推注50%葡萄糖注射液；也可以是连续输注给药，又称作静脉滴注、输液或者打点滴，给药时药液在重力作用下或者通过输液泵进入插在前臂的导液管，然后入血。但是静脉给药在操作上比肌内注射和皮下注射更困难，特别是对于肥胖患者，将针头或者导液管插入静脉相对比较困难。静脉给药时，药物瞬间进入血液，起效速度比其他给药途径都迅速。因此医务人员应密切监测静脉注射后的患者情况，以了解药物是否发挥治疗作用或引起不良反应。同时，静脉给药后药物疗效维持时间相对较短，有些药物需要连续输注或者增加输液的频率来维持治疗效果。

（4）鞘内注射：针头插入脊柱下部的两块椎骨间，进入脊髓周围的空隙，然后药液被注射入椎管。通常需要少量局部麻醉药麻醉注射部位来辅助完成鞘内给药的操作。当脑部、脊髓、脑膜需要快速给药或局部给药时一般采用这种给药途径。例如，通过鞘内给予抗生素治疗脑膜炎。一些麻醉药和镇痛药也采用此种给药方式。

3. 舌下给药

少数药物可置于舌下，直接被舌下的毛细血管吸收。例如，舌下给药是用硝酸甘油缓解心绞痛时的最佳给药方式。通过舌下含服，药物可立即吸收入血，从而避免消化道和肝脏的首过效应。但由于此种给药方式吸收不规律也不完全，因此大多数药物和大多数情况不能采用此种给药方式。

4. 直肠给药

许多能口服的药物也可制成栓剂经直肠给药。药物与蜡状基质混合，塞入直肠后，基质熔融、液化。因为直肠的肠壁很薄且血供丰富，药物吸收很快。例如，吲哚美辛口服会刺激胃肠道，制成栓剂后通过直肠给药，既可以发挥其缓解发热的治疗作用，又避免了胃肠道刺激的不良反应。同时栓剂也经常用于因恶心而不能吞咽或者术后要求禁食的患者。

5. 阴道给药

一些药物可以制成溶液剂、片剂、乳膏、凝胶剂或栓剂，经女性阴道给药。药物可经阴道黏膜被缓慢吸收，发挥治疗作用。例如，女性生殖系统感染给予抗生素治疗时可采用阴道局部给药，或者绝经期妇女通过阴道给药进行雌激素补充来预防阴道萎缩。

6. 眼部给药

治疗眼部疾病（如青光眼、结膜炎和其他损伤）的药物与非活性基质混合，可制成溶液剂、凝胶和软膏，应用于眼部。眼部给药常常发挥局部疗效。例如，人工泪液用于缓解眼睛干涩，其他药物经角膜和结膜吸收后发挥局部疗效，但有些药物会随后进入血液，对身体其他部位产生副作用。滴眼液虽使用方便，但容易流失，导致药物不能被很好地吸收利用。相对而言，眼用凝胶和眼膏由于不容易流失而能使药物更长时间接触眼部。

7. 鼻腔给药

鼻腔给药时药物在空气中变成细小的雾滴，然后被吸入并通过鼻腔内的鼻黏膜吸收。药物在鼻腔被吸收后很快进入血液。此种方式下药物起效迅速，但一些药物可能刺激鼻腔。如应用糖皮质激素治疗过敏性鼻炎，通过鼻腔给药，药物可以迅速在充血的鼻黏膜部位发挥治疗效果。

8. 吸入给药

药物须雾化成比鼻腔给药更小的微粒才可经气道进入肺部，进入肺部的深度取决于微粒的大小。微粒越小，进入得越深，进而增加药物的吸收量。药物达到肺部之后会被吸收入血。只有较少数药物采用吸入给药。吸入给药常适用于只在肺内起效的药物，如平喘药。

9. 皮肤给药

皮肤给药常发挥局部疗效，用来治疗浅表皮肤疾病，如湿疹、皮肤感染、瘙痒和皮肤干燥等。采用此种给药方式的药品是由药物与非活性物质混合而成的，根据非活性基质黏稠度不同，可分为软膏、乳膏、洗剂、溶液剂、散剂和凝胶。

10. 经皮给药

有些药物通过皮肤贴剂发挥全身作用。药物从具有黏性的贴剂或涂在皮肤的凝胶中持续释放，不注射也可透过皮肤进入血液。药物缓慢、持久地进入血液，时间可达数小时、数天甚至更长。一些药物在体内消除迅速。如果采用其他给药途径须频繁给药才能维持血药浓度的恒定，这时就可以采用经皮给药的方式。例如，芬太尼透皮贴剂可以连续 72 小时以恒定速度释放芬太尼，从而发挥镇痛作用。但贴剂会对皮肤产生刺激，只有每日给药剂量相对较小的药物才适合制成贴剂。

药物的吸收过程会影响生物利用度，即药物到达靶点的速度和程度。药品的设计和生产、药物的理化性质和患者的生理特点都可以影响吸收，进而影响生物利用度。

问题与思考

同一成分不同厂家生产的药有区别吗？可以换着吃吗？

虽然同一成分不同厂家生产的药都含有相同的主药（活性成分），但会因为其所含非活性辅料的差异导致吸收程度不同。因此即使剂量相同，不同产品的疗效也可能略有不同。

生物等效性是用来评价不同药品是否具有相同的治疗效果的指标，它指药品包含相。

药品是由药物（活性成分）和辅料（非活性成分）组成的。例如，片剂由药物与稀释剂、稳定剂、崩解剂和润滑剂组成。辅料的种类和数量以及压片的强度会影响片剂崩解和药物吸收的速度。胶囊是将药物和辅料填充在明胶壳内。外壳遇湿后膨胀溶蚀，之后可释放内容物。药物颗粒的大小和辅料的性质可以影响药物释放和吸收的速度。液体内容物比固体颗粒内容物释放得快。

药物的吸收和生物利用度会受到食物、其他药物和消化系统疾病的影响。例如，高纤维性食物会阻碍药物吸收。缓泻药和腹泻可加快药物通过消化道的速度，减少药物吸收。外科手术中切除部分消化道（如胃和结肠）也会影响药物吸收。

二、药物分布

药物分布是指药物在血管和不同组织中转运（如脂肪、肌肉和脑）的过程。口服药物在肠道内被吸收后，在进入血液循环之前先经过肝脏。以其他途径给药的药物先进入血液，再流经肝脏。一旦药物进入血液，就可以通过循环到达需要药物发挥作用的组织或器官。

多数药物吸收后并不是均衡地分布至全身。易溶解于水的药物（水溶性药物）如阿替洛尔主要分布于血液和细胞周围的体液（细胞间液）。易溶解于脂质的药物（脂溶性药物）如麻醉药氟烷主要分布在脂肪组织中。有些药物因为组织或器官对药物特殊的吸附力和保留药物的能力（亲和力）只集中在某一特定部位。例如，碘主要集中在甲状腺中。

药物分布到不同组织或器官的速度取决于药物跨膜转运的能力。例如，麻醉剂硫喷妥钠是一种脂溶性很高的药物，可迅速进入脑组织，但是水溶性药物青霉素则几乎不进入脑组织。一般来说，脂溶性药物比水溶性药物跨膜转运的速度快。转运机制帮助一些药物进入或排出某一组织或器官。

药物在血液、器官和组织之间转运时可能会受到某些阻碍，称为屏障现象。对于老年人来说，影响药物分布的主要有血脑屏障。血脑屏障使得许多分子大、极性高的药物不能透过它进入脑组织。当脑膜有炎症时血脑屏障的通透性会明显增加，许多药物较易透过血脑屏障进入脑组织中发挥药理作用或发生毒性反应。

几乎所有的药物分子都要与血浆蛋白结合。药物与血液中血浆蛋白结合的紧密程度不同，药物从血液中消除的速度也不同。有一些药物由于与血浆蛋白结合紧密而清除缓慢，还有一些药物与血浆蛋白结合不紧密，可以很快从血液进入组织中。结合型药物本身是无活性的，但它更像是药物的储备库，当游离型药物分布到组织或器官中，或者血药浓度降低时，血浆蛋白就会逐渐释放与之相结合的药物。

一些药物可在某些特定的组织中蓄积，这些特定的组织同样可以作为药物的储备库。这些组织缓慢释放药物入血，避免血药浓度降得太快，进而延长作用时间。例如，蓄积在脂肪组织中的药物，从组织中清除的速度缓慢，以至于在患者停药后数天内仍有药物残留在体内。

药物在不同人体内的分布情况不同。例如，肥胖患者可储存大量的脂溶性药物，体型偏瘦的患者储存的脂溶性药物就较少，但是老年人由于脂肪组织比例相对增加，即使体型偏瘦也可储存大量的脂溶性药物。

三、药物代谢

药物代谢是指机体对药物化学结构改变的过程。大多数药物须经肝脏代谢。在肝脏内，酶类可将前体药物转化成活性代谢物或将活性药物转化成无活性物质。前体药物以无活性形式给药后，代谢为活性产物进而产生预期疗效。代谢产物还可能被进一步代谢，形成最终的代谢产物排出体外。

细胞色素 P450 酶是肝脏代谢药物的主要酶类。细胞色素 P450 酶可调控药物的代谢率。但这种酶的代谢能力有限，所以当血药浓度过高时，其代谢能力将会达到饱和。随着人的逐渐衰老，酶的活性会相应降低，老年人不能像年轻人那样正常代谢药物，因此老年人须给予更小的单位体重剂量。绝大多数药物每次流经肝脏时都会被代谢（分解或转换）掉。药物最终经肾脏随尿液排出体外，或经肝脏随胆汁经粪便排出体外。

有些药物可诱导肝脏代谢酶的活性增强，从而使药物代谢加速。例如，苯巴比妥可以诱导酶的活性增强，使华法林代谢加快，抗凝效果减弱。反之，有些药物可抑制肝脏代谢酶的活性，从而使代谢减慢。例如，异烟肼可抑制酶的活性，从而使苯妥英钠代谢减慢，血药浓度增高，引起中毒。

一般药物进入血液后由门静脉进入肝脏，经肝内药物代谢酶作用，使血药浓度降低，药理作用减弱，这种现象称为首过效应。如果前体药物本身为活性物质，首过效应过强的话，代谢后将变为无活性物质，难以发挥预期的治疗效果。另外，有少数药物进入血液循环后，经肝脏代谢，以原形随胆汁进入肠道，又经肠黏膜重新吸收，进入血液循环，称为肠肝循环。肠肝循环可延长药物在体内的作用时间，会造成药物在体内的蓄积中毒。

四、药物排泄

药物排泄是指药物从体内清除的过程。所有的药物最终都会被排出体外：一些是以药物原型从体内清除，另一些是以化学结构改变后的代谢产物形式从体内清除。大多数药物，尤其是水溶性药物及其代谢产物，经肾脏从尿液排泄。有一部分药物可经胆汁—粪便排泄。

1. 从尿液排泄

药物的性质、尿液的酸碱度等因素会影响肾脏排泄药物的能力。大量经尿液排泄的药物及其代谢产物是水溶性的，且在血液中与蛋白的结合不能过于紧密。饮食、药物和肾脏疾病均可影响尿液的酸度，从而影响肾脏对药物的排泄率。在治疗某些药物中毒时，口服抗酸剂或酸性物质可以改变尿液的酸度，加快药物的排泄。肾脏排泄药物的能力也取决于尿量、肾血流量以及肾功能。某些疾病（特别是高血压、糖尿病）、使用高浓度的有毒化学物质、与衰老相关的变化均可影响肾功能。随着年龄的增长，肾功能逐渐减退，85 岁老人的肾脏排泄药物的能力仅仅是 35 岁年轻人的一半。

对于肾功能减退的人来说，应用主要经肾脏排泄的药物时，即使使用常规剂量也可能出现剂量过高而引起副作用。医生或药师会根据患者肾功能减退的程度来调整给药剂量。一般通过抽血检测肌酐水平的方式来评估患者肾功能减退的程度,医生或药师可以根据患者的年龄、体重、肌酐水平计算机体清除肌酐的能力(肌酐清除率),以更准确地判断肾功能,并基于此来调整剂量。

2. 从胆汁—粪便排泄

一些药物或它的代谢产物经肝脏以原形从胆汁排泄,然后随胆汁进入消化道,最终随粪便排出或重吸收再次进入血液循环。当患者的肝功能异常时,医生或药师会根据情况调整经肝脏代谢的药物的剂量,只是目前还没有特别简单的方法来定量评价肝脏对药物代谢的功能情况。

3. 其他排泄形式

部分药物还可以通过唾液、汗液、乳汁甚至呼气排泄,但通过这些途径排泄的药物量很少。

五、常用的药代动力学参数

血药浓度是指药物吸收后在血浆内的总浓度,包括与血浆蛋白结合的药物或在血浆游离的药物,有时也可泛指药物在全血中的浓度。一些药物因为个体差异或者药物治疗窗过窄,需要监测血药浓度来评估治疗效果和预防不良反应的发生。如地高辛,$0.5 \sim 2.0$ ng/ml 为其有效的血药浓度,如果抽血检测结果小于 0.5 ng/ml,则可能不能充分发挥治疗效果;如果大于 2.0 ng/ml,则容易出现药物中毒的症状。

药物的达峰时间是指在给药后人体血浆药物浓度曲线达到最高浓度(峰浓度)所需的时间,常以符号 T_{max} 表示,单位为小时或分钟。药物作用的强度与药物在血浆中的浓度成正比,同时药物在血浆中的浓度也随时间变化。达峰时间短,表示药物吸收快、起效迅速;而达峰时间长,则表示药物吸收和起效较慢。例如,降糖药物格列喹酮口服后在 $2 \sim 3$ 小时达到血药浓度峰值。

半衰期是指药物在血浆中最高浓度降低一半所需的时间,一般用 $T_{1/2}$ 表示。它反映了药物在体内消除(排泄、生物转化及储存等)的速度,表示药物在体内的时间与血药浓度之间的关系。根据不同药物的半衰期可以确定适当的给药间隔(或每日的给药次数),以维持有效的血药浓度,避免蓄积中毒。例如,卡托普利的半衰期小于 3 小时,一天给药 $2 \sim 3$ 次。

生物利用度是指药物经血管外途径给药后吸收进入全身血液循环的相对量。药物性质和剂型等因素都可以影响生物利用度。例如,阿奇霉素片生物利用度约为 37%,表明与静脉给药相比,口服吸收的比率约为 37%。

第三节 药物效应动力学

药物效应动力学是指药物对机体的作用,包括药物的治疗作用(如缓解疼痛或降低血压)以及不良反应(如咳嗽或水肿),也包括药物作用部位和作用机制。药物疗效有许多影响因素,如年龄、遗传和合并疾病等。

一、药物与受体

大多数药物经口服、注射、吸入或皮肤给药吸收后,进入全身血液循环系统。有些药物直接作用于靶器官,如滴眼剂直接到达眼部。药物到达作用靶点后,会对细胞或组织产生药效。有些药物选择性相对较差,会对许多组织或器官产生影响。例如,阿托品临床常用于解除消化道平滑肌痉挛,但它同样会松弛眼部和呼吸道平滑肌。有些药物选择性较好。例如,非甾体抗炎药塞来昔布可直接作用于炎症部位,发挥治疗作用。有些药物具有高度选择性,仅作用于单一系统或器官。例如,治疗心力衰竭的药物地高辛可作用于心脏,提高心脏泵血功能;安眠药主要作用于脑部某些神经细胞。

如何识别药物的作用部位,关键在于药物如何与细胞和其他物质发生反应。药物在体内的选择性主要体现在药物与受体结合的选择性上。

受体是有特异三维结构的分子。细胞表面有不同类型的受体,它可与某些物质特异性结合,就如同一把钥匙只能开一把锁。受体能与细胞外的物质(内源性物质)如神经递质和激素作用,影响细胞活动。这些影响可刺激或抑制细胞内生理过程。药物就是模仿这些内源性物质作用于受体的方式而发挥药效的。例如,内啡肽是由人体产生的一种内源性物质,与内啡肽受体结合后可控制疼痛。吗啡或其他镇痛药物同样可与内啡肽受体结合,发挥止痛作用。一些药物只能和一种受体结合发挥作用,但也有一些药物如万能钥匙,可以和体内多种不同受体结合发挥作用。药物与细胞表面受体结合的数量和程度即亲和力,可影响药物作用。一旦药物与相应受体结合,就根据内在活性发挥药效。药物的作用随亲和力和内在活性的不同而变化。

根据药物对受体作用的不同,可将药物分为激动剂和拮抗剂。激动剂可激活或刺激受体,使细胞生理功能增强或减弱。拮抗剂阻断内源性激动剂(通常为神经递质)与受体结合的过程,从而阻断或减弱细胞对内源性激动剂的反应。激动剂须同时具有较强的亲和力和内在活性,即激动剂须和受体有效结合,且使药物—受体复合物能够在靶部位产生药效。与之相反,拮抗剂同样须和受体有效结合,但拮抗剂本身几乎没有甚至不具备内在活性,即拮抗剂通过阻断其他激动剂或内源性物质与受体的结合而发挥作用。

激动剂与拮抗剂根据其作用的受体不同，可同时用于治疗一种疾病，如沙丁胺醇和异丙托溴铵。沙丁胺醇是肾上腺素能受体激动剂，通过松弛支气管平滑肌，舒张气道。异丙托溴铵是胆碱能受体拮抗剂，通过阻断神经递质乙酰胆碱与胆碱能受体的结合，阻断乙酰胆碱收缩支气管平滑肌细胞和气道的作用。两种药物通过不同机制都起到舒张气道、帮助患者呼吸的作用。

β受体阻滞剂一类广泛使用的拮抗剂，主要用于治疗高血压、心绞痛等，它可阻断或降低肾上腺素和去甲肾上腺素对心脏的刺激作用。而肾上腺素和去甲肾上腺素是在紧张时释放出的内源性激动剂。当体内局部β受体激动剂浓度过高时，拮抗剂如β受体阻滞剂最有效。紧张时激素大量释放，此时β受体阻滞剂能更好地保护心脏不受过度刺激。

二、药物与酶

一些药物作用于酶而不是受体。酶是一类调节化学反应速率的物质。根据药物对酶的作用，可以将药物分为抑制剂和诱导剂。例如，羟甲基戊二酰辅酶A对体内胆固醇的产生起决定性作用，他汀类药物通过抑制该酶来发挥治疗作用。但有时药物与酶的作用可能会产生其他的影响。例如，抗菌药物利福平可以诱导肝脏细胞色素P450酶，进而影响药物代谢。如果患者同时服用避孕药和利福平，则避孕药很快被代谢为无活性产物并消除，导致避孕药无效。

三、药物与内源性物质

除了上述两种常见的药物作用方式之外，还有少数一些药物通过补充内源性物质来发挥作用。例如，一些激素类药物可用于内源性激素分泌不足时的替代治疗，如胰岛素、甲状腺激素、雌激素或可的松。

学习提示

药物是如何发挥治疗效果的?

一些药物作用于受体，通过激动和抑制受体发挥治疗效果。一些药物作用于酶，通过抑制或者诱导酶来发挥治疗效果。还有一些药物是通过补充内源性物质来发挥治疗作用的。

四、药物作用的其他特点

药物只能影响现有的生理功能，但并不会改变这些生理功能的基本属性或创造出新的功能。例如，药物可加快或减慢生化反应引起的肌肉收缩、肾细胞调节体内水钠潴留或排泄、腺体分泌（如黏液、胃酸或胰岛素）和神经信号传导。但药物不能修复机体已发生的结构和功能损伤，这也是目前药物治疗关节炎等组织损伤和老年痴呆等退行性疾病的局限性。

药物与受体或酶之间的作用有可逆和不可逆之分。一些药物作用一段时间后，可脱离受体或酶，受体或酶即恢复其正常功能。另一些药物的作用则是不可逆的，会一直持续到机体生成新的酶。例如，用于治疗胃食管返流和溃疡的药物奥美拉唑，不可逆地抑制参与胃酸分泌的酶。

药效可以从效价和效能两个方面评价。效价是指作用强度，即药物产生相同止痛或降压效果所需的剂量。例如，5 mg 药物 A 的止痛效果与 10 mg 药物 B 相同，那么药物 A 的效价就是药物 B 的两倍。效能是指有效性，即药物所能产生的最大治疗效应。例如，同样是利尿药，呋塞米从尿液排出的钠和水要多于氢氯噻嗪，因此相对于氢氯噻嗪，呋塞米有更高的效能。然而高效价和高效能并不一定意味着药物更优。医生在判断一个药物对患者的相对优劣时，还会综合考虑多方面因素，如不良反应、潜在毒性、药效持续时间、药品价格等。

第四节　药物相互作用

药物相互作用按照来源不同可以分为药物—药物相互作用、药物—食物相互作用和药物—疾病相互作用。处方药和非处方药均会产生相互作用。

一、药物—药物相互作用

药物—药物相互作用是指两种或两种以上的药物一起使用或先后序贯使用时所引起的药物作用和效应的变化。这种相互作用是双向的，既可能产生对患者有益的结果，使疗效协同或毒性降低；也可能产生对患者有害的结果。这种相互作用有发生在体内的药动学、药效学方面的作用，也有发生在体外的相互作用，如引起理化反应，使药品出现浑浊、沉淀、变色和活性降低，也称为药物的配伍禁忌。

在药物代谢动力学方面，药物—药物相互作用可能会影响吸收、分布、代谢和排泄的过程。例如，在吸收方面，颠茄可以延缓胃排空，从而增加与其合用的药物的吸收；相反，甲氧氯普胺可以增加肠蠕动，减少药物在肠道中的滞留时间，从而减少与其合用的药物的吸收。在分布方面，水合氯醛等具有较强的血浆蛋白结合力的药物与口服磺酰脲类降糖药、抗凝血药、抗肿瘤药等合用，会使后三种药物的游离型药物增加，血浆药物浓度升高。在代谢方面，合用肝药酶诱导剂或抑制剂会影响其他药物的代谢。例如，苯巴比妥可提高肝药酶活性，加快抗凝药华法林的代谢，同时服用可降低后者的疗效。相反，红霉素和环丙沙星可降低酶的活性，升高华法林的血药浓度，进而使患者容易发生出血。在排泄方面，丙磺舒或者磺胺药可减少青霉素自肾小管的排泄，使青霉素的血药浓度增高，因此毒性可能增加。

在药效学方面，两种作用相反的药物会相互影响，从而降低这两种药物的效果。例如，非甾体抗炎药中的布洛芬可引起水钠潴留，利尿药如氢氯噻嗪可除去体内多余的水和盐。如患者同时服用这两种药，非甾体抗炎药可降低利尿药的疗效。某些治疗高血压和心脏病的 β 受体阻滞剂可拮抗治疗哮喘的 β 肾上腺素受体激动剂的作用。这两类药物均作用于相同的细胞受体。但一种阻滞该受体，另一种激动该受体。

药物的配伍禁忌主要发生在静脉注射用溶液的配制过程中，不适宜的两种药物配制于同一输液袋中可能出现药液的浑浊、沉淀、变色和活性降低等变化。例如，维生素B_6和地塞米松在同一溶液中配制时可产生浑浊或沉淀。

重复用药也是患者常出现的药物—药物相互作用问题。同时服用两种作用相同的药物时，药品不良反应发生的可能性会增加。重复用药的发生可能是因为患者无意间同时服用了两种含相同活性成分的药物。例如，许多强效镇痛的处方药中通常包含一种阿片类药物和对乙酰氨基酚，不清楚药品成分的患者使用此药同时还可能加用非处方药对乙酰氨基酚进一步缓解疼痛，那么就可能因剂量过大而导致不良反应。出现这种情况的原因往往是复方制剂或者使用药品的商品名看上去不同，但实际含有相同的成分。当患者自行购买非处方药时就会因为不了解药品成分而重复用药。因此明确药物成分非常重要。患者应仔细查看每种新药的药物成分，以避免重复用药。

重复用药问题也可出现在作用相似的两种药物中。当患者在多个医院或科室就诊时，看病医生不知道其他医生为患者所开的药物，可能无意中又开了相似的药物。例如，当两位医生同时处方催眠药或一位医生开催眠药、另外一位医生开抗焦虑药时，患者同时服用就可能导致过度镇静。因此患者应告知医生其正在使用的所有药物，以降低重复用药的风险。患者最好随身携带目前的用药清单并告知医生。同时，患者也不应在未经医生或药师同意的情况下服用之前的处方药物，因为之前的药物可能与现在正在使用的药物重复或引起其他相互作用。正是由于药物—药物相互作用是普遍存在的问题，医生和药师在处方和发药时，会利用说明书、参考书、合理用药软件等来审核用药医嘱和处方，以确定是否存在相互作用。对于患者和家属而言，下列方法也有助于降低药物—药物相互作用的风险：

（1）服用一种新的药物（包括处方药、非处方药、中药）前应咨询医生和药师。

（2）随时携带正在服用药物的清单，定期咨询医生或药师。

（3）将所有疾病列表，定期咨询医生。

（4）尽可能了解处方上所有药物的适应证和药理作用、不良反应。

（5）遵医嘱服药，了解服药方式、时间以及是否与其他药物同时服用。

（6）告知医生正在使用的处方药和非处方药及出现的不良反应，尤其是当就诊于多个科室或医生时。

（7）告知医生或药师在用药后出现的任何与药物作用有关的症状。

知识链接

关于患者如何避免药物相互作用的建议

举例：许多含有伪麻黄碱的感冒药说明书上都明确警告禁止同时使用单胺氧化酶抑制剂（用于治疗抑郁），即使是单胺氧化酶抑制剂停用后的两周内都不行。但大多数患者根本不知道他们正在服用的抗抑郁药就是一种单胺氧化酶抑制剂。所以即便说明书被患者认真阅读了，也没有发挥提示的作用。

因此最好的避免药物相互作用的办法就是咨询药师。最好将最近正在服用的药物都告诉药师，包括处方药和非处方药。

二、药物—食物相互作用

饮酒会对药物疗效产生影响。酒的主要成分为乙醇，饮用后人体先是兴奋，随后出现中枢神经抑制及血管扩张，刺激或抑制肝药酶。药物与酒精的相互作用结果主要体现在降低药效和增加不良反应发生的概率。例如，服用抗癫痫药物苯妥英钠期间，饮酒会加速药物代谢速度，使药效减弱，癫痫发作不容易被控制。乙醇在体内经乙醇脱氢酶的作用代谢为乙醛，有些药物可抑制该酶的活性，干扰乙醇的代谢，使血液中乙醇的浓度增高，出现双硫仑样反应，表现为面部潮红、头痛、眩晕、恶心等症状。甲硝唑和一些头孢类抗生素均存在类似问题。因此在服药前后，注意避免饮酒。

茶叶中含有大量的鞣酸、咖啡因、儿茶酚等，可以与药物产生相互作用。其中，鞣酸能与药物中的多种金属离子如钙、铁、铋等结合而产生沉淀，影响药物吸收。鞣酸还能与胃蛋白酶、胰酶的蛋白结合，使酶失去活性，减弱辅助消化药物的疗效。鞣酸还可以与四环素、大环内酯类抗生素结合，影响抗菌治疗效果。因此，在服药期间不要饮用浓茶。

吸烟本身就对身体健康有害，还会影响药物的药效。烟草中大量的多环芳香烃类药物是肝脏细胞色素 P450 酶的诱导剂，可增加该酶的活性，加快对药物的代谢速度，从而影响一些药物的药代动力学，进而影响药效。同时吸烟还会使人对镇痛药和镇静催眠药的敏感性降低，药效变差，往往需要加大剂量才可以维持治疗效果。对于吸烟的人群来说，服药时尤其要注意吸烟对药效的影响，特别是在服用麻醉药、镇痛药、镇静药、解热镇痛药和催眠药的时候，最好不要吸烟。

葡萄柚汁可以影响细胞色素 P450 酶的代谢，同时还可以抑制酶的活性。因此它与很多经这个酶代谢的药物会产生相互作用，如硝苯地平、辛伐他汀、环孢素等。

三、药物—疾病相互作用

药物可以治疗一种疾病，但也可能会加重另外一种疾病。例如，治疗心脏病和高血压的 β 受体阻滞剂可加重哮喘，还会使糖尿病患者无法识别出严重的低血糖。用于治疗感冒的药物可加重青光眼。因此患者应在医生处方一种新的药物前告知医生所有疾病情况，尤其是糖尿病、高血压、低血压、溃疡、青光眼、前列腺肥大、尿失禁和失眠等疾病。尽管药物—疾病相互作用可能在任何年龄段出现，但常出现于有多种疾病的老年人。

患有肝脏或肾脏疾病的人，他们的药物相互作用也会发生变化。大多数药物是经过肝脏内的酶分解的，之后经过肝脏或者肾脏清除，从尿液排出。如果肝脏或肾脏功能不正常，有毒物质就会在血液中蓄积，增加了发生不良反应的风险，因此需要调整剂量。

耐药性也是药物—疾病相互作用中很重要的内容。耐药性是指反复用药后，微生物、肿瘤或者机体逐渐适应药物，从而对药物的敏感性下降或消失。细菌耐药性是人们十分关注的一类耐药性问题，它是指细菌不能被常用的有效抗生素杀灭或抑制。为预防耐药性，医生会尽可能只在必要时才使用有针对性的抗生素，并且使用一个完整疗程。例如，受到感冒病毒感染时应不使用抗生素。治疗某些严重感染如结核，医生会同时给予两种或两种以上药物，这是因为细胞同时对两种药物产生抗药的可能性比较小。一旦出现耐药性，医生会选择增加给药剂量或换用另一种药物。但在结核治疗中一种药物治疗一段时间后换用另一种药物可能导致多药耐药出现，这将是特别严重的问题。

肿瘤细胞也可对化疗药物产生抗药性。不论是否接触药物，生长的细胞均可发生突变而产生耐药性。多数突变使细胞结构或生化过程发生有害的变化。其中有些突变可改变影响药效的细胞，从而降低药效。一般而言，突变非常罕见，正常情况下仅有少量细胞突变，但如果药物杀灭所有或大多数正常细胞，那么存活的细胞就可能是抗药的。如果快速停药或用药方法不适宜，机体自身免疫系统不能杀死耐药细胞，就会导致耐药细胞复制并将耐药性传递给后代细胞。

除了细菌、肿瘤细胞，机体也会产生耐药性。患者长期使用吗啡或酒精时，为达到相同疗效，需不断增大剂量。常见的原因包括参与代谢的肝药酶活性增加，导致药物代谢速度加快、细胞受体和药物结合强度下降。

思考题

一、单选题

1. 下列关于药物体内过程的描述错误的是（　　）。

A. 所有的药物都是吸收入血发挥作用

B. 多数药物吸收后并不是均衡地分布至全身

C. 大多数药物须经肝脏代谢

D. 所有的药物最终都会被排出体外

2. 苯巴比妥与华法林的相互作用体现在（　　）过程。

A. 吸收　　　　　B. 分布　　　　　　C. 代谢　　　　　D. 排泄

3. 下列用药发挥局部治疗作用的是（　　）。

A. 口服华法林　B. 静脉滴注头孢呋辛　C. 芬太尼透皮贴剂　D. 氯霉素滴眼液

4. 服用对乙酰氨基酚可以缓解疼痛或发热属于（　　）。

A. 治愈疾病　　　B. 延缓疾病进展　　　C. 缓解症状　　　　D. 预防疾病

5. 患者得了肿瘤之后使用化疗药物，其主要作用方式为（　　）。

A. 杀死入侵的微生物　　　　　　B. 杀死肿瘤细胞或阻止细胞复制

C. 改善体内激素水平　　　　　　D. 控制神经系统

6. 下列关于药物作用的描述正确的是（　　）。

A. 药物只有治疗作用

B. 一部分药物只有治疗作用，没有不良反应

C. 药物或者有治疗作用，或者有不良反应

D. 所有药物都可能有不良反应

7. 下列关于口服给药描述错误的是（　　）。

A. 口服给药最方便、安全和经济

B. 所有药物都经过消化道规律吸收，只是吸收多少不一样

C. 一般来说当口服给药不适用时，才会采取其他给药途径

D. 需要药物快速、精确或大剂量进入血液的时候，不适合通过口服给药

8. 下列关于舌下给药的描述错误的是（　　）。

A. 大多数药物都可以直接被舌下的毛细血管吸收

B. 硝酸甘油缓解心绞痛时采取舌下给药

C. 舌下给药可以避免消化道和肝脏的首过效应

D. 舌下给药吸收不规律也不完全

9. 下列关于药物的分布描述错误的是（　　　）。

A. 药物分布是指药物在血管和不同组织中的转运

B. 口服药物在肠道内被吸收后，在进入血液循环之前先经过肝脏

C. 药物分布到不同组织或器官的速度取决于药物跨膜转运的能力

D. 多数药物吸收后均衡地分布至全身

10. 沙丁胺醇用来治疗哮喘，属于发挥（　　　）作用。

A. 诱导剂　　　　B. 抑制剂　　　　　　C. 激动剂　　　　　　D. 拮抗剂

二、问答题

1. 药物在人体内是如何发挥治疗作用的？

2. 各举一例说明药物是如何治疗、预防疾病的。

3. 选择一个具体的药物，从药动学和药效学的角度说明其在人体中的过程以及如何发挥治疗作用的。

4. 选择一个具体的药物，阐述其他药物、食物、疾病与它的相互作用。

参考答案：

一、1. A　2. C　3. D　4. C　5. B　6. D　7. B　8. A　9. D　10. C

第四章 药物治疗的基本过程

学习目标

掌握：老年人获得药物的途径以及哪些途径是安全可靠的，药品包装上重要信息（如有效期的各种表达）的辨识，老年患者遴选药物时应考虑的重要因素（如健康状况、合并症、合并用药等）。

熟悉：影响老年人药物疗效的因素。

了解：生活方式对药物疗效的影响（如饮酒等）。

导 言

本章运用药学相关学科（如药理学、临床药理学、生物药剂学等）的基础知识，针对老年性疾病的发生、发展，依据患者的病理生理、心理及遗传特征，探讨与合理用药相关的内容。随年龄的增长，许多疾病的发生率呈上升趋势。家庭护理和保健均涉及大量药品的应用。老年人生活方式的改变会影响用药方式，为此，多发性疾病、营养等一系列问题使药物治疗难度增加，故在明确影响老年人药物治疗因素的前提下，制订合理给药方案是老年性疾病治疗的重要环节。

第一节 药品的获得途径

药品的获得主要有以下几个途径：

（1）在医院就诊后，凭医生开具的处方在医院药房获取；

（2）在医院就诊后，凭医生开具的处方在药店购买；

（3）未在医院就诊，自行在药店购买；

（4）来自他人赠予，如子女从国外带回。

一、在医院就诊后，凭医生开具的处方在医院药房获取

患者在医院挂号、就诊，医生根据病情开具处方，药房药师调配并交代相关注意事项后，将药发到患者手中。这是多数患者获得药品的途径。此途径的安全和可靠程度最高。

患者需要注意：

（1）拿到药品后仔细核对处方上的药品名称、规格与数量是否与手中药品相符。

（2）需明确药品的用法，包括给药途径（外用、内服、注射等）、用量。对服用过的药品，注意用量有无改变。

（3）若正在服用处方以外的其他药物，请告知药师，并咨询有无相互作用。

二、在医院就诊后，凭医生开具的处方在药店购买

此种情况常由于医院药房无该药品，但治疗需要。

患者需要注意：

（1）请前往正规药店购买。

（2）请严格按照医生处方的规格、数量购买，不可擅自加量，如遇规格与处方不同，请咨询药师需购买的数量及服用量，建议在药品包装或处方上标明。

（3）若成分相同，但有多个厂家的产品，请选择规模较大的正规药厂的产品（可咨询药店药师），不可一味购买价格最低的品种。

（4）不可擅自或听从营销人员购买处方外的其他药品，若需要，请咨询医生。

三、未在医院就诊，自行在药店购买

不推荐患者未到医院就诊，自行前往药店购药。因同样的症状可能源自不同的病因（如发烧、疼痛），倘若仅以消除症状为目的购药，则有可能掩盖病情，贻误治疗时机。建议尽可能去医院就诊，若不知病情归属哪个科室，可咨询挂号处的人员。若所需药品为医生曾经开具的、自己熟知的长期服用品种，但已经用完，又不得停药的，购买时最好向药店药师出具处方或病历本，以确保购买的品种和规格。

四、来自他人赠予，如子女从国外带回

此种情况需注意以下几方面：

（1）明确此种药品是治疗用药还是保健品，若是前者，请仔细阅读说明书（或请

专业人员予以讲解），尤其是适应证里的相关内容，并判断是否为自己所需，不建议擅自服用；若是保健品，请关注所含成分、用途及服用方法。

（2）保健品不可擅自加量服用（如维生素类，过量服用亦可产生不良反应），且需注意和正在服用的药品有无相互作用或共同成分。

（3）请关注品种的有效期或失效期。

药品有效期或失效期表达方式不同，国产药与进口药亦不同，后者常用到英文缩写，需格外注意。

（4）请关注药品贮存条件，在带回的过程中是否按说明书中规定的条件贮存。例如，需冷藏的药品长时间经历过高温度，药效可能降低或消失。

知识链接

药品有效期的识别

1. 国产药品按年－月－日排序，一般表达可用有效期至某年某月，或用数字指明该药有效期为该月最后一天。如有效期至"2014年7月"，指该药可用至2014年7月31日；如标明失效期"2014年10月"，指该药可用至2014年9月30日。

2. 进口药品常以 Expiry Date（截止日期）表示失效期，或以 Use Before（在……之前使用）表示有效。各国药品有效期的标注不完全相同，有时难以辨别。为避免造成差错，应了解不同的写法，并注意识别。

美国：按月－日－年顺序排列，如9/10/2012或Sep. 10th 2012，即指2012年9月10日。

欧洲国家：按日－月－年顺序排列，如10/9/2012或10th Sep. 2012，即指2012年9月10日。

日本：按年－月－日排列，如2012－9－10，即指2012年9月10日。

在标明有效期的同时，一般还标明生产日期，因此可以按照生产日期来推算有效期。

值得注意的是，药品的有效期不是绝对的，而是有条件限制的，这就是药品的标签及说明书中所指明的贮存方法。如果贮存方法发生了改变，药品的有效期就只能作为参考，而不是一个确定的保质时间了。一旦药品从原包装内分出、开始使用后，如拆开盒子、打开瓶盖等，则不再适合长期保存，应及时使用。

第二节　药物治疗方案的制订

一、治疗药物的选择

（一）老年人的病理生理特殊性

随着年龄的增长，老年人的器官功能日益退化，影响药物的吸收、代谢及排泄。如应用经肝脏代谢、肾脏排泄的药物，应关注其肝肾功能，以避免因代谢、排泄障碍导致的血药浓度过高和药效持续时间过长引发不良反应。

老年人常同时患有多种疾病，包括慢性病，需长期治疗，因此用药种类多，药物相互作用及不良反应发生率较年轻人高。

（二）药物选择的原则

（1）明确用药指征，在不影响疗效的前提下尽量减少药物种类，避免使用老年人禁忌或慎用的药物，不可滥用抗衰老药或滋补药。中西药需要同用时，应咨询医生或药师，注意饮食对药物的影响。

（2）选择适宜的药物剂型，简化用药方案。除吞咽困难或重症患者采用注射给药途径外，一般均采用口服给药。当片剂及胶囊不易吞服时，应选择颗粒剂、口服液或喷雾剂。

（3）选择依从性高的品种。老年人自身的生理及心理、智力特征是影响其服药依从性的重要因素，故选择药品时建议选择长效品种，以减少服药次数；用药方案力求简洁，统一服药时间。

（4）遵从受益原则。选择的品种，其益处应大于风险。应考虑既往疾病及器官功能。若可能，某些症状可尝试用非药物方法治疗，如改善生活方式等。

二、给药方案的制订

基于老年人的病理生理及药动学、药效学特征，要在合理选择药物的前提下制订给药方案，以提高疗效，尽可能减少不良反应。

1. 给药剂量的确定

遵从小剂量原则。老年人除维生素、微量元素和消化酶类等药物可以应用成年人剂量外，其他大部分药物用量低于成年人剂量。《中国药典》规定老年人用药量为成年人的四分之三；起始剂量为成人的四分之一至三分之一，此后根据临床反应调整至满意疗效且不良反应可耐受为止。如肝素、华法林、阿米替林、地高辛等。

2. 个体化给药

医生主要依据患者的肝肾功能调整用药量。例如，服用其原型或代谢物经肾脏排泄的药物时，需根据其肾清除率调整用药量。

3. 给药时间选择

医生主要根据药物作用时间及相关疾病的特征选择给药时间。如抗高血压药宜在早晨服用；降糖药格列齐特、格列喹酮宜在餐前半小时服用；二甲双胍、阿卡波糖于餐中服用；糖皮质激素于清晨服用；抗酸药于餐前服用等。

4. 合理设计疗程及停药时间

某些病症需给予足够疗程以防止复发并巩固疗效，如抗结核治疗、丙硫氧嘧啶治疗甲亢、糖皮质激素治疗免疫性肾病及抗感染治疗等。病情好转，某些药物不可骤然停药，需逐渐减量以免出现停药反应，如 β 受体阻滞剂、糖皮质激素等。某些药物起效时间长，如抗抑郁药，不可在短时间内认为药物无效而随意停药或更换品种。

5. 注意药物相互作用

应警惕老年人常用的几类药物的常见相互作用，多种药物联用时更应注意。常见有药物代谢酶被抑制或诱导而产生的代谢相互作用，如西咪替丁可抑制苯妥英钠的代谢，使后者血药浓度升高。此外尚有强心苷与排钾利尿剂合用可因低血钾而增加心脏毒性等。老年人对口服抗凝药敏感，与抗血小板药合用则增加出血风险。呋塞米与氨基糖苷类合用可加重后者的听毒性。

三、治疗药物监测

治疗药物监测（Therapeutic Drug Monitoring，TDM）是在药代动力学原理的指导下，应用现代化的分析技术，测定血液中或其他体液中的药物浓度，用于药物治疗的指导与评价。随着临床药物治疗学和实验室检测技术的创新和发展，在临床治疗中，倡导合理用药、个体化用药，减少药品不良反应，提高患者生活质量，已成为医生和患者共同追求的目标。但是，合理用药和个体化用药的依据是什么？是依据药品说明书上的适应证和标准剂量吗？即便是依据药品说明书上的适应证和标准剂量用药，也只能说在适应证方面是合理的，但对于患者个体未必合理。虽然某一病症在不同个体表现相近，可用某种药物治疗，但是不同的人对药物的耐受和反应千差万别。简单地说，治疗药物监测就是为了找到最适的剂量，使药物在人体内既有效又安全。

知识链接

治疗药物监测

治疗药物监测是20世纪中后期为临床合理用药而发展起来的临床药学专业技术，是当前临床医学中发展最快的领域之一。它以临床药代动力学为指导，通过运用各种灵敏的现代分析检测手段，定量分析生物样品（特别是患者用药后的血液或其他体液）中药物及代谢产物的浓度，应用计算机拟合各种数学模型，确定有效及毒性血药浓度范围，制订或调整给药方案，达到最佳疗效，减少不良反应。国家卫生和计划生育委员会规定，三级医院应开展治疗药物监测服务。

下列情况通常需要进行治疗药物监测：

（1）药物的有效血浓度范围狭窄。此类药物多为治疗指数小的药物，如强心苷类，它们的有效剂量与中毒剂量接近，需要根据药代动力学原理和患者的具体情况仔细设计和调整给药方案，密切观察临床反应。

（2）同一剂量可能出现较大的血药浓度差异的药物，如三环类抗抑郁药。

（3）具有非线性药代动力学特性的药物，如苯妥英钠、茶碱、水杨酸等。

（4）肝肾功能不全或衰竭的患者使用主要经过肝代谢消除（利多卡因、茶碱等）或肾排泄（氨基糖苷类抗生素等）的药物，以及胃肠道功能不良的患者口服某些药物时。

（5）怀疑患者药物中毒，尤其是有的药物的中毒症状与剂量不足的症状类似，而临床又不能明确辨别时。如用普鲁卡因胺治疗心律失常时，普鲁卡因胺过量也会引起心律失常；苯妥英钠中毒引起的抽搐与癫痫发作不易区别。

（6）合并用药产生相互作用而影响疗效时。

（7）药代动力学的个体差异很大，特别是遗传造成药物代谢速率存在明显差异的情况，如普鲁卡因胺的乙酰化代谢。

（8）常规剂量下出现毒性反应、诊断和处理过量中毒，以及为医疗事故提供法律依据时。

（9）当病人的血浆蛋白含量低时，需要测定血中游离药物的浓度，如苯妥英钠。

举例1：药物的不良反应常与血药浓度密切相关。治疗癫痫常用卡马西平，但卡马西平中毒可加重惊厥。当小儿的卡马西平血药浓度 >25 μg/ml 时，患儿可出现昏迷、惊厥。血药浓度在 15~25 μg/ml 时，患儿可能出现幻觉、烦躁。血液浓度在 11~15 μg/ml 时，患儿可能出现昏睡等。如果用卡马西平治疗癫痫的患儿出现昏迷时，及时进行治疗药物监测并对症处理，可显著降低意外事故的发生率。

举例2：地高辛用于治疗各种急、慢性心功能不全以及室上性心动过速、心房颤动和扑动等。该药治疗指数低，安全范围窄，药动学及药效学个体差异明显，常规剂量用药或可致中毒，或达不到疗效，治疗浓度与中毒浓度之间存在重叠现象。因此，用药期间须监测患者地高辛血药浓度，使其维持在 0.8 ~ 2.0 ng/ml。地高辛中毒的临床症状为恶心、呕吐等消化系统反应，严重者可导致心脏毒性。地高辛约 80% 以原形通过肾脏排泄。老年患者对药物的清除能力下降，易导致药物蓄积而诱发毒性反应。50% 的地高辛与骨骼肌中的受体结合，而老年患者肌肉组织相对减少，地高辛与受体结合减少而在外周血液中浓度升高。此外，老年患者用药依从性较差，不能严格按照医嘱正确用药，是导致地高辛中毒的潜在危险因素。

四、给药方案的调整

随着年龄的增长，与年龄相关的生理改变可能引起机体维持内稳态的能力下降，使老年人对应激做出反应的能力下降。为了应对应激等变化，需要动用大量储存能量。心血管、中枢神经系统受到的影响最大。机体功能受损会导致代偿能力下降，相对较弱的应激可能导致严重的疾病甚至死亡。

老年人的很多器官系统随年龄增长，功能逐渐降低，而药物的因素相对固定，所以机体在药效学和药动学方面发生改变，一般表现为老年人对药物的反应性逐渐增强，不良反应发生率增高，故应根据老年人的上述变化调整给药方案。

1. 基于病理生理改变而进行的给药方案调整

（1）老年人对很多药物的敏感性增高，如老年人对体温耐受力明显降低，对镇静催眠药更敏感，应根据其自身反应调整给药量；老年人对抗凝血药如华法林、肝素及溶栓治疗用药反应性增强，应密切关注不良反应，调整给药量。

（2）老年人对某些药物敏感性减弱，如 β - 受体阻滞剂，同时扩血管治疗中常见的反射性心动过速在老年人中并不常见。钙拮抗剂在老年人中可同时出现反应性增强或减弱现象。由于单胺氧化酶或许增强，多巴胺受体密度减少，去甲肾上腺素受体敏感性降低，故对三环类抗抑郁药反应减弱。

（3）老年人的肝肾功能逐渐减退，对可损伤肝肾的药物耐受能力降低，应慎用。老年人除生理功能逐渐衰退外，多伴有不同程度的老年性疾病，对作用于中枢神经系统、心血管系统的药物比较敏感，需特别注意。

2. 基于药效学改变而进行的给药方案调整

随着时间的推移，老年人脏器功能改变可导致药物代谢动力学变化，其中最重要的是肾功能下降。

（1）药物吸收。对口服药而言，老年人胃肠道生理变化如胃液酸度改变、消化道蠕动减慢、胃排空速度降低等，可影响药物吸收。通过被动扩散吸收的药物，老年人的生理改变对其生物利用的影响小；通过主动转运吸收的药物的生物利用在老年人中可能降低；老年人首过效应减弱，导致普萘洛尔、吗啡的血药浓度增高，饮用葡萄汁可使药效增强。老年人局部循环较差，通过皮下、肌内注射等途径给药，药物吸收较年轻人慢。如利多卡因，对危重患者，宜静脉滴注给药，不宜肌注；治疗指数低的地高辛，静脉注射不安全，较少静脉给药。

（2）药物分布。药物分布主要依赖于血流、血浆蛋白结合率等，这些因素可随年龄发生改变。

因老年人体内水分减少，脂溶性药物在老年人体内更易分布到周围脂肪组织，亲脂性药物易蓄积，如地西泮。亲水性药物如庆大霉素、地高辛、苯妥英钠等易出现血药浓度增高而引起中毒，应注意调整剂量。血浆蛋白（可理解为运载药物的交通工具，它暂时"控制"了药物，使其不能发挥药效）的减少导致血浆蛋白结合率高的药物的游离形式（被解除"控制"的、能发挥药效的形式）浓度增高，作用增强，应警惕，如磺胺类、华法林、苯妥英钠等。故老年人用上述药物时应调整药量和给药频率。

（3）药物代谢。药物代谢主要在肝脏进行。老年人肝脏功能的改变将影响药物的生物转化。如地西泮、吡罗昔康、奎尼丁等药物，半衰期延长。伴随肝合成蛋白质的能力降低，肝药酶（使药物代谢失活或转化的物质）活性数量降低，使药物代谢减慢，故应减少药量，如三环类药物、利多卡因、洋地黄类药物等。因老年人首过效应降低，某些口服药若按常规剂量给予将使血药浓度过高而增加不良反应。

（4）药物排泄。肾脏是药物排泄的重要器官。随年龄增长，老年人肾血流量逐渐减少，导致从肾脏排泄的药物减少，使药物在体内蓄积，如氨基糖苷类、金刚烷胺、阿替洛尔、卡托普利、地高辛、万古霉素等，应注意监测血药浓度并调整剂量。

第三节　影响老年人药物疗效的因素

一、病理生理状态

随年龄增长，老年人的各个系统如中枢神经系统、心血管系统、呼吸系统、消化系统、内分泌系统、泌尿系统等，可发生一系列生理改变。此外皮肤及五官、代谢也会发生改变。

（一）中枢神经系统改变

人类的神经系统自成熟期以后，其生理功能便开始逐渐衰退，进入老年后衰退速度明显加快，脑质量降低，痛觉、触觉敏感性下降，平衡能力下降，脑功能如认知能力、记忆力及睡眠质量均下降。

1. 结构改变

40 岁以后，脑容量及脑质量以每十年百分之五的速度下降，70 岁以后下降得更快。神经递质如多巴胺和胆碱能系统逐渐退化。

2. 功能改变

功能改变主要表现为记忆力减退。运动功能改变表现为精细动作变慢、步态不稳、肌力对称性减退等。内脏感觉常减退，疼痛阈值升高，反射功能改变。自主神经功能减退，如血压不稳定，易发生直立性低血压、少汗或多汗，对温度变化适应性差。

（二）心血管系统改变

1. 结构改变

心脏质量轻度增加，大动脉管腔扩大，管壁增厚，血管内皮下沉积物增多，并存在大量导致动脉粥样硬化的炎性因子等；静脉弹性降低，导致全身静脉血压降低，毛细血管弹性减退，组织供氧不足。

2. 功能改变

心脏储备能力降低，心脏舒张功能变化明显。由于心率下降，老年人大量运动后最大心输出量较年轻人下降。衰老心脏对洋地黄的收缩性反应下降。因窦房结老化，其自律性降低。大动脉缓冲作用降低，收缩压和脉压升高。神经内分泌功能的改变易导致直立性低血压等。

（三）呼吸系统改变

随年龄增长，机体肺功能逐渐下降，对缺氧及二氧化碳潴留的反应性下降及气道阻力增加。鼻道变宽且干燥，对气流的湿化作用减弱。各部位黏膜萎缩、肌力减退、软组织松弛，易发生睡眠呼吸暂停。腺体及弹力组织萎缩、纤维组织增加，使气道狭窄，易感染。肺泡数目减少、弹性纤维退化、肺泡扩张，易导致老年性肺气肿等症。胸廓顺应性降低，呼吸肌功能下降。

（四）消化系统改变

牙齿组织、唾液腺、食管括约肌、胃液成分、胃肠神经的退变，易导致口腔感染、口腔干燥、吞咽困难、胃肠反流及便秘等症。小肠绒毛数量改变、黏膜中的酶活性降低，导致消化不良。结肠分泌的润滑黏液减少和肌肉力量下降，导致排便困难。

（五）内分泌系统改变

内分泌系统改变主要表现为：激素产生减少、降解率降低及靶器官对激素的反应性降低；促性腺激素释放激素活性降低、生长激素释放激素减少、促肾上腺皮质激素释放激素增多；生长激素、血管升压素水平降低，更年期女性促卵泡素及促黄体素水平明显升高；甲状旁腺质量降低，活性维生素 D 合成受损，导致肠道吸收钙、磷能力下降；胰岛 β 细胞减少，胰岛增生能力下降，胰岛素分泌能力下降，血糖水平逐年增加，同时糖代谢改变尚与其他内分泌腺改变及生活方式有关；肾上腺发生退行性改变、腺体增生，有关激素水平改变，导致老年人比年轻人不易出现反射性心动过速；血清基础肾上腺素和去甲肾上腺素水平的升高，加剧了 2 型糖尿病和外周胰岛素抵抗的发生；肾上腺皮质功能逐渐增加，导致血清糖皮质激素和盐皮质激素水平较年轻人高，使老年人对抗应激的能力下降；性腺改变明显，男性血清睾酮水平下降，女性雌激素水平下降，促卵泡激素水平上升，促黄体激素改变不明显，导致血管收缩不稳定、心理症状、雌激素靶器官萎缩、骨质快速丢失及心血管病危险增加、尿失禁、睡眠障碍。绝经期快速骨流失与雌激素水平下降有关。

（六）泌尿系统改变

1. 结构改变

老年人肾脏体积逐渐缩小、质量减轻、皮质变薄、间质纤维化。功能性肾小球数目逐渐减少，出现肾小球硬化。肾小管数量减少，肾血管硬化，弹性下降。

2. 功能改变

老年人肾小球滤过率无明显下降，但有效肾血流量下降，因此肾滤过分数增加。肾血管阻力增加和肾灌注减少是衰老肾脏的标志。肾小管功能减退，表现为夜尿增多。肾脏分泌肾素减少，血管紧张素 Ⅱ 水平降低，1α-羟化酶活性下降。下尿路功能障碍降低了老年人的生活质量，常见症状包括尿失禁、良性前列腺增生伴膀胱下段梗阻、残余尿量增加、夜尿增加。

（七）皮肤及五官改变

皮肤弹性减弱、热量调节功能改变、敏感性降低、对紫外线辐射的防护功能降低及自我恢复功能下降。眼睑及泪腺的改变导致老年人泪溢症。角膜曲度、睫状体、晶状体改变，导致远视；玻璃体、视网膜改变，导致玻璃体混浊、视力下降等。耳蜗基底部改变，导致听力下降、耳鸣等。此外，随肌肉蛋白质水平下降，肌力减退，易疲劳，动作迟缓。

（八）代谢改变

（1）蛋白质合成代谢。蛋白质合成代谢降低，导致酶、激素水平下降，受体对激素敏感性降低，生理效应下降。

（2）糖代谢。糖耐量逐渐下降，故老年人易患糖尿病。

（3）脂代谢。血清脂蛋白水平变化，总胆固醇和低密度脂蛋白升高、排泄受损，脂肪合成酶活性增强，分解酶活性降低，导致脂肪积累增多。

（4）骨骼和矿物质代谢。女性围绝经期及绝经后期骨质明显丢失，致使骨折发生率增高。骨量下降是机体衰老的结果。肾功能下降、甲状旁腺素水平增加、血清活性维生素 D 水平下降等因素加速了骨丢失。

（5）能量代谢。老年人基础代谢率下降，活动减少，导致能量消耗逐渐减少。

（6）水盐代谢。肾功能改变导致体液分布改变，不能调控水的平衡，故老年人易发生脱水、水肿等。

（7）维生素代谢。与抗氧化相关的维生素 A、维生素 C、维生素 E 的需要量增加，体内抗氧化防御系统减弱，使老年人易患动脉粥样硬化、癌症、白内障等疾病。补充维生素 B 及叶酸可防止同型半胱氨酸增高，同时预防萎缩性胃炎。

二、药物因素

1. 药物的制剂因素

老年人用药容易产生不良反应。给老年人处方时，除调整剂量外，在选择药物剂型时也应从有利于老年人的健康方面着想。所有药物的研制，都会从生物利用度、经济成本等方面考虑，以确定某种剂型（例如，是选择口服剂还是注射剂，是选择普通剂型还是缓释、控释剂型等），发挥最佳药效。

对吞咽困难的老年患者，可选择液体制剂。为提高患者服药依从性，应尽可能选择服药次数少的缓、控释制剂。片剂若需要服用半片，应尽可能选择有划痕的剂型。

2. 药物间相互作用对药效的影响

老年人常同时患有多种疾病，多种药物联合使用应注意其相互作用。就诊时应向医生说明同时服用的药物。

3. 药动学相互作用对药效的影响

（1）酸碱度的影响。如抗酸药可增加弱酸性药物的解离，使其吸收减少；水杨酸类在酸性环境下吸收良好，若同服碳酸氢钠，前者吸收将有所减少。

（2）形成络合物。含二价或三价金属离子的化合物可与诸如四环素类药物形成络合物，使后者难以吸收。

（3）胃肠蠕动的影响。影响胃肠蠕动的药物可影响某些药物的吸收速度和程度。如促胃肠动力药可使药物很快到达小肠，药物起效快，但吸收不完全；抗胆碱药等减缓胃肠蠕动的药物则可使某些药物起效慢，但吸收完全。

（4）间接作用。如抗生素可抑制肠道菌群，从而减少维生素 K 的合成，增加口服抗凝血药的抗凝活性。

（5）竞争血浆蛋白结合的药物同服，将导致药物游离型比例改变，从而导致药效改变。如保泰松、水合氯醛使华法林的抗凝血作用增强。

（6）某些作用于心血管系统的药物能改变组织的血流量（如异丙肾上腺素），使某些药物（如利多卡因）的血药浓度发生改变。

（7）某些对肝药酶有诱导或抑制的药物将对其他药物的代谢产生作用，导致后者血药浓度发生变化，使药效改变或不良反应增加。

三、食物

有些食物可以改变药品的治疗效果。口服药物和食物一样，都要经过小肠吸收才能进入血液和淋巴液，然后通过血液循环运送到相应的组织和器官而发挥作用。在服药期间，搭配合理的食物，可促进药物的吸收，增强其疗效，减少或避免不良反应的发生。若食物搭配不当，则会降低疗效，甚至产生毒副作用。

1. 含有钙质的食物

牛奶、乳制品、钙质奶粉、黑木耳、蛋黄、黄豆、海带、田螺、芹菜等含有钙质的食物，可与甲状腺素、维生素 D、苯巴比妥、苯妥英钠同用，忌与铁制剂（如硫酸亚铁等）、四环素、红霉素、甲硝唑、西咪替丁同用。上述药物易与钙质食物形成络合物或不溶性物质，延缓或减少药物的吸收。

2. 酸性食物

例如，食醋、酸性水果、肉类、禽类、蛋类、白糖等酸性食物，宜与胃酶合剂、呋喃坦啶、四环素类、乌洛托品等合用，以增强其疗效；忌与磺胺类药物、碳酸氢钠（小苏打）、红霉素等合用，以免影响疗效，增强其副作用。

3. 富含叶酸和维生素 B_6 的食物

例如，绿叶蔬菜、猪肝、蛋黄、豆类等食物宜与避孕药合用。

4. 富含维生素 K 的食物

例如，豌豆、卷心菜、韭菜、菠菜以及动物的内脏，不宜与以抗维生素 K 为主要成分的抗凝剂合用，因为它们的作用正好相反。

5. 富含钾的食物

例如，干果、香蕉、葡萄、橘子、杏肉、土豆、西瓜、冬瓜等，宜与抗高血压药和排钾利尿药（氢氯噻嗪、呋喃丙氨酸等）同用。

6. 富含钠盐的食物

例如，腌肉、腌鱼、咸菜等高钠盐食物，忌与排钾利尿药和抗高血压药同用，以免影响药物的疗效。

7. 富含组氨酸的食物

富含组氨酸的食物有奶酪、猪肉、鱼等。组氨酸在肝脏组氨酸脱羧酶的作用下变为组织胺，组织胺又在乙胺氧化酶作用下生成醛。异烟肼（雷米封）能抑制乙胺氧化酶，使组织胺不能生成醛而在体内堆积，引起中毒。患者出现头痛、头昏、黏膜充血、皮肤潮红、心悸、面部麻木等症状。故富含组氨酸的食物忌与异烟肼同用。组织胺会妨碍过敏药物的作用，故忌与抗过敏药物（如扑尔敏等）同用。

8. 动物肝脏

例如，猪肝、鸡肝、鸭肝可使酶制剂变性而失去活性，故忌与多酶片、胃蛋白酶、胰酶、淀粉酶等消化酶类药物同用。

9. 富含纤维素的食物

例如，萝卜、土豆、地瓜、胡萝卜、黄瓜、青椒、西红柿、莴苣、豆类、海菜等，宜与驱虫药同用，其能增强肠蠕动，促使虫体随粪便排出。

10. 富含高蛋白的食物

例如，奶酪、脱脂奶粉、对虾、花生、大豆、葵花子、牛肉、鸡肉等，宜与激素类药物同用。这是因为激素类药物能促进蛋白质的分解，抑制蛋白质的合成。同时应限制进食糖类（如面包、淀粉、糖）、脂肪和盐，这样可以避免高血压、糖尿病、体重增加等副作用。

四、给药时间

同一剂量、同一规格、同一批号、同一厂家生产的同一种药物，在一天中的不同时间服用，其疗效和毒性可能相差几倍甚至几十倍。故应根据机体的昼夜节律对药物作用和体内过程的影响，选择合适的用药时机，以达到最小剂量、最佳疗效、最小毒性，提高病人用药效果。

人体的生理变化具有生物周期性，在生物钟的控制调节下，人体的基础代谢、体温变化、血糖含量、激素分泌等都具有节律性和峰谷值。机体的昼夜节律改变了药物在体内的药动学和药效学，致使药物的生物利用度、血药浓度、代谢和排泄等也有昼夜节律性变化。利用这些规律确定最佳给药时间，可提高药物疗效、减少不良反应。

（一）心血管系统药物的用药时间

1. 抗高血压药

人的血压在一天 24 小时中呈"两峰一谷"的状态波动，即 9：00～11：00、16：00～18：00 最高，从 18：00 开始缓慢下降，至次日凌晨 2：00～3：00 最低。故出血性中风多发生于白天，而缺血性中风多发生于夜间。抗高血压药服用后 0.5 小时起效，2～3

小时达峰值。因此，高血压患者以上午 7：00 和下午 14：00 两次服药为宜，使药物作用达峰时间正好与血压自然波动的两个高峰期吻合。而轻度高血压患者切忌在晚上入睡前服药，中重度高血压患者也只能服白天量的三分之一，这是因为夜间为生理性低血压，服药会使血压降低，从而导致脑动脉供血不足，在脑动脉硬化的基础上形成脑血栓。一天服用一次的缓、控释制剂多在 7：00 给药。

α－受体阻滞剂如特拉唑嗪、多沙唑嗪会引起体位性低血压，故常在睡前给药。

2. 抗心绞痛药

心绞痛发作高峰为上午 6：00 ~ 12：00，而治疗心绞痛药物的疗效也存在昼夜节律性。钙拮抗剂、硝酸酯类、β 受体阻滞剂在上午使用，可明显扩张冠状动脉，改善心肌缺血，下午服用的作用强度不如前者。所以心绞痛患者最好早晨醒来时马上服用抗心绞痛药。由于络活喜、赖诺普利起效平缓，其血药达峰时间分别为 6 ~ 12 小时和 7 小时，若在临睡前给药，可使血药峰值出现在清晨。

3. 强心苷类药

心力衰竭患者对洋地黄、地高辛和毛花苷 C 等强心苷类药物的敏感性以凌晨 4：00 左右最高。此时用药效果比其他时间给药增强 40 倍。若按常规剂量使用极易中毒，所以这个时间给予强心苷类药物一定要考虑药物的剂量和毒副反应。地高辛于 8：00 ~ 10：00 服用，血峰浓度稍低，但生物利用度和效应最大；14：00 ~ 16：00 服用，血峰浓度高而生物用度低，所以上午服用地高辛不但能增强疗效，而且能降低其毒性作用。

4. 他汀类调血脂药

该类药物阻碍肝内胆固醇的合成，同时可增强肝细胞膜低密度脂蛋白受体的表达，使血清胆固醇及低密度脂蛋白胆固醇浓度降低。由于胆固醇主要在夜间合成，所以晚上给药比白天给药更有效。如辛伐他汀、氟伐他汀、洛伐他汀、阿托伐他汀钙等，采用晚间顿服比每日 3 次服药效果更好。

（二）消化系统药物的用药时间

（1）抗酸药包括碳酸氢钠、碳酸钙、氢氧化铝等，餐后 1：00 ~ 3：00 服用最佳。这是因为该类药物餐后服用，其排空延缓，具有更多的缓冲作用。

（2）胃酸分泌抑制剂包括 H2 受体拮抗剂（西咪替丁、雷尼替丁等）、质子泵抑制剂（奥美拉唑、泮托拉唑等）。胃酸分泌抑制剂采用全天量睡前顿服的疗法。这种服法与分次服效果相同或比分次服效果更好，既方便了患者，又减少了不良反应。因为人体胃酸的分泌从中午开始缓慢上升，至 20：00 左右急剧升高，22：00 达到高峰。

（3）为了更好地发挥药效，消化系统药物大多在餐前服用，如促胃肠动力药多潘立酮、莫沙必利；胃肠解痉药阿托品、溴丙胺太林；助消化药多酶片、乳酸菌素。胃黏膜保护剂如硫糖铝、胶体果胶铋,空腹服用可使药物充分作用于胃黏膜。但需注意的是这类药在酸性条件下才能与胃黏膜表面的黏蛋白络合,形成一层保护膜;与制酸药合用时,应间隔 1 小时服用。

(三) 降血糖药的用药时间

治疗 1 型糖尿病唯一有效的药物是胰岛素,必须在餐前 20 ~ 30 分钟皮下注射才能与糖类的吸收相匹配。治疗 2 型糖尿病的药有胰岛素促泌剂〔磺脲类(格列本脲、格列齐特、格列吡嗪、格列喹酮等)和非磺脲类(瑞格列奈、那格列奈)〕、双胍类、胰岛素增敏剂(唑烷二酮类或称格列酮类)、α-糖苷酶抑制剂、胰岛素。磺脲类药物用药时间应在餐前 30 分钟;非磺脲类药物瑞格列奈用药时间应在餐前 15 分钟或进餐时服用;双胍类药物有恶心、呕吐和腹泻等不良反应,其用药时间应在餐中或餐后;胰岛素增敏剂(罗格列酮、比格列酮)和格列美脲等长效制剂的用药时间宜在每日早餐前 0.5 小时;α-糖苷酶抑制剂(阿卡波糖等)可与食物中的碳水化合物竞争碳水化合物水解酶,抑制双糖转化为单糖,从而减慢葡萄糖的生成速度并延缓葡萄糖的吸收,故需在餐前即刻服用或与第一口主食咀嚼服用。

(四) 糖皮质激素类药物的用药时间

人体激素的分泌呈昼夜节律性变化,分泌的峰值在早晨 7:00 ~ 8:00,2 ~ 3 小时后迅速下降约1/2,然后逐渐减少,午夜的分泌量最少。将一天的剂量于上午 7:00 ~ 8:00 给药或隔日早晨 7:00 ~ 8:00 一次给药,可减轻其对下丘脑—垂体—肾上腺皮质系统的反馈抑制,减轻肾上腺皮质功能下降,甚至皮质萎缩的严重后果,且消化系统溃疡出血的发生率降低,并发感染的机会也减少。例如,用地塞米松、泼尼松等控制某些慢性病时,采用隔日给药法,即把 48 小时的用量在上午 8:00 早饭后一次服用,其疗效较每日用药效果好,不良反应小。

(五) 抗感染药物的用药时间

与其他时间相比,在 14:00 给予庆大霉素,其肾内血药浓度最高,肾毒性最强,故应避免在此时用药。青霉素皮试阴性率在 7:00 · 11:00 最低,23:00 最高,所以在夜间做皮试,要警惕发生过敏性休克的可能。多数抗感染药物的吸收均受食物的影响,空腹服用吸收迅速,生物利用度高,药物通过胃时不被食物稀释,达峰快,疗效好,如青霉素类、头孢菌素类、大环内酯类、抗病毒药伐昔洛韦。肠溶片均需空腹用药,以使药物快速进入肠道崩解吸收。当药物对胃肠道有刺激作用而食物又可影响其吸收时,如依替磷酸二钠,可在两餐饭之间或睡前服用。抗结核药利福平、乙胺丁醇、吡嗪酰胺、异烟肼等以早晨餐前一次顿服疗效最好。有严重胃肠道不良反应的药物(如某些头孢菌素、喹诺酮类、甲硝唑等)宜饭后 0.5 小时后服用。

（六）宜晚上服用的药物

1. 平喘药

哮喘患者的通气功能具有明显的昼夜节律性，白天气道阻力最小，凌晨 0：00 ~ 2：00 最大，故哮喘患者常在夜间或凌晨发病或病情恶化。而凌晨哮喘患者对乙酰胆碱和组胺最为敏感。抗哮喘药氨茶碱缓释片、长效 β_2 受体激动剂（班布特罗、丙卡特罗）、白三烯受体拮抗剂（孟鲁司特钠）等每晚睡前 0.5 小时服药 1 次的平喘效果显著优于每天 2 次的给药方案。

2. 麻醉性镇痛药

吗啡的镇痛作用：在 15：00 给药最弱，在 21：00 给药最强。

3. 免疫增强剂

上午用药，易出现发热、寒战和头痛等不良反应；晚上用药，不良反应小，且疗效不减。

4. 铁剂补血药

铁剂在 19：00 服用与 7：00 服用相比，其吸收率可增加 1 倍，疗效增加 3 ~ 4 倍，患者晚饭后服 0.3 ~ 0.6 g，常可获得满意的效果。

5. 轻泻剂

治疗便秘的温和泻药如比沙可啶、酚酞、液状石蜡等，服药后 8 ~ 10 小时才见效，故需在睡前 0.5 小时给药，以符合人体的生理习惯。患者次日早晨排便。

6. 催眠药

起效快的如水合氯醛，需临睡时服用；起效慢的如苯二氮䓬类，需睡前 0.5 小时服用。

7. 其他类药

安神药（枣仁安神胶囊、舒眠胶囊、百乐眠胶囊、神衰康颗粒）；作用于脑血管的药物（氟桂利嗪）；有嗜睡作用的药物（氯苯那敏、苯海拉明、异丙嗪、赛庚啶、酮替芬等），均需在睡前 0.5 小时服用。抗风湿药（奈丁美酮等）有助于防止晨僵。α 受体阻滞剂特拉唑嗪亦需在睡前服用，以免引起体位性低血压。

（七）需餐后服用的药物

（1）刺激性药物主要是对胃肠道黏膜有刺激损伤、易引起胃肠道反应（恶心、呕吐、溃疡、出血等）的药物，如易诱发溃疡的非甾体抗炎药（阿司匹林、奈普生、吲哚美辛等）、铁剂、糖皮质激素类、某些抗菌药物、某些中药（如雷公藤、斑蝥、云南白药等）；由于进食可引起胃酸分泌增多，故制酸药亦需餐后 2 小时嚼服，如铝碳酸镁、胃舒平等。

（2）治疗骨质疏松的双磷酸盐骨溶解抑制药如依替磷酸二钠、羟乙磷酸钠、阿仑磷酸钠等需要在两餐间或餐后 2 小时服用。因为食物影响这类药物的吸收，药物对胃肠道又有刺激作用，所以半空腹服用效果最好，副作用最小。

（3）餐后服用可使药物的生物利用度增加，如维生素 B_2、苯妥英钠、氢氯噻嗪、螺内酯等。

五、依从性

（一）定义

依从性是患者行为在药物、饮食、生活方式改变的方面与医学指引的意见相一致的程度。服药依从性是指患者的服药行为与医嘱的一致性。老年患者有自己的习惯性思维，在服药时表现为不按处方剂量服药、擅自增减服药次数以及由于记忆力减退导致漏服、忘服等。这些不能严格按医嘱服药的情况，不仅影响药物疗效，也影响医生对新药或不同用药方法的正确评价。因此，对老年人用药宜少，尽量避免合并用药，疗程要简化，用药方法要详细嘱咐。

（二）提高老年患者依从性可采取的措施

（1）优化用药方案，包括用药种类、用药次数、药物剂型等，提倡用不良反应少、价廉、长效的药剂，用药方案力求简单易懂，减少服药次数，统一服药时间，使老年患者容易理解、记忆和规范服用药物。

（2）加强健康教育。内容应主要围绕正确服药的重要性、常见的服药误区、可能出现的不良反应等。开展个体针对性咨询、派发宣传手册、团体指导等活动，丰富老年患者对药物的了解。

（3）调整用药方式。依据老年患者的感觉认知及日常生活能力修正用药方式，使用容易开启的包装、易吞服的药物剂型。

（4）用药指示及标签使用较大字号。

（5）新增或改药时，同时提供口头及书面指示。

（6）使用辅助工具（如用药记录卡、分装药盒）。

（7）医护人员热情的态度和扎实的专业知识会增强老年患者对治疗方案的信赖感，形成良好的治疗意向。全面了解老年人的心理状况，对各种影响用药依从性的因素及时进行防范，尊重、理解老年人的心理。制订适合老年患者个体化的用药方案，并保证其治疗疗效及用药安全。医护人员、老年患者及患者家属要共同参与和配合。

六、生活方式

食物与某些药物之间存在的相互作用不容忽视。食物的酸碱度有可能影响药效。茶、酒精、咖啡、烟草等所含成分对药效亦有影响。例如，烟草中的多环芳烃化合物可增加肝药酶的活性，加速某些药物的代谢，使其作用减弱。酒精可加速苯妥英钠、苯巴比妥、华法林等药物的代谢。应用以下几类药物时饮酒可导致"双硫仑"反应。

（1）抗菌药物：如头孢菌素类（头孢哌酮、头孢曲松、头孢氨苄、头孢拉定、头孢克洛等），咪唑类的甲硝唑、替硝唑，以及呋喃唑酮、酮康唑、氯霉素等。

（2）降糖药：如磺酰脲类的格列齐特、格列本脲、格列吡嗪、格列喹酮、格列美脲等；双胍类的二甲双胍等。

"双硫仑"反应包括胸闷、气短、喉头水肿、口唇发绀、呼吸困难、心率增快、血压下降等反应。茶中的生物碱及鞣酸可与多种金属离子如铁、钙等，发生沉淀反应，故老年人在服药期间应尽量避免吸烟、饮酒。喝茶应与服药有一定时间间隔。

此外，老年人应避免盲目听信广告，擅自服用补药。体质有虚实之分，药物亦有寒热之别，应辨证论治。盲目进补有可能适得其反。

思考题

一、单选题

1. 关于购药的原则，以下描述错误的是（　　）。

A. 药名相同的药，有可能规格不同

B. 若正在服用处方以外的其他药物，应告知药师

C. 保健品不是药品，所以都是安全的，可以随意购买和服用

D. 药名相同的药，可能有不同剂型

2. 制订老年人给药方案时，应考虑的因素不包括（　　）。

A. 肝肾功能　　　　　　　　　　B. 同时患有的多种疾病及合并用药

C. 服药依从性　　　　　　　　　D. 所处的生活环境

3. 无须进行血药浓度监测的药物是（　　）。

A. 药物的有效血浓度范围宽、治疗指数大的药物

B. 同一剂量可能出现较大的血药浓度差异的药物

C. 具有非线性药代动力学特性的药物，如苯妥英钠、茶碱、水杨酸等

D. 药代动力学的个体差异很大的药物

4. 关于给药方案调整，正确的描述为（　　　）。

A. 老年人用药，多数与成人药量相同

B. 起始药量可从成人药量开始，根据药效或不良反应逐渐减量

C. 个体化给药主要依据患者的肝肾功能调整用药量

D. 降糖药均应在餐前半小时服用

5. 症状消失即可停药而无须考虑疗程的药物是（　　　）。

A. 抗结核药　　　　　　　　　B. 解热镇痛药用于发热

C. 抗抑郁药　　　　　　　　　D. 糖皮质激素治疗免疫性肾病

6. 关于老年人药物吸收，不正确的描述是（　　　）。

A. 胃液酸度改变、消化道蠕动减慢、胃排空速度降低

B. 血浆蛋白的减少导致与血浆蛋白结合率高的药物游离浓度降低，作用减弱

C. 老年人首过效应减弱导致如普萘洛尔、吗啡的血药浓度增高

D. 老年人局部循环较差，皮下、肌内注射等途径给药，其吸收较年轻人慢

7. 老年人用药，应考虑的制剂因素不包括（　　　）。

A. 吞咽困难的老年患者，可选择液体制剂

B. 为提高患者服药依从性，尽可能选择服药次数少的缓、控释制剂

C. 片剂若需要服用半片，尽可能选择有划痕的剂型

D. 糖衣片含糖，尽量不选择

8. 关于给药时间的描述，错误的是（　　　）。

A. 抗高血压药宜在清晨服　　　B. 肠溶片应在餐后服

C. 他汀类调血脂药应在睡前服　D. 各类降糖药均应于餐中服

9. 以下关于提高老年患者依从性的措施不正确的是（　　　）。

A. 优化用药方案，包括用药种类、用药次数、药物剂型等

B. 加强健康教育

C. 用药指示及标签使用较大字号

D. 尽量选用片剂、胶囊，避免使用液体制剂

10. 关于有效期的描述，错误的是（　　　）。

A. 眼药水打开后，在说明书标出的有效期内均可使用

B. 有效期与药物贮藏条件相关

C. 有效期至"2014年7月"，指可用至"2014年7月31日"

D. 有效期与失效期均可用于描述药品的使用期限

二、问答题

1. 药物的来源有哪些？最可靠的来源是什么？外出购药应注意什么？

2. 使用哪些药物需要进行治疗药物监测？

3. 何种药物需要关注给药时间？举 3 个例子说明。

参考答案：

一、1. C　2. D　3. A　4. C　5. B　6. B　7. D　8. B　9. D　10. A

第五章 药物剂型与正确使用方法

学习目标

　　掌握：口服固体制剂、口服液体制剂、软膏、凝胶、外用膏剂、贴剂、滴眼剂、眼膏剂、滴耳剂、滴鼻剂、喷鼻剂、栓剂、气雾剂、喷雾剂、干粉吸入剂、中药汤剂的正确使用方法。

　　熟悉：药物剂型的分类，各种剂型的特点。

　　了解：肌内注射剂、静脉注射剂、静脉输注剂。

导　言

　　老年人用药容易产生不良反应。医生处方时除应调整剂量外，在选择药物剂型时也应从有利于老年人的健康方面考虑。所有的药物在研制时，都会从生物利用度、经济成本等方面考虑确定某种剂型，以期发挥最佳药效，例如，是选择口服剂还是注射剂，是选择普通剂型还是缓释、控释剂型等。此外，不同剂型药物的使用方法不同，服用方法不当，不但会影响疗效，甚至会危及生命，所以在服用药物之前一定要仔细阅读说明书。

第一节　概述

一、药物剂型的定义

　　药物在临床应用前必须制成适于临床用途、与一定给药途径相适应的给药形式，即药物剂型，简称剂型。如片剂、丸剂等。药物剂型与给药途径相适应。给药途径和药物性质决定剂型。

二、不同药物剂型的作用

（1）调节药物作用速率：速效制剂如注射剂、吸入气雾剂、舌下含片等；慢效或长效制剂如缓、控释制剂等。

（2）改变药物作用性质：如 25% 硫酸镁注射液静脉滴注，产生中枢抑制作用；50% 硫酸镁溶液口服，则产生导泻作用。

（3）降低药物不良反应：如吲哚美辛胶囊的胃肠道刺激较大，吲哚美辛栓剂的胃肠道刺激减小。

（4）改变药物稳定性：如注射用青霉素，因其在水溶液中不稳定，容易降解失效，故制成粉针剂。

（5）影响药效：如硝苯地平片降压作用维持时间短，易造成血压波动，而制成硝苯地平控释片后，可 24 小时平稳降压。

（6）定位和靶向作用：如两性霉素 B 脂质体主要集聚于网状上皮细胞，降低肾损害。

三、药物剂型的分类

1. 按形态分类

这种分类方法在制备、贮藏和运输上较为有用。

① 液体剂型：溶液剂、注射剂、胶体溶液剂、胶浆剂、混悬剂、乳浊剂等。

② 固体剂型：颗粒剂、片剂、胶囊剂等。

③ 半固体剂型：软膏剂、凝胶剂等。

④ 气体剂型：气雾剂、喷雾剂等。

2. 按分散系统分类

这种分类方法便于应用物理化学的原理说明各类剂型的特点。

① 溶液型：溶液剂、糖浆剂、注射剂等。

② 胶体溶液型（高分子溶液）：胶浆剂、凝胶剂等。

③ 乳剂型：口服乳剂、注射乳剂等。

④ 混悬液型：合剂、洗剂、混悬剂等。

⑤ 气雾分散型：气雾剂、喷雾剂等。

⑥ 固体分散型：散剂、颗粒剂、丸剂、片剂等。

3. 按给药途径分类

这种分类方法可较好地与临床用药进行联系，能反映给药途径对剂型制备的工艺要求，但同一剂型往往有多种给药途径，可能多次出现于不同分类的给药剂型中。

① 胃肠道给药：片剂、颗粒剂、胶囊剂、糖浆剂等。

② 非胃肠道给药：静脉注射、肌内注射、皮下注射等。

③ 直肠给药：灌肠剂、栓剂等。

④ 呼吸道给药：气雾剂、吸入剂等。

⑤ 皮肤给药：洗剂、搽剂、软膏剂、糊剂、涂膜剂、透皮贴膏等。

⑥ 黏膜给药：滴眼液、滴鼻剂、舌下含片、栓剂、含漱剂等。

第二节　口服剂型与正确使用方法

口服药物的应用非常普遍，这类剂型经口服进入胃肠道，经胃肠道吸收而发挥药效。口服给药简单、方便，也是比较安全的一种给药途径。常用口服剂型药品包括片剂、颗粒剂、胶囊剂、溶液剂、混悬剂等，根据不同需要可制成速效、长效、咀嚼、口含等不同剂型，如缓释片和控释片、缓释胶囊和控释胶囊、肠溶片和肠溶胶囊等。

一、口服固体制剂

（一）片剂的特点与用药注意

片剂（图 5 - 1）指药物与适宜的辅料均匀混合，通过制剂技术压制而成的圆片状或异形片状的固体制剂，可供内服和外用。为了增加药物的稳定性、掩盖不良臭味、改善外观，片剂可包上糖衣、薄膜衣或肠溶衣。

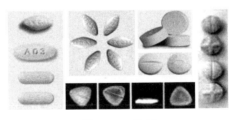

图 5 - 1　片剂

1. 片剂的分类

（1）普通片。药物与辅料均匀混合后，经压片机压制而成。临床使用方便。由于受消化道吸收的影响，生物利用度较低。

（2）包衣片。在片芯外包上衣膜，起到保护、美观、改变口感、控制药物释放的作用。包衣片分为糖衣片、薄膜衣片、肠溶片等。

（3）口含片。药物含于口腔，使药物在口腔或咽喉产生持久作用。

（4）舌下含片。药物置于舌下迅速溶化，经舌下静脉直接吸收而迅速发挥全身作用，避免了胃肠道及肝对药物吸收的影响。

（5）分散片。分散片指在水中迅速崩解、均匀分散的片剂。分散片主要为难溶性药物，在水中溶解后类似混悬液，使吸收加快、生物利用度提高。

（6）缓释片。药物从制剂中缓慢释放，延长药物在体内的作用时间，平稳血药浓度，减少给药次数。

（7）控释片。药物从制剂中以零级速度恒速释放，延长药物在体内的作用时间，平稳血药浓度，减少给药次数。

2. 片剂的特点

（1）优点。片剂为最常见的剂型，通常通过口服途径给药，是最安全、最方便和最经济的给药方法。片剂质量稳定，运输、储存和使用方便，计量准确。

（2）缺点。婴幼儿、老年人及昏迷患者不便使用。普通片剂通常需研碎后给昏迷患者使用，生物利用度存在问题。

3. 片剂用药注意

（1）采用直立姿势，最好先用温开水润湿喉咙，用至少 100 ml 温水送服，不可干吞，避免药物刺激损伤食管，尤其是磺胺类等有肾损害的药物用药后应多饮水。服药后最好站立或走动一分钟，以使药物完全进入胃里。

（2）对胃肠道有刺激的药物，如非甾体抗炎药阿司匹林等应餐后服用；胃黏膜保护剂如硫糖铝等应餐前服用；降糖药多餐前服用。

（3）糖衣片主要以蔗糖为包衣材料，所以糖尿病患者服用糖衣片时应注意监测血糖。

（4）肠溶片和缓、控释片不可随意分剂量，可沿片剂的划痕掰开，不可研碎或嚼服。

（5）药杯保持清洁干燥。应用药勺取药，避免用手抓药。

（6）如果患者需要记出入量，必须记录服药时的用水量或药液量。

4. 特殊剂型药物的正确服用方法

（1）舌下片（图 5 - 2）。如硝酸甘油片应舌下含服，通过舌下黏膜直接吸收而发挥全身作用。舌下含服既可防止胃肠道内的胃酸及消化酶对药物的破坏，又可避免药物在肝脏内被

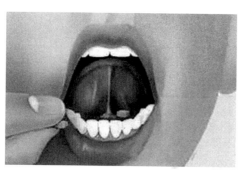

图 5 - 2 舌下片的正确使用

代谢破坏。舌下片吸收完全、起效迅速，多用于心脑血管疾病的紧急救治。舌下片宜单独放置。服用舌下片时应注意：

① 给药时宜迅速，含服时把药片放于舌下。

② 含服时间一般控制在 5 分钟左右，以保证药物充分吸收。

③ 不能用舌头在嘴中移动舌下片以加速其溶解，不要咀嚼或吞咽药物，不要吸烟、进食、嚼口香糖，保持安静，不宜多说话。

④ 含后 30 分钟内不宜吃东西或饮水。

（2）泡腾片。泡腾片因遇水可以产生大量气体呈泡腾状而得名，如维生素 C 泡腾片。服用泡腾片时应注意：

① 供口服的泡腾片一般宜用 100～150 ml 凉开水或温水浸泡，使药物迅速崩解和释放。应待其完全溶解或气泡消失后再饮用。

② 严禁直接服用或口含。

③ 药液中有不溶物、沉淀、絮状物时不宜服用。

④ 不应让幼儿自行服用。

学习提示

为什么泡腾片不能直接口服?

泡腾片遇水可以产生大量气体呈泡腾状，若不慎口服，可在口腔及胃肠道迅速释放大量气体，刺激黏膜，加重胃溃疡，甚至造成意外。

（3）咀嚼片。咀嚼片常用于维生素类、解热药和治疗胃病的氢氧化铝、硫糖铝、三硅酸镁等制剂。服用咀嚼片时应注意：

① 在口腔内的咀嚼时间宜充分，如胃舒平、氢氧化铝片，嚼碎后进入胃中，很快地在胃壁上形成一层保护膜，从而减轻胃内容物对胃壁溃疡的刺激。如酵母片，因其含黏性物质较多，若不嚼碎，易在胃内形成黏性团块，影响药物的作用。

② 咀嚼后可用少量温开水送服。

③ 用于中和胃酸时，宜在餐后 1～2 小时服用。

（4）肠溶片。肠溶片在胃内不崩解，在肠道溶解吸收，以避免药物对胃造成损害。服用肠溶片时应注意：

① 肠溶片需饭前或空腹服用。因为饭前或空腹服用时，胃内的食物和水很少，呈酸性环境，肠溶片在胃内不溶并能迅速通过胃部进入肠道，在肠道溶解而发挥作用。另外，若饭后服用肠溶片，药片在胃中的停留时间变长，表面的"肠衣"容易被破坏。

② 在服用肠溶片时不能将药片掰开、嚼碎或研成粉末。

学习提示

为什么红霉素肠溶片、阿司匹林肠溶片等肠溶剂型不可掰开或咀嚼服用？

红霉素肠溶片、阿司匹林肠溶片等肠溶剂型是在药片外穿上一层保护衣，服用后药物不能立即释放，而是在药片到达肠内才开始释放。将药物掰开、嚼碎或研成粉末，会破坏保护衣，使药物过早释放，这一方面可能刺激胃黏膜，引发或加重胃溃疡，另一方面可能因胃液使药物分解灭活而无法发挥药物疗效。

（5）缓、控释制剂。缓释制剂口服后在规定的释放介质中，按要求缓慢非恒速释放药物；控释制剂口服后在规定的释放介质中，缓慢恒速或接近恒速释放药物。缓、控释制剂每日用药次数比相应普通制剂用药次数至少减少一次或用药间隔有所延长。

临床常用的有抗高血压药硝苯地平控释片（拜新同）、降糖药格列吡嗪控释片和解热镇痛药布洛芬缓释胶囊等。抗高血压药硝苯地平控释片采用渗透泵控释技术，使药片在体内达到零级释放，维持稳定的血药浓度，避免了短效制剂血药浓度的波峰波谷现象和血压波动过大的问题。解热镇痛药布洛芬缓释胶囊的生物半衰期较短，欲维持治疗有效浓度需频繁服药，且布洛芬的胃肠道刺激作用较大。将一定量缓释微丸填充入胶囊制成布洛芬缓释胶囊，其作用时间延长，副作用减小。

服用缓、控释片剂或胶囊时须注意：

① 服用前一定要仔细阅读说明书或请示医生。不同制药公司的缓、控释型口服药的特性可能不同。有些药名的商品名未标明"缓释"或"控释"字样。属于缓释剂型的外文药名中带有 SR 、ER。

② 除特殊规定外，一般应整片或整丸吞服，严禁嚼碎和击碎分次服用。

③ 缓、控释制剂每日服用 1~2 次，每次服药时间宜固定。

（二）胶囊剂的特点与用药注意

胶囊剂（图 5-3）是指将药物或加入的辅料充填于空心胶囊或密封于弹性软质囊材中制成的固体制剂。胶囊剂分为硬胶囊剂、软胶囊剂（胶丸）、肠溶胶囊剂，以及速释、缓释与控释胶囊剂。胶囊剂一般供口服用，也可供其他部位如直肠、阴道等植入使用。

图 5-3 胶囊剂

1. 胶囊剂的分类

（1）硬胶囊剂。一定量药物或加辅料制成均匀粉末或颗粒，填充于空心胶囊中制成。

（2）软胶囊剂。一定量药液或药物粉末密封于软质囊材中制成。

（3）肠溶胶囊剂。通过适宜方法，使硬或软胶囊剂的囊壳在胃液中不溶，只能在肠液中崩解而释放活性成分。

（4）速释、缓释与控释胶囊剂。在胶囊中灌装多种释药速度不同的包衣颗粒或微丸，以调节药物释放速度，延长药物在体内的作用时间。

2. 胶囊剂的特点

（1）可掩盖不良味道和减少药物的刺激性。

（2）生物利用度较普通片剂高。

（3）通过隔绝光线、氧气、湿气而提高药物稳定性。

（4）可将液体药物或将药物溶于油中填充于胶囊。

3. 胶囊剂用药注意

（1）胶囊剂遇高温、高湿不稳定，应将每次剂量储存于密封塑料袋或铝塑泡罩中，临用前打开服用。提示患者尤其是老年患者勿将药物连同铝塑泡罩一同服用。

（2）服用时整粒吞服，勿咀嚼。

（3）只有在药品说明书注明可以打开胶囊服用时，方可将药物倒出胶囊服用。吞咽困难的患者宜选用其他适宜剂型。

二、口服液体制剂

液体制剂包括口服液体制剂、外用及黏膜用液体制剂等。口服液体制剂包括口服溶液剂、混悬剂、乳剂、滴剂、糖浆剂、口服液剂等。

1. 主要的口服液体制剂

（1）溶液剂。一种或多种可溶性药物溶解成溶液供口服的澄清液体制剂。常用溶剂为水。

（2）糖浆剂。含药物的浓蔗糖水溶液。通常含蔗糖85%（g/ml）。

2. 口服液体制剂的特点

（1）吸收较片剂和胶囊剂快。

（2）胃肠道刺激少。

（3）适于老年患者服用。

3. 口服液体制剂用药注意

（1）服用时，使用清洁药杯。由于口腔内细菌易污染药瓶，禁忌口腔与药瓶口直接接触。

（2）量取药液时，一只手的拇指放在量杯刻度处，视线与刻度水平，瓶签朝向另一只手的手心，避免流出的药液污染瓶签。

（3）多余药液不得再倒回原药瓶中，以避免污染。

（4）糖尿病患者避免使用糖浆剂。

三、其他

滴丸剂（图5-4）是指固体或液体药物或药材提取物与适宜基质加热熔融后，溶解、混悬或乳化于基质中，滴入不相混溶的冷凝液，经收缩冷凝而制成的小丸状制剂。主要供口服应用，也有供鼻用、耳用、直肠用、眼用等滴丸种类。

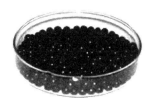

图5-4　滴丸剂

滴丸剂的主要特点如下：

① 药物分散度高，含量准确，疗效迅速；

② 液体药物可滴制成固体滴丸，如芸香油滴丸等；

③ 可增加药物的稳定性；

④ 生产工序少，车间无粉尘；

⑤ 药物可根据需要制成内服、外用、缓释、控释或局部治疗等多种类型的滴丸剂。

滴丸剂多用于病情急重者，如冠心病、心绞痛、咳嗽、急慢性支气管炎等。服用滴丸时，应仔细看好药物的服法，剂量不能过大；宜以少量温开水送服，有些可直接含于舌下。滴丸在保存中不宜受热。

第三节　注射剂型与正确使用方法

注射剂是指供注射用药物的灭菌溶液、混悬剂或乳剂以及供临时配制溶液的注射用灭菌粉末。注射剂药效迅速，作用可靠，特别是静脉注射，药液可直接进入血液循环，更适于抢救危重病症的患者；因为注射剂不经胃肠道，不受消化系统及食物的影响，所以临床上经常使用。由于注射剂直接注入人体内部，其药品质量及用药的安全性就显得非常重要。

一、注射剂的分类

（1）溶液型注射剂。溶于水并在水溶液中稳定的药物可制成溶液型注射剂。少数药物制成油溶液或醇溶液，如尼莫地平注射液。

（2）混悬液型注射剂。由在水中难溶的固体药物或注射后要求延长时间的固体药物制成，仅供肌内注射。

（3）乳剂型注射液。由水不溶性的液体药物制成。

（4）注射用无菌粉针。注射用的无菌药物粉末装入安瓿或其他容器中，临用前用适当溶剂溶解。

二、注射剂的特点

（1）优点。药效迅速，作用可靠，不受消化液和食物的影响；适合于不能口服的药物或不能口服的给药患者；可以产生局部定位作用（麻醉药、造影剂）。

（2）缺点。使用不便；注射疼痛；避开人体生理屏障，存在安全问题；稳定性较差。

三、注射剂的给药途径

（1）静脉注射。静脉注射即静脉推注。一般为 $5 \sim 50$ ml，多为水溶液。静脉注射不需经过吸收，可产生即刻效应，适用于急救；可以调整剂量；高分子的蛋白和肽类药物必须用此方法；适合于给予大量液体和刺激性药物（经稀释）。产生不良反应的可能性大，一般需缓慢注射，不适用于油溶液或不溶性物质。

（2）肌内注射。一般在 5 ml 以下，有水溶液、油溶液及混悬液等。肌内注射水溶液吸收迅速，储存型制剂吸收缓慢持久。适用于中等量药液、油剂和某些刺激性药物。抗凝治疗过程中不宜采用。可能干扰某些诊断试验的结果判断（如肌酸磷酸激酶）。

（3）皮下注射。一般为 $1 \sim 2$ ml，多为水溶液。皮下注射水溶液吸收迅速，储存型制剂吸收缓慢。适用于某些不溶性物质的混悬剂与植入固体小片。不适用于大容量输液。有刺激性物质可引起疼痛或坏死。

（4）静脉滴注。一般在 100 ml 以上，包括水溶液、醇溶液和乳剂型注射液，还包括供注射用的临用前溶解的无菌粉针。

（5）皮内注射。一般在 0.2 ml 以下。主要用于过敏试验或疾病诊断。

（6）脊髓腔注射。脊髓腔注射即鞘内注射。一般在 10 ml 以下，适用于中枢神经系统疾病。

图 5－5 为注射剂的给药途径。

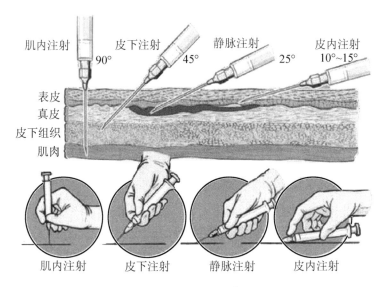

图 5－5　注射剂的给药途径

四、注射剂的质量要求

（1）无菌：任何注射剂中都不应有活的微生物。

（2）无热原：静脉注射和脊髓腔注射用药必须进行热原检查。

（3）安全：对组织无刺激、无毒性。

（4）澄明度：注射剂在规定条件下检查，不得有肉眼可见的浑浊和异物。

（5）pH 和渗透压：尽可能与血液相同。

（6）稳定性：包括物理稳定性、化学稳定性和生物稳定性。

知识链接

注射剂的贮存条件和贮存方法

与其他剂型的药品不同，绝大多数注射剂均需避光保存。有些注射剂还需要在特殊温度下保存，如在 2～8 ℃下保存。贮存注射剂时要注意药品说明书或药品标签的提示，保障药品的质量，避免因贮存不当而造成药品浪费。

五、注射剂的正确使用

（1）使用前阅读药品说明书，确认注射途径、溶剂、滴速是否符合要求，并检查液体包装的完整性，在输液瓶、袋或其他适当位置标明所加的药物。

（2）需配制的药液应现配现用。配制时，注射用无菌粉针应充分溶解，并应对配制后的药液对照灯光检查澄明度。

（3）输入非脂类或脂类液体时，美国静脉输液护理学会建议分别使用带有直径为0.2 μm或1.2 μm孔径过滤膜的过滤器，它可以滤除细菌和颗粒，并能消除液体中的气泡。

（4）对渗透压高、刺激性大的药物应缓慢滴注，并避免溢出血管而损伤组织。必要时可选用中心静脉导管或外周置入中心静脉导管（Peripherally Inserted Central Catheter, PICC）等方式滴注。

配液室应配备药物配伍禁忌表，在有两种或两种以上药物混合静脉滴注时，应核查药物间是否存在配伍禁忌。

六、皮下注射胰岛素的正确方法（注射笔）

胰岛素是由胰脏内的胰岛 β 细胞受内源性或外源性物质如葡萄糖、乳糖、核糖、精氨酸、胰高血糖素等的刺激而分泌的一种蛋白质激素。胰岛素是机体内唯一能降低血糖的激素，同时促进糖原、脂肪、蛋白质合成。外源性胰岛素主要用来治疗糖尿病。

（一）注射部位规范检查三要素

1. 根据使用的胰岛素种类选择相应的注射部位

推荐方法：使用短效胰岛素或与中效混合的胰岛素时，优先考虑的注射部位是腹部。对于中长效胰岛素，如睡前注射的中效胰岛素，最合适的注射部位是臀部或大腿（图5－6）。

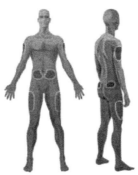

图 5－6　推荐的注射部位

2. 定期检查注射部位

推荐方法：每次注射前检查注射部位，判断并避开疼痛、皮肤凹陷、皮肤硬结、出血、瘀斑、感染的部位。如果发现皮肤硬结，请确认出现硬结的部位及硬结大小，避开硬结进行注射。

3. 定期轮换注射部位

推荐方法：每天同一时间注射同一部位（例如，医生推荐每天早晨注射的部位是腹部，就应该一直选择在早晨进行腹部注射，不要随意更换到其他部位）。每周轮换注射部位（例如，对于大腿注射可以一周打左边，一周打右边）。每次注射点应与上次注射点至少相距 1 cm。避免在一个月内重复使用同一注射点。

（二）确保"皮下"注射

要注射到皮下，不要打到深层的肌肉组织。如果注射部位皮下脂肪薄，可将注射部位捏起以增加皮下脂肪厚度，以免注入肌肉层。注射前，应逐一检查相应的注射部位，根据患者的体形、注射部位以及针头的长度，确定是否需要采用捏皮注射及注射角度。当皮肤表面到肌肉间的推测距离短于针头长度时，捏起皮肤可以使该部位的皮下组织深度变深，能够有效提升注射安全性。

（1）捏皮注射的最佳步骤。

① 捏起皮肤，形成皮褶。捏皮的正确手法是用拇指、食指和中指提起皮肤。如果用整只手来提捏皮肤，有可能将肌肉及皮下组织一同捏起，导致肌内注射（图 5-7）。

② 和皮褶表面呈 90°进针后，缓慢推注胰岛素（图 5-8）。

③ 当活塞完全推压到底后，针头在皮肤内停留至少 10 秒钟（采用胰岛素笔注射）。

④ 拔出针头。

⑤ 松开皮褶。

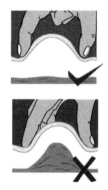

图 5-7 正确和错误的捏皮方式

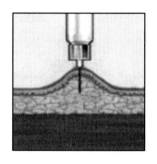

图 5-8 捏皮时的进针角度

（2）为保证将胰岛素注射至皮下组织，在不捏皮的情况下可以45°角进行注射（图5-9），以增加皮下组织的深度，降低注射至肌肉层的危险。

（3）不同长度针头的进针角度不同（图5-10）。

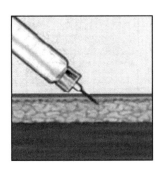

图5-9　不捏皮情况下以45°角进行注射

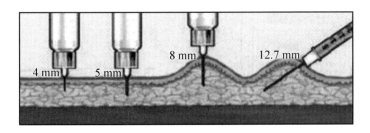

图5-10　使用各种长度针头时的进针角度

（三）规范胰岛素注射九步骤（胰岛素笔）

第一步：注射前洗手。

第二步：核对胰岛素类型和注射剂量。

第三步：安装胰岛素笔芯。

第四步：预混胰岛素，需充分混匀。

第五步：安装胰岛素笔用针头。

第六步：检查注射部位及消毒。

第七步：根据胰岛素笔用针头的长度，明确是否捏皮及进针的角度。绝大多数成人使用4 mm和5 mm针头时，无须捏皮，垂直进针即可。

第八步：推注完毕后，针头置留至少10秒后再拔出。

第九步：注射完成后立即旋上外针帽将针头从注射笔上取下，丢弃在加盖的硬壳容器中。

规范胰岛素注射九步骤如图5-11所示。

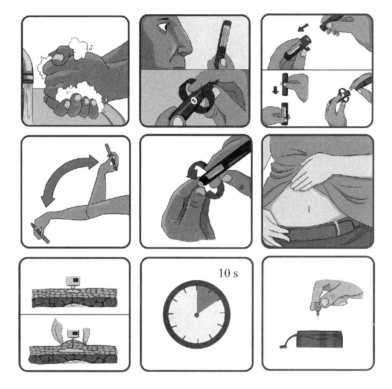

图 5-11　规范胰岛素注射九步骤

(四) 贮藏方法

(1) 未开封的瓶装胰岛素或胰岛素笔芯应贮藏在 2~8 ℃的环境中，切勿冷冻。已开封的瓶装胰岛素或胰岛素笔芯可在室温下保存 (保存期为开启后 1 个月，且不能超过保质期)。

(2) 使用中的胰岛素笔芯不宜冷藏，可与胰岛素笔一起使用或随身携带，但在室温下最长可保存 4 周。

(3) 避免受热或阳光照射，防止振荡。

第四节　外用剂型与正确使用方法

一、软膏剂

软膏剂是指由药物与适宜基质制成的具有适当稠度的膏状外用制剂。其中用乳剂基质制成的软膏剂亦称为乳膏剂。软膏剂对皮肤或黏膜及创面主要起保护、润滑和局部治疗作用，如防腐、杀菌、收敛、消炎等。某些药物透皮吸收后，亦能产生全身治疗作用。

软膏剂的正确使用方法：

（1）用于病甲时，使用前要先清洗患处，最好用温水浸泡十多分钟，软化甲板，尽可能把病甲削薄剥除。

（2）用于皮肤时，涂上软膏后轻轻按摩，可使药物更好地渗入皮肤，增加疗效。

（3）部分药物如尿素，涂后采用封包可显著地提高角质层的含水量，封包条件下的角质层含水量可由15%增至50%，从而增加药物的吸收，提高疗效。

（4）对有破损、溃烂及渗出的部位一般不要涂抹；不宜涂敷于口腔、眼结膜。

（5）软膏吸收较慢，一般每日换药一次即可。

（6）若涂抹部位有过敏反应，应立即停药。

（7）对于儿童禁用的软膏剂如环吡酮胺乳膏，要特殊交代，放在儿童不能接触到的地方，防止误用。

二、外用贴膏剂

贴膏剂是指由提取物、饮片或（和）化学药物与适宜的基质和基材制成的供皮肤贴敷，可产生局部或全身性作用的一类片状外用制剂，包括橡胶膏剂、凝胶膏剂（原巴布膏剂）和贴剂等。橡胶膏剂是指提取物或（和）化学药物与橡胶等基质混匀后，涂布于背衬材料上制成的贴膏剂。凝胶膏剂是指提取物、饮片或（和）化学药物与适宜的亲水性基质混匀后，涂布于背衬材料上制成的贴膏剂。贴剂是指提取物或和化学药物与适宜的高分子材料制成的一种薄片状贴膏剂，主要由背衬层、药物贮库层、黏胶层以及防黏层组成。

使用贴膏剂时应注意：

① 用前将皮肤用温水清洗干净，并稍稍晾干，否则粘贴不牢固，影响治疗效果。

② 从包装内取出贴片，但不要触及含药部位。

③ 贴于皮肤上，按压边缘，使其与皮肤贴紧，不宜热敷。

④ 按照说明书要求，及时更换膏药，保证给药的连续性。一般每日更换一次或遵医嘱，不宜长期大面积使用。

⑤ 使用过程中如出现皮肤发红、瘙痒等症状，可适当减少贴用时间或停止使用。

⑥ 皮肤上破损、溃烂、渗出、红肿的部位不要贴敷；不要贴在皮肤的皱褶处、四肢下端或紧身衣服底下。

三、滴眼剂、眼膏剂和眼用凝胶剂

1. 滴眼剂

滴眼剂是指由一种或多种药物制成的供滴眼用的水性或油性的澄明溶液、混悬液或乳剂。亦可将药物以固体形式包装，另备有溶剂，在临用前配成溶液。

滴眼剂的正确使用方法如下：

（1）使用滴眼剂前要洗净双手，若眼内分泌物过多，应先清理分泌物；将头后仰，眼往上望，用食指轻轻将下眼睑拉开成一袋状。

（2）将药液从眼角侧滴入眼袋内，一次滴 1~2 滴。滴药时应距眼睑 2~3 cm，勿使滴管口触及眼睑或睫毛，以免污染。

（3）滴后轻轻闭上眼睛 1~2 分钟，同时用手指轻轻按压眼内眦，以防药液分流降低眼内局部药物浓度及药液经鼻泪管流入口腔而引起不适（图 5-12）。

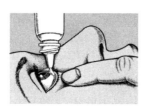

图 5-12 滴眼剂的正确使用方法

使用滴眼剂的注意事项如下：

（1）若同时使用两种滴眼剂，宜间隔 10 分钟。

（2）滴眼剂开封后应按疗程使用，不宜长期贮存及多次打开使用，如发现药液浑浊或变色，勿再用。绝大多数眼药一经开启，使用期限仅 4 周。超过 4 周，即便仍在有效期内，也不能继续使用。

（3）滴眼剂如为混悬液，应摇匀使用。对一些有固体包装的滴眼液如利福平眼药水和白内停眼药水，应把药片溶解到溶媒后使用。

（4）滴眼剂应按照说明书在避光、阴凉等条件下贮存。冰箱中贮存的滴眼剂取出后应放置一段时间，待温度升至室温后再使用。避免过低的温度刺激使泪液分泌过多，冲走药液，影响疗效。

（5）一般先滴右眼，后滴左眼，以免用错药。如左眼病较轻，应先左后右，以免交叉感染。

（6）白天宜用滴眼剂滴眼，反复多次。临睡前应用眼膏剂涂敷，这样药物附着眼壁的时间长，利于保持夜间的局部药物浓度。

（7）若滴入阿托品、毛果芸香碱等有毒性的药液，滴后应用棉球压迫泪囊区2~3分钟，以免药液经泪道流入泪囊和鼻腔，经黏膜吸收后引起中毒反应。

用药误区

眼药水使用误区

误区1. 将眼药水直接滴在黑眼球上。

眼药水应滴在结膜囊内，而不是直接滴在"眼睛中央"或"黑眼球"上，即角膜上。药液滴在黑眼球上会刺激角膜，使眨眼次数增多，从而使药液外流，降低疗效。

误区2. 每次多滴几滴眼药水能增加疗效。

由于人的结膜囊的容积明显少于一滴眼药水的体积，因此过量用药并不会增加疗效，反而是一种浪费。使用两种或两种以上眼药水的间隔时间应在5分钟以上。多种眼药水不宜同时使用。

2. 眼膏剂

眼膏剂是药与眼膏基质混合制成的一种半固体的无菌制剂，与滴眼剂相比，具有疗效缓和持久的特点，并能减轻眼睑对眼球的摩擦。眼膏剂在眼部保持作用的时间较长，一般适合于睡前使用。

（1）使用眼膏剂时，清洁双手，将头部后仰，眼往上望，用食指轻轻将下眼睑拉开成一袋状。

（2）将眼膏挤进下眼袋内，眨眼数次，使眼膏分布均匀，然后闭眼休息2分钟。注意：多次开管和连续使用超过1个月的眼膏剂不要再用。

3. 眼用凝胶剂

眼用凝胶剂是外观呈胶冻状的一种半固体制剂。该剂型具有延长药物与角膜上皮或结膜的接触时间、提高眼部药物的生物利用度、降低不良反应等优点。使用时要涂于眼下睑穹隆部。

四、滴耳剂

滴耳剂是用于耳道内的液体制剂，主要用于耳道感染或疾患的局部治疗。患者耳聋、耳道不通或耳膜穿孔时，不应使用滴耳剂。

滴耳剂的正确使用方法：

（1）清洁双手。

（2）将耳道内的分泌物用药棉擦拭干净。

（3）先将药瓶放在手心握一会儿，当药液温度与体温接近时摇匀，然后使用。

（4）头部微偏向一侧，患耳朝上，抓住耳垂，轻轻拉向后上方，使耳道变直。

（5）将药液滴入，一般每次 5～10 滴，一日 2 次，或参考药品说明书用量。避免将滴管接触到耳朵，以免污染滴管。

（6）保持头部侧倾约 5 分钟，以防止药液由耳朵流出，更换另一只耳。

（7）滴耳后用少许药棉塞住耳道。

（8）不可冲洗或擦干滴管，应将其立即放回药液瓶内并盖好。

（9）注意观察滴耳后是否有刺痛或烧灼感，连续用药 3 日后患耳仍然疼痛，应停止用药，及时到医院就诊（图 5－13）。

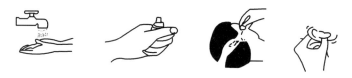

图 5－13　滴耳剂的正确使用方法

五、滴鼻剂和鼻用喷雾剂

1. 滴鼻剂

滴鼻剂是专用于鼻腔的溶液、混悬液或乳浊液。剂型有滴剂、喷雾剂等。鼻除其外部为皮肤所覆盖外，鼻腔和鼻窦内部均为黏膜覆被。鼻腔又深又窄，所以滴鼻时应头往后仰，适当吸气，使药液尽量达到较深的部位。另外，鼻黏膜比较娇嫩，滴鼻剂必须对鼻黏膜没有或仅有较小的刺激。

滴鼻剂的正确使用方法：

（1）首先要将鼻腔内的分泌物擤净。如果鼻腔内有干痂，则应先用温盐水清洗浸泡，待干痂变软取出后再滴药。

（2）患者仰卧于床上，肩部垫一软枕，使头部尽量向后仰，使鼻腔低于口咽部。

（3）滴药时，滴鼻剂应距鼻孔 1～2 cm。对准鼻孔滴入药液，每次 2～3 滴，让药液顺着鼻孔一侧慢慢流下，让鼻腔侧壁对药液起缓冲作用，以免药液直接流入咽部，苦味难忍。

（4）滴完药后，用手指轻按几下鼻翼，使药液布满鼻腔。然后保持滴药姿势 3～5 分钟，再坐起。如滴鼻剂流入口腔，可将其吐出（图 5－14）。

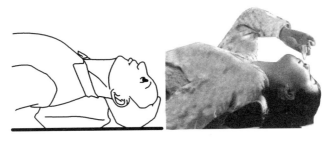

图 5－14　滴鼻剂的正确使用方法

用药注意：

（1）向鼻内滴药时，滴管头应悬空，不要触及鼻部，以免污染药液；滴药后将头部略向两侧轻轻转动，以使药液均匀分布。

（2）过度频繁使用或延长使用时间可引起鼻塞症状反复发作。连续用药 3 天以上，症状未缓解应向执业医师咨询；使用滴鼻剂一般不可超过两周。

（3）同时使用几种滴鼻剂时，首先滴用鼻黏膜血管收缩剂，再滴入抗菌药物。

（4）高血压患者应慎用能使鼻黏膜血管收缩的滴鼻剂，以防用药后血压加速升高。

（5）含剧毒药的滴鼻剂尤应注意不得过量。

2. 鼻用喷雾剂

喷雾剂是指含药溶液、乳状液或混悬液填充于特制的装置中，使用时借助手动泵的压力、高压气体、超声振动或其他方法将内容物呈雾状释出，用于肺部吸入或直接喷至腔道黏膜、皮肤及空间消毒的制剂。

喷雾剂的特点如下：

① 以局部治疗应用为主；

② 喷射的雾滴比较粗，但可以满足临床需要。

鼻用喷雾剂是专供鼻腔使用的气雾剂，其包装带有阀门。使用时挤压阀门，药物以雾状喷射出来，供鼻腔外用。例如，一些抗组胺药、抗交感神经药和抗生素等常通过鼻腔喷雾给药，以治疗鼻腔的充血、过敏、炎症或感染等。

鼻用喷雾剂的正确使用方法如下：

① 喷鼻前先呼气。

② 头部稍向前倾斜，保持坐位。

③ 用力振摇气雾剂并将尖端塞入一个鼻孔，同时用手堵住另一个鼻孔并闭上嘴。

④ 挤压气雾剂的阀门喷药，同时慢慢用鼻子吸气。

⑤ 喷药后将头尽力向前倾，置于两膝之间，10 秒后坐直，使药液流入咽部，用嘴

呼吸。

⑥ 更换另一个鼻孔重复前一过程，用完后可用凉开水冲洗喷头。

六、栓剂

栓剂（图5-15）是由药物与适宜基质制成的专供纳入人体腔道，并能迅速熔融或溶解，产生局部或全身作用的一种固体剂型。临床常用的有阴道栓、肛门栓。

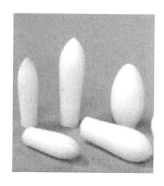

图5-15　栓剂

栓剂的特点如下：

（1）避免胃肠道破坏和肝首关效应。

（2）避免药物对胃的刺激。

（3）适用于老年、婴幼儿和不能口服的患者。

（4）栓剂基质的硬度易受气候影响。夏季温度高，会使栓剂变软而不宜使用。

1. 阴道栓的正确使用方法

（1）用药前要洗净双手，剥去栓剂外裹的铝箔，栓剂的顶端用冷水冲1~2秒，使之润滑。

（2）取仰卧位，双膝屈起并分开，将栓剂尖部向阴道塞入，并用手将栓剂轻轻推入阴道深处，感到有阻力即可停止。然后合拢双腿，让栓剂在体内慢慢熔化，并保持仰卧姿势20分钟。必要时可使用卫生棉，防止栓剂溶解后渗出。

（3）用药后，1~2小时内尽量不排尿，以保证药效（图5-16和图5-17）。

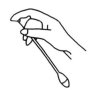 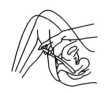

图5-16　阴道栓　　　　图5-17　阴道栓使用示意图

阴道栓用药注意：

（1）阴道栓的用药时间。阴道栓宜在入睡前给药，以便使药物充分吸收。若白天用药，药物受热溶解后易从阴道流出，降低药效。

（2）因临床上发生过患者口服栓剂的情况，一定要告知患者阴道栓仅做外用，不能口服。

（3）夏季温度高，如栓剂变软，不宜使用。可将栓剂置入冰水或冰箱中 10 ~ 20 分钟，待其基质变硬后再使用。

2. 直肠栓的正确使用方法

（1）洗净双手，食指套好洁净塑料套，剥去栓剂外裹的铝箔，在栓剂的顶端蘸少许液状石蜡、凡士林、植物油或润滑油。

（2）患者取侧卧位，小腿伸直，大腿向前屈曲，贴着腹部（图 5 - 18）。

（3）放松肛门，将栓剂尖部向肛门塞入，并用手将栓剂轻轻推入深处约 3 cm，然后合拢双腿，保持侧卧姿势 15 分钟，并用手轻捏住两侧臀部，以免栓剂脱出（图 5 - 19）。

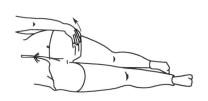 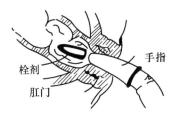

图 5 - 18　使用直肠栓时侧卧位示意图　　图 5 - 19　直肠栓使用示意图

（4）用药后，1 ~ 2 小时内尽量不排便，以使药物迅速发挥作用。

直肠栓用药注意：

（1）有些栓剂如柳氮磺胺吡啶栓等，需排便后使用。

（2）直肠栓仅做外用，不能口服。

（3）为避免软化，栓剂应贮存于阴凉处或冰箱内。如果栓剂变软，可将栓剂置入冷水或冰箱中 30 分钟，待其基质变硬后再使用。

第五节　吸入剂与正确使用方法

吸入剂可经口腔或鼻腔吸入，通过上呼吸道进入肺部，吸收后发挥全身作用。此种给药方式也称为肺部给药。吸入剂可以是气雾剂，也可以是粉雾剂。下面主要介绍气雾剂和吸入粉雾剂。

(一)气雾剂

气雾剂(图5-20)是将含药溶液、乳液或混悬液与适宜抛射剂共同封装于具有特制阀门系统的耐压容器中,使用时借助抛射剂的压力将药物抛出的制剂,是以呼吸道吸入用气雾剂为主的一类药品。

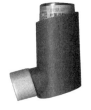

图5-20 气雾剂

按分散系统不同,可将气雾剂分为溶液型气雾剂、混悬型气雾剂和乳剂型气雾剂。

(1)溶液型气雾剂。溶液型气雾剂指药物溶解在抛射剂中或在潜溶剂的作用下与抛射剂混合而成的均相分散体(溶液),以细雾状雾滴喷出。

(2)混悬型气雾剂。混悬型气雾剂指不溶于抛射剂的固体药物以微粒状态分散在抛射剂中形成的非均相分散体(混悬液),以雾粒状喷出。

(3)乳剂型气雾剂。乳剂型气雾剂指不溶于抛射剂的液体药物与抛射剂经乳化形成的非均相分散体,以泡沫状喷出。供呼吸道吸入用气雾剂的吸入给药剂型药品主要用于治疗哮喘。该剂型可直接到达作用部位,起效快,但使用方法比较复杂,因此患者往往不能正确掌握吸入剂的使用方法。

气雾剂的特点:

(1)优点。有速效和定位作用;避免了胃肠道破坏和肝首关效应;有定量阀门,剂量准确。

(2)缺点。吸入型气雾剂操作比较复杂,患者很难做到吸气与揿压阀门同步;生产成本高。

气雾剂的使用方法正确与否,与治疗效果有直接关系。正确使用气雾剂不仅能使药物充分发挥作用,而且能减少不良反应的发生。如果患者的使用方法不正确,就达不到应有的治疗效果。

正确使用气雾剂的方法如下:

(1)充分摇匀气雾剂后打开盖子,并向空中试喷一次。

(2)用药前做深呼气,把气呼出。

(3)把气雾剂的喷嘴放到嘴里,并将气雾剂喷嘴包严。如果包得不严,气雾剂喷出的药雾就会从口唇的缝隙逸出来。然后深吸气,在深吸气的同时,按动气雾剂的开关,把药向口腔内喷出。只有这样,喷出来的药雾才会随着吸气的气流到达病变部位。

(4)喷完药后,要屏气10秒左右,然后呼气。这样就会使药物最大限度地沉淀在气管和支气管里面,从而达到良好的治疗效果。最后将盖子套回喷嘴上。

（5）用药后需用清水漱口，以清除口腔及咽部残留的药物，避免副作用（图 5 - 21）。

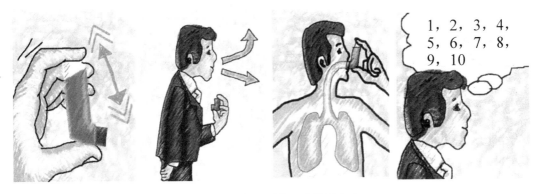

1，2，3，4，5，6，7，8，9，10

图 5 - 21 气雾剂的正确使用方法

另外需要注意：气雾剂药物遇热和受撞击有可能发生爆炸，贮存时应注意避光、避热、避冷冻、避摔碰。

（二）吸入粉雾剂

吸入粉雾剂是指微粉化药物或与载体以胶囊、泡囊或多剂量贮库形式，采用特制的干粉吸入装置，由患者主动吸入雾化药物至肺部的制剂。特点：不含抛射剂，剂量正确，操作简单。

常见的吸入粉雾剂装置有准纳器、吸乐和都保类等。

常用的准纳器如舒利迭，为多剂量型。

常用的吸乐如思力华，属于单剂量吸入器。

常用的都保类药物有福莫特罗粉吸入剂、布地奈德福莫特罗粉吸入剂、布地奈德粉吸入剂。

1. 准纳器的使用方法

① 一只手握住外壳，另一只手的大拇指放在拇指柄上。向外推动拇指直至吸嘴口完全打开（指示窗一面朝上）。

② 握住准纳器，使吸嘴对向自己。向外推滑动杆直至发出"咔哒"声，表明准纳器已做好吸药准备。尽量呼气，但请勿将气呼入准纳器中。

③ 将吸嘴放入口中，从准纳器中深深地、平稳地吸入药物，切勿从鼻吸入。然后将准纳器从口中拿出，继续屏气约 10 秒，关闭准纳器。关闭准纳器时，将拇指放在手柄上，往后拉手柄，发出"咔哒"声，表示准纳器已关闭，滑动杆自动复位，准纳器又可于下次吸药时使用。

④ 缓慢呼气，最后用温水漱口，保持口腔清洁。

⑤ 如要吸入第二剂药物，须关上准纳器，1 分钟后重复上述步骤（图 5 - 22）。

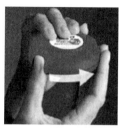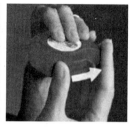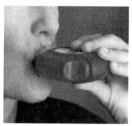

图 5 - 22　准纳器的使用方法

2. 思力华的使用方法

噻托溴铵粉吸入剂（商品名：思力华）是一种支气管扩张剂，由吸入装置和胶囊两个部分组成，适用于慢性阻塞性肺疾病的维持治疗，包括慢性支气管炎和肺气肿、伴随性呼吸困难的维持治疗及急性发作的预防（图 5 - 23）。

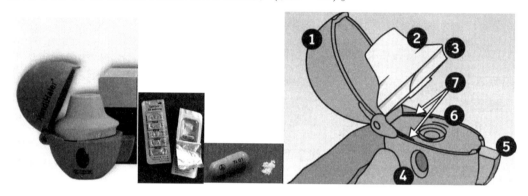

图 5 - 23　噻托溴铵粉吸入剂构造图

1—防尘帽；2—吸嘴；3—吸嘴边缘；4—基托；5—绿色刺孔按钮；

6—中间室；7—进气口

思力华的正确使用方法：

（1）打开吸入装置。按下绿色刺孔按钮并打开防尘帽，轻轻提起吸嘴边缘，暴露中间室。

（2）将胶囊按入吸入装置中。揭开铝箔，取下一粒胶囊。将取出的胶囊放入吸入装置的中间室，合上吸嘴直至听到"咔哒"声，保持防尘帽敞开。注意不要用尖锐的工具取胶囊。

（3）刺破胶囊。手持吸入装置，使吸嘴向上，按下绿色刺孔按钮，感觉胶囊被刺破后即松开。注意无须多次按下绿色刺孔按钮，也不要摇晃吸入装置。

（4）吸入药粉。先做一次深呼吸，完全呼气使肺内的气体排出。举起吸乐装置放到嘴上，用嘴唇紧紧含住吸嘴，保持头部垂直。注意一定要避免呼气到吸嘴中，不要按住装置的进气口。

（5）缓慢地深吸气，能听到胶囊振动。吸气到肺部全充满时，尽可能长时间地屏住呼吸，同时从嘴中取出吸入装置。重新开始正常呼吸。

（6）为了使胶囊中的药物完全吸出，再进行一次深呼气并重复吸入一次。再次打开吸嘴，倒出用过的胶囊并丢弃。将装置倒置并轻敲，倒出其中可能残留的粉末。关闭吸嘴和防尘帽，将吸入装置保存起来（图5-24）。

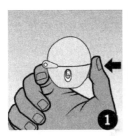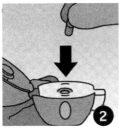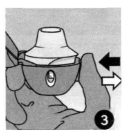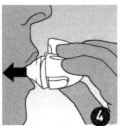

图5-24 思力华的正确使用方法

学习提示

思力华的使用总结：按一下，吸两次。深吐气，慢慢吸。在使用的过程中，如有任何问题，请及时咨询医生或药师。

注意：每月清洁一次思力华装置。打开防尘帽和吸嘴，然后向上推起绿色刺孔按钮，打开基托，用温水全面淋洗吸入器以除去粉末。将吸乐装置置于纸巾上吸去水分，之后保持防尘帽、吸嘴和基托敞开，置空气中晾干。晾干需24小时。

思力华的清洗：每月清洁一次吸入装置。打开防尘帽和吸嘴，然后向上推起绿色刺孔按钮，打开基托，用温水全面淋洗吸入器以除去粉末。将吸入装置用纸巾吸去水分，之后保持防尘帽、吸嘴和基托敞开，置空气中晾干。晾干吸入装置需24小时，因此应在刚用过之后进行清洁，这样可以保证下次正常使用。必要时吸嘴的外面可以用湿巾清洁。注意不要用吹风机吹吸入装置，也不要在还未晾干的情况下使用吸入装置。

3. 都保装置的正确使用方法

① 旋松保护瓶盖并拔出，充分振摇，使其混匀；握住瓶身，使旋柄在下方，垂直竖立，将底座旋柄朝某一方向尽量拧到底，然后转回到原来的位置。当听到"咔哒"一声时，表明1次剂量的药粉已经装好。

② 轻轻地呼气直到不再有空气可以从肺内呼出，请勿对喷嘴呼气；然后将喷嘴放

在齿间，用双唇包住吸嘴，用力深吸气。

③ 将药瓶从嘴边拿开，然后缓慢呼气，盖好保护瓶盖。用温水漱口，保持口腔清洁。定期用干纸巾擦拭吸嘴的外部（图 5 - 25）。

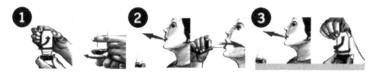

图 5 - 25 都保装置的正确使用方法

第六节 中药汤剂的正确使用

一、汤剂煎煮法

汤剂是中药最为常用的剂型之一，汤剂的制作对用具、用水、火候、方法都有一定的要求。

1. 煎药用具

一般来说，煎药用具以砂锅、瓦罐为好，铝锅、陶瓷罐次之，禁用钢铁锅，以免发生化学反应，影响疗效。

2. 煎药用水

煎药多用自来水、井水、蒸馏水等，总体来说以水质洁净新鲜为好。

3. 煎药火候

煎药火候有文火、武火之分。一般先用武火煮沸，再用文火慢煎。文火是指使温度上升及水液蒸发缓慢的火候；武火，又称急火，是指使温度上升及水液蒸发迅速的火候。

4. 煎药方法

先将药材浸泡30～60分钟，用水量以高出药面为度。一般中药煎煮两次，第二煎加水量为第一煎的1/3～1/2。两次煎液去渣、滤净、混合后分两次服用。煎煮的火候和时间，要根据药物性能而定。一般来讲，解表药、清热药宜武火煎煮，时间宜短。煮沸后煎3～5分钟即可；补养药须用文火慢煎，时间宜长，煮沸后再续煎30～60分钟。某些药物因其质地不同，煎法比较特殊，处方上有标注。常用特殊煎法包括先煎、后下、包煎、另煎、溶化、泡服、冲服和煎汤带水。

（1）先煎。一些有效成分难溶于水的矿物质和介壳类药物（如磁石、代赭石、生铁落、生石膏、龙骨及牡蛎、海蛤壳、石决明、紫贝齿、龟甲、鳖甲等），应打碎先煎，煮沸 20 ~ 30 分钟，再下其他药物同煎，以使有效成分充分析出。此外，附子、乌头等毒副作用较强的药物，宜先煎 45 ~ 60 分钟再下他药。久煎可以降低毒性，使用药安全。

（2）后下。一些气味芳香的药物（如薄荷、青蒿、木香、砂仁、沉香、豆蔻等）久煎，其有效成分易于挥发而降低药效，须在其他药物煎沸 5 ~ 10 分钟后放入。此外，有些药物虽不属芳香药，但久煎也能破坏其有效成分，如大黄、番泻叶等，亦属后下之列。

（3）包煎。那些黏性强、粉末状及带有绒毛的药物（如蛤粉、滑石、青黛、旋覆花、车前子、蒲黄及灶心土等）宜先用纱布袋装好，再与其他药物同煎，这样一方面可以防止药液浑浊或刺激咽喉，引起咳嗽，另一方面可以防止药物沉于锅底，加热时引起焦化或煳化。

蒲黄、海金沙等药材因质地过轻，煎煮时易飘浮在药液面上，或成糊状，不便于煎煮及服用；车前子含淀粉、黏液质较多，煎煮时容易粘锅、糊化、焦化；辛夷、旋覆花等药材有毛，对咽喉有刺激性；以上均宜用纱布包裹入煎。

（4）另煎。另煎又称另炖。为避免某些贵重药材（如人参、西洋参、羚羊角、鹿茸等）煎出的有效成分被其他药渣吸附，造成浪费，以及更好地煎出有效成分，这些贵重药材还应单独另煎（另炖）2 ~ 3 小时。煎液可以另服，也可与其他煎液混合服用。

（5）溶化。溶化又称烊化。某些胶类及黏性大而易溶的药物（如阿胶、鹿角胶、鳖甲胶、虎骨胶、鸡血藤胶及蜂蜜、饴糖等）容易黏附于其他药渣及锅底，既浪费药材，又容易熬焦。为避免入煎粘锅（或黏附其他药物）而影响煎煮，可单用水或黄酒将此类药加热溶化即烊化后，用煎好的药液冲服，也可将此类药放入其他药物煎好的药液中，加热烊化后服用。

（6）泡服。泡服又叫焗服。某些有效成分易溶于水或久煎容易破坏药效的药物（如藏红花、番泻叶、胖大海等），可以用少量开水或复方中其他药物滚烫的煎出液趁热浸泡，加盖闷润，减少挥发，半小时后去渣，即可服用。

（7）冲服。某些贵重药物（如麝香、牛黄、珍珠、羚羊角、猴枣、马宝、西洋参、鹿茸、人参、蛤蚧等）用量较轻，为防止散失，常须研成细末，制成散剂，用温开水或复方中其他药物煎液冲服；某些药物（如用于止血的三七、花蕊石、白及、紫珠草、血余炭、棕榈炭，用于息风止痉的蜈蚣、全蝎、僵蚕、地龙，用于制酸止痛的乌贼骨、瓦楞子、海蛤壳、延胡索等）为提高药效，也常研成散剂冲服；某些药物（如雷丸、鹤草芽、朱砂等）高温下容易破坏药效或有效成分难溶于水，也只能作散剂冲服。此外，还有一些液体药物（如竹沥汁、姜汁、藕汁、荸荠汁、鲜地黄汁等）

也须冲服。

（8）煎汤代水。为了防止某些药物（如灶心土等）与其他药物同煎使煎液浑浊，难于服用，宜先煎后取其上清液代水再煎煮其他药物。此外，某些药物质轻、用量多、体积大、吸水量大，如玉米须、丝瓜络、金钱草等，也须煎汤代水用。

二、汤剂服药法

在服用中药汤剂时，应根据病情需要，严格按照医生或药师的指导用药，掌握服药的温度、服药的剂量、服药的方法、服药的时间和注意事项，从而安全有效、经济合理地用药。

（一）服药的温度

根据病情需要，中药汤剂可分为温服、热服和冷服。

1. 温服

一般来说，汤剂均需要温服。特别是一些对胃肠道有刺激作用的药物，如瓜蒌仁、乳香等，温服能和胃益脾，减轻刺激，以达到治疗的目的。如出现真热假寒，当寒药温服。

2. 热服

将煎好的中药汤剂趁热服下。一般而言，寒证用热药宜热服，如解表药宜热服，适用于寒证。比如，外感风寒时一定要热服，并且服后还须盖好衣被，或吃点儿热粥，以帮助出汗，这样才能更好地发挥药效。

3. 冷服

冷服即将煎好的中药汤剂放凉后服用。一般来说，热证用寒药宜冷服。凡是解毒药、止吐药、清热药均应该冷服。真寒假热者则当热药冷服。

（二）服药的剂量

根据病情需要，有的药是分服（分次服用），有的药是顿服（一次性服用），还有一些特殊情况。

1. 分服

分服适用于慢性病、病情轻、可慢慢调治的患者。一剂汤药可分 2~3 次口服，每次 100~200 ml。呕吐的患者要先少后多，分多次服下。小儿口服汤剂时，应将汤剂浓缩，从而减少服用量。以少量多次为好，不要急速灌服，以免咳呛。

2. 顿服

顿服适用于急性病及病情较重、应急速治疗的患者。一剂汤药可一次服下。这样药力大而猛，药效能充分发挥。

3. 其他

呕吐患者可以浓煎药汁，少量频服。危重患者一般少量多次服用。在使用峻烈的药物以及有毒性的药物时，要从小剂量开始，逐渐加量，取效即止，切勿过量，以免发生中毒反应或伤及人体正气。在应用发汗、泻下、清热药时，若药力较强，要注意患者个体差异，一般见出汗、泻下、热降即可停药，适可而止，以免出汗、泻下、清热太过，损伤人体的正气。

（三）服药的方法

汤剂一般是一天1剂，即将2次或3次煎煮的药液合并，分2~3次温服；但对急症重症，可一次性服用（顿服），以使药力集中，也可一天数次服用，或煎汤代茶多次服用，以使药力持续，甚至一天可连服2剂以加强疗效。

对于服汤药后出现恶心、呕吐者，可在药液中加入少量姜汁，或用鲜生姜擦舌，或嚼少许陈皮，然后再服汤药；或采用冷服、小量而多次饮用的方法。对于昏迷病人、吞咽困难者，也可用鼻饲法给药。

（四）服药的时间

汤剂一般每日1剂，两次间隔时间为4~6小时。临床用药时可根据病情增减，如急性病、热性病可一日2剂。至于饭前服还是饭后服则主要决定于病变部位和性质。一般来讲，病在胸膈以上者（心、肺），如眩晕、头痛、目疾、咽痛等，宜饭后服；病在胸腹以下者，如胃、肝、肾等脏疾患，则宜饭前服。某些对胃肠有刺激性的药物宜饭后服；补益药多滋腻碍胃，宜空腹服；治疟药宜在疟疾发作前的约两小时服用；安神药宜睡前服；慢性病定时服；急性病、呕吐、惊厥及石淋、咽喉病须煎汤代茶饮者，可不定时服。特殊方剂应遵医嘱。

（五）注意事项

（1）服用中药汤剂时应忌烟酒，忌食辛、辣、油、腻等食物。
（2）皮肤病及疮伤应忌食鱼虾和刺激性食物。
（3）若与西药联用，应与西药错开时间服用。
（4）小儿、孕妇或老年人应遵医嘱。
（5）煎好的中药汤剂应在2~8℃的冰箱中保存。

思考题

一、单选题

1. 下列有关药物使用方法的叙述正确的是（　　）。

A. 肠溶胶囊可以将胶囊拆开服用

B. 缓释片剂可以掰开服用

C. 泡腾片剂可以直接服用或口含

D. 透皮贴剂不宜贴在皮肤的褶皱处、四肢下端或紧身衣服下

2. 下列有关剂型的使用不正确的是（　　　）。

A. 滴丸剂多用于病情急重者，如冠心病、心绞痛等

B. 滴丸剂在保存中不宜受热

C. 泡腾片剂可迅速崩解和释放药物

D. 使用滴眼剂时先滴严重一侧病眼

3. 一般应整片或整丸吞服的制剂是（　　　）。

A. 乳膏剂   B. 泡腾片剂

C. 透皮贴剂   D. 缓、控释制剂

4. 可迅速崩解和释放药物的制剂是（　　　）。

A. 滴丸剂   B. 泡腾片剂

C. 透皮贴剂   D. 缓、控释制剂

5. 多用于病情急重者的制剂是（　　　）。

A. 滴丸剂   B. 肠溶剂

C. 透皮贴剂   D. 缓、控释制剂

6. 缓、控释制剂的正确使用是（　　　）。

A. 严禁直接口服   B. 禁用于红肿部位

C. 一般应整片吞服   D. 使用后不宜马上饮水

7. 透皮贴剂的正确使用方法是（　　　）。

A. 禁用于红肿部位   B. 一般应整片吞服

C. 使用后不宜马上饮水   D. 保持舌下含服至少5分钟，仰卧姿势约20分钟

8. 泡腾片剂的正确使用方法是（　　　）。

A. 严禁直接口服   B. 禁用于红肿部位

C. 一般应整片吞服   D. 保持舌下含服至少5分钟，仰卧姿势约20分钟

9. 关于剂型的说法正确的是（　　　）。

A. 药物为适应治疗和预防的需要而制成药物的应用形式称为药物剂型

B. 同一药物剂型不同，其作用一定相同

C. 同一药物剂型不同，其作用持续时间一定相同

D. 同一药物剂型不同，其副作用一定相同

10. 有关药物的给药途径的说法不正确的是（　　　）。

A. 药物的给药途径选择对药品的疗效发挥影响不大

B. 同一药品给药途径不同，药物的作用有可能会产生变化

C. 临床常见的给药途径有口服、舌下含服、直肠给药、吸入给药、静脉注射、肌内注射、皮下注射等

D. 应根据患者的病情和药物的性质选择适宜的给药途径

11. 使用气雾剂时的注意事项不包括（   ）。

A. 使用前气雾剂需摇匀

B. 使用气雾剂应准确掌握剂量，明确一次给药撤压几下

C. 使用气雾剂给药后应屏住呼吸 10～15 秒

D. 使用气雾剂后不要马上漱口

12. 硝酸甘油片的正确服用方法是（   ）。

A. 整片吞服 　　　　 B. 冲服

C. 舌下含服 　　　　 D. 咀嚼

二、问答题

1. 剂型的作用有哪些？

2. 服用舌下片时需要注意什么？

3. 胶囊剂用药注意有哪些？

4. 简述规范胰岛素注射九步骤（胰岛素笔）。

5. 滴眼剂的正确使用方法及用药注意是什么？

6. 直肠栓的正确使用方法及用药注意是什么？

7. 气雾剂的正确使用方法是什么？

8. 中药汤剂的特殊煎法有哪些？

参考答案：

一、1. D　2. D　3. D　4. B　5. A　6. C　7. A　8. A　9. A　10. A　11. D　12. C

第六章 合理用药

学习目标

掌握：合理用药的基本原则；老年人合理用药的原则。

熟悉：不合理用药的危害；合理应用非处方药的注意事项；合理应用中成药的注意事项。

了解：合理用药的影响因素；合理应用抗生素的注意事项。

导言

合理用药在全世界都是一个重大的问题。不合理用药会给个人和社会带来严重的后果，包括药物治疗的质量下降，进而导致发病率和死亡率上升；医疗资源浪费，导致其他重要药物短缺并增加费用；药品不良反应和耐药增加；患者对药物的认识产生误区。本章在前面介绍过的药物治疗相关理论知识的基础上，将结合社会上不合理用药的三个备受关注的话题（非处方药、抗生素和中成药）来具体说明合理用药的注意事项。

第一节 合理用药概述

合理用药是一个在世界范围内被持续关注的问题。世界卫生组织将"合理用药"定义为：患者接受的药物符合其临床需求，药物剂量符合个体的需求，疗程适当且对患者和社会来说成本最低。1987年世界卫生组织提出合理用药的标准：处方的药应为适宜的药物；在适宜的时间，以公众能支付的价格保证药物供应；正确地调剂处方；以准确的剂量、正确的用法和疗程服用药物；确保药物质量安全有效。目前尚无一个公认的明确的合理用药定义。绝对合理的用药也是难以达到的，一般所指的合理用药只是相对的。当今比较公认的合理用药应包含安全性、有效性、经济性与适当性这四个基本要素。

安全性是临床合理用药的首要前提，它涉及用药的风险和效益。医生在用药时必须权衡利弊，要尽量给予对患者有利的药品，使患者承受最小的风险，获得最大的治疗效果，同时积极教育患者，宣传安全用药，让患者正确了解药品的两面性。

有效性是临床选择药物治疗疾病的目标。医生应针对患者的病症，尽量选用经过各类型试验和研究证实的药品，强调以最小的治疗风险获得尽可能大的治疗效应。但由于受到医学发展水平的限制，对有些疾病的药物治疗仅能减轻和缓解病情的发展，此时患者也应对药品的疗效有一个恰当的期望值和正确的理解，从而达到医患双方均可接受的用药目标。

经济性也是合理用药的基本要求，临床医疗中应追求以尽可能低的成本换取尽可能大的治疗效应，降低患者和社会保险的支出。但不能将经济性理解为价格最低的药品。在评估药品费用时，不仅要计算每种药品的单价，还应注意治疗的总费用，这其中也包括因不良反应造成的健康损失、消耗的成本等。

适当性是实现合理用药的基本保证。应针对每个患者的具体特点，尽量做到用药个体化，明确患者有无使用某类或某种药品的禁忌证。除了用药与临床诊断相符外，还应考虑特殊人群，药品的剂量、用法是否正确，选用剂型与给药途径是否恰当，是否有重复给药现象，是否有潜在临床意义的药物相互作用和配伍禁忌，是否发挥了药品的治疗作用、减少了不良反应、迅速有效地控制了疾病的发展。

安全、有效、经济、适当地使用药物才会增强患者和公众对药物治疗的持续信赖，促进药品的合理应用，有利于提高医疗质量和节约医药资源。最终目标是使患者受益。

药物因素、疾病因素和剂型因素是影响合理用药的核心因素。除此之外，社会因素、经济因素和心理因素也会影响合理用药。社会因素主要包括国家卫生政策、医疗保险制度、社会保障制度等。这些政策和制度的执行，最终会对合理用药产生影响。经济因素对合理用药的影响很复杂。不同医疗费用的支付方式对合理用药会产生不同影响，医疗费用支付方、医疗机构和患者三方利益相互制约，影响合理用药。对于自己付费的患者，其对疾病所需费用的支付能力直接决定就医取向和就医费用的支出，不可避免地对合理用药产生影响。心理因素的改变会导致用药行为的变化，最终影响合理用药和患者对使用药品的依从性。

对于合理用药，不同类型人群的侧重点也不同。医生更关注疗效，常会不断尝试和创新，自发地进行临床研究或经验性创新个案治疗，引领医学发展；药师更关注药物治疗，注重安全性，对不良反应和药物代谢动力学等药物体内过程认识较多；护士更关注药物使用的方法，因为很多情况下她们是执行给药操作的专业人员；患者和公众更关注药物疗效和经济性。合理用药是需要各方的共同关注和努力才能实现的目标。

第二节　不合理用药的现状与危害

不合理用药是指不符合上述定义的药物使用行为。在世界范围内，常见的不合理用药表现为：无明确适应证；有用药禁忌证；用药过多（联合用药不合理）；剂量过大/过小、疗程过长/过短；忽略药物间的相互作用；不适当地使用抗菌药物；注射液滥用、混合使用配伍禁忌普遍；基本药物使用不足、偏爱高价药；不按照临床指南进行处方；不适当的自我药疗，尤其是处方药等。

据世界卫生组织估计，超过50%的药品被不合理地处方、调剂和销售，同时有50%的患者不能正确使用药品。全球约有七分之一的老年人不是死于自然衰老或疾病，而是死于不合理用药。研究人员对全国300万处方进行分析，发现目前中国老年人潜在不合理用药的处方率为15.81%，也就是说每100个老年门急诊患者中就有16个患者的处方药物中含有潜在不合理用药。

不合理用药会导致不良后果。这些后果可以是单一性的，也可是综合性的；可以是轻微的，也可以是严重的，甚至危及生命。具体表现在以下几个方面：

（1）延误疾病治疗，甚至出现治疗失败。例如，给药不足会延误疾病治疗或导致疾病治疗不彻底，从而增加患者的痛苦和再次治疗的难度；而不适当的合并用药，则又会干扰药物的吸收和排泄，降低治疗效果等。

（2）引发药品不良反应及药源性疾病。引发药品不良反应的因素很多，有药物的因素，如品种混淆；有患者的因素，如过敏性体质、个体差异、特殊人群；也有辨证的因素，如辨证是否准确。但更不能忽视不合理用药，如选用药物不准确、用药时间过长、剂量过大、用法不适当，均会引起不良反应。严重时会引起药源性疾病。例如，"四环素牙"是由四环素沉积于牙和骨组织等，引起牙釉质发育不全而导致的药源性疾病。

（3）浪费医药资源。不合理用药造成的医药资源浪费可以是直接的，如重复给药、无病用药、不必要的合并用药等；也可以是间接的，如处置药品不良反应、药源性疾病等会增加医药资源的消耗，这些间接的资源浪费常会被医务人员和患者忽视。

（4）造成医疗事故和医疗纠纷。不合理用药常会造成医疗事故（或称为药疗事故）。医疗事故的发生常常会引发医疗纠纷，不但会给患者、医生、药师带来许多痛苦和不必要的经济支出，而且会给医院、药品经营单位乃至全社会带来许多麻烦和经济损失。因此，每一个医务人员在用药时，一定要坚持合理用药，以降低医疗事故的发生率，避免医疗纠纷的发生。

（5）造成微生物耐药性的产生。用药不足和不对症，使越来越多的微生物产生变异、适应药物。耐药菌的比例越来越大，耐药程度越来越高，而新药研发速度远不及细菌耐药性产生的速度，一旦出现耐药菌感染性疾病暴发流行，人类将无药可治。

思考题

抗生素随便吃有什么后果？

抗生素不是万能的，病毒感染吃抗生素往往无效。滥用抗生素会使越来越多的微生物产生变异耐药，使感染越来越难控制。当耐药菌发展到不可控制的程度时，感染将面临无药可治的严峻形势。

第三节　老年人合理用药原则

随着年龄的增长，老年人各器官的结构和功能退化，如心肌收缩力减弱、肝肾功能减退、血浆蛋白功能改变等，导致药代动力学改变；而老年人组织器官的反应性、受体的数量与功能、酶活性等因素的改变，使老年人对药物的敏感性和耐受性也发生了变化；老年人常多病共存，需联合服用多种药物，容易出现不良反应。再加上老年人的安全用药常识相对缺乏，自我风险管理能力较弱，而且求医心切、用药依从性较差，最容易出现不合理用药情况。因此必须重视老年人的合理用药问题。

一、根据诊断确定用药

老年人在求医时常有多种主诉，因此必须根据病史、体格检查和辅助检查的结果予以诊断，明确治疗目的后根据诊断、病因选用药物。在给老年人选用药物时，不但要熟悉药物的药理作用、适应证和不良反应等，还要了解老年人的特点，考虑既往疾病及各器官的功能情况。对有些病症，可以不用药物治疗的就不要急于用药。例如，失眠可通过节制晚间紧张的脑力劳动和烟、茶等而改善。老年人精神情绪抑郁，可通过劝慰、心理指导等治疗，其效果常比用药好。

二、从小剂量开始，个体化用药

老年人肝肾功能减退，对药物的消除代谢能力下降，对药物效应也有很大的个体差异。所以医生处方时要遵循个体化原则，只有这样才能给患者带来最佳治疗效果。除了维生素、微量元素和消化酶类，老年人用药大都需要调整剂量。多数药物在应用过程中应从小剂量开始，逐渐加量，直至最低安全有效维持量。具体可以结合患者年龄、体重等情况而定。对年龄较大、体重较轻、一般情况较差的老年患者，更应从最小剂量开始。如能进行血药浓度监测，则可更准确地根据个体差异调整用药剂量。

三、选择适宜的给药途径

老年患者用药尽量不用注射液，而优先选择口服给药方式，尤其是治疗慢性病时，尽量选用口服制剂（如片剂、胶囊剂或溶液剂）。急性病患者可选用注射用药（如静脉注射、静脉滴注等）。对于吞咽困难的老年患者，不应给予片剂、胶囊剂等，可改用液体剂型的药物，必要时才选用注射给药。

四、选择合适的用药时间

每日2次、每日3次、空腹服用、饭前服用等常规的服药方法是基于药物的生物利用度、消除半衰期、药物的刺激性等多种因素制定的。但在确定老年人用药方案时还应考虑老年人依从性的特点，尽可能寻找便于老年人记忆和执行的简便用药方法。长期服用的药物可选用缓、控释剂型，减少用药次数。例如，将每日3次服用的硝苯地平片更换为每日1次的硝苯地平控释片。掌握好用药的最佳时间还可以提高疗效，减少不良反应。例如，睡前服用平喘的药物可以更好地控制夜间的喘息症状。

五、注意药物相互作用

合并用药种类越多，相互作用越复杂，不良反应发生率越高。据报道，同时服用5种以下药物不良反应发生率为6%~8%，5种以上不良反应发生率为30%~40%，10种以上不良反应发生率为50%~70%。因此应根据治疗需要合理地联合用药，抓住疾病的主要矛盾，有针对性地少而精地用药。合用的药物最好不超过5种，以减少毒副作用。减少用药品种还可以提高老年人用药的依从性。老年病人病情危重时可能需要使用多种药物，但在病情稳定后应逐渐减少。

六、注意识别药品不良反应

老年人的药品不良反应表现形式有一定的特殊性，除常见的皮疹、恶心、呕吐等一般症状外，还表现为精神症状、易跌倒、大小便失禁、不思活动、生活能力丧失等。通常老年人使用频率较高且经常联合使用的药物有中枢神经系统药、心血管系统药、解热镇痛药、抗感染药、利尿药等，所以在选用这几类药物时更应特别注意。对有效剂量与中毒剂量很接近的药物，如氨茶碱、地高辛等，最好进行血液浓度监测，根据测定参数调整给药方案，减少由于剂量过大带来的不良反应。

七、格外重视老年人的依从性

老年患者在不会用药和不了解用药目的的情况下容易发生用药不当事件。例如，突然停药可能引起症状加重，影响康复。因此，医务人员要耐心地向老年患者解释处方中的用药目的、剂量、用法和疗程，叮嘱家属协助其按时按量服药，以提高用药依从性和防止误用药物。一些技术和方法可以帮助老年人提高依从性，详见第七章第四节。

第四节 老年人群合理用药建议

一、正确认识自身的疾病

对自身疾病的清晰认识是老年人接受治疗和合理用药的基础。

老年人对待疾病不可掉以轻心，更不能存有侥幸心理，以免延误治疗时机。若发现从未出现过的症状和体征，要及时去医院看病，明确诊断后及时治疗。看病时要带齐以前的病历，这样一方面可以减少不必要的重复检查，另一方面便于医生诊断。对于已经确诊为患高血压、糖尿病等慢性病的老年人，在按照医生的处方服药的基础之上，仍然要定期到医院复诊，评估治疗情况，以根据疾病控制的情况调整药品品种或剂量。有些老年人既害怕生病，又担心到医院治疗花费高，于是就自己看广告买药，但结果常常是药不对症，既治不好病又浪费钱。因此老年人生病还是要根据医生的建议进行治疗，少花冤枉钱。在疾病治疗的过程中，老年人容易出现尽早治愈的急切心理，短期内达不到预期疗效，便不断更换医院、更换药品，或者盲目相信他人经验或者虚假广告。充分意识到一些疾病的治疗需要过程有助于老年患者对疾病治疗的正确预期。

一些老年人有一定的自我保健知识或"久病成医"，认为慢性病诊断过后在家治疗既省事又省钱，甚至还将自己的吃药经验分享给其他人。这样做安全隐患非常多，弊大于利，甚至会导致严重的后果。同时有些疾病发病初期的症状可能与老年人原有的某些慢性病相似，如果得不到及时规范的治疗，往往会延误最佳治疗时机。

除了躯体疾病，老年人的心理健康也需要被关注。绝大多数老年人认为心理问题不是疾病，也不懂得如何调整自己的心态，心理问题已成为严重影响老年人健康和生活质量的主要疾病之一。老年人出现心理问题时，及时看心理医生、多与人沟通是非常有效的方法。

二、加强老年患者的随访与监测

在老年人所患的疾病中慢性病占多数，这些疾病往往需要终身服药。很多患者在初次就诊明确诊断后可以坚持服用药物，但是忽略了自我监测和去医院随诊的重要性。首先药物的治疗方案并不是一成不变的。药品的选择和剂量与患者的治疗效果以及不良反应情况密切相关。因此患者一方面要进行良好的居家自我监测，另一方面要定期复诊或接受随访，从而及时根据情况调整治疗方案。

自我监测内容依据疾病和用药不同而有区别。高血压患者需要监测血压；糖尿病患者除了需要监测血糖外，还需要监测糖尿病的并发症，如每天检查双足，看是否有糖尿病足的发生；每年监测肾功能，评价肾损害情况；服用钙拮抗剂类药物的患者要监测是否有双下肢水肿问题。当发现异常情况时，若情况轻微，可以在定期随诊时与医生交流；若情况严重，则需要尽快就医，解决问题。例如，对于应用艾司唑仑的老年患者，需要重点关注神经系统不良反应，包括镇静时间延长、嗜睡，同时要注意预防跌倒。

随访与监测举例：患者女性，70 岁，患有高血压、糖尿病、冠心病，心脏瓣膜置换术后，目前用药包括单硝酸异山梨酯 20 mg bid po；阿卡波糖片 50 mg tid po；酒石酸美托洛尔片 25 mg bid p；硝苯地平控释片 30 mg qd po；阿托伐他汀钙片 20 mg qn po；华法林片 4.5 mg qd po。

针对该患者治疗效果的监测指标包括血压、血糖、凝血指标（国际标准化比值）。

主要的用药安全性的监测指标如下：

（1）阿卡波糖片：胃肠道不适。

（2）酒石酸美托洛尔片：心率。

（3）华法林片：出血或者栓塞的征象。出血的征象包括血尿、皮下出血点、牙龈出血等；栓塞的征象包括突发的胸痛、头痛、下肢肿胀等。

三、重视与老年患者的沟通和教育

患者对用药的依从性受到很多因素的影响。仅仅提供知识并不能有效地改善患者的依从性，尤其是长时间用药之后。只有患者关注、理解并能记住，知识才会起作用。因此与患者，尤其是老年患者的沟通和教育在传递知识和改变用药行为方面有很大的作用。

沟通是信息的交换，而不只是单方面的给予。需要通过患者的反馈看出患者是如理解医务人员或者看护人员的教育信息的。对于患者的反馈要非常重视，必要时针对某些信息做出澄清和改进。在沟通和教育的过程中，患者对信息的反馈非常重要，是与其建立良好关系的开始。

与患者沟通时，恰当的提问有助于获取更多真实有用的信息。开放式问题可以鼓励患者阐述自己的观点并用自己的说法描述问题。开放式问题包括"什么时候""什么地点""如何进行的""怎么样"。这些问题可以鼓励患者参与对话。封闭式问题只要求回答"是"或者"不是"。这类问题主要用于采集某个特定问题的具体信息，如"这个药物你是和饭一起吃吗"。有些时候询问"为什么"的问题会让患者产生戒心或者抵触情绪，这个时候可以换一种表达方式。例如，不去问"为什么你没有吃这个药"，而是问"你是怎么服用这个药的呢"。提问的时候还要注意不要一次询问过多问题，要将问题逐一提问，这样有助于信息的采集。

老年患者更容易出现理解障碍的问题，记忆新的信息和记起之前的信息对老年人来说都存在困难。与老年患者沟通时，注意将语速放慢、多重复和总结；采用一些辅助的工具如图表、形状等来帮助传递信息；格式尽可能简单，内容尽可能简短，并要便于他们随时复习。

四、合理的自我药疗

对于一些轻微的、短期的疾病，患者自行购买非处方药进行治疗是患者自我保健的重要方式之一。非处方药主要为了方便相对健康人群的临时使用。有慢性或严重疾病的患者，以及准备将非处方药作为每日常规用药的人群，在购买非处方药前最好先咨询专业人员。不合理使用非处方药可能会加重许多慢性病。

购买非处方药要到正规药店，并分清处方药和非处方药。出现感冒、原因明确的腹泻等问题，可自己买非处方药治疗，但要注意选择正规的医疗机构和药店。所有的注射液、抗生素、毒麻药品都是处方药，应凭医生处方购买。最容易被忽略的是抗生素，如无医生明确要求，不建议患者作为常备药贮存在家中。

购买非处方药时要仔细阅读药品说明书。阅读药品说明书是正确用药的前提，特别要注意药物的禁忌、慎用、注意事项、不良反应和药物间的相互作用，如有疑问要及时咨询药师或医生。拿到药品说明书后，首先应分析疾病情况是否在"适应证"中，然后要关注"禁忌"。药品说明书中列出的禁止使用该药的人群、生理和疾病状态、伴随的其他治疗、合并用药等提示，都要严格遵守；了解"注意事项"，能减少药物间发生相互作用的风险；阅读"不良反应"，了解常见症状，能有针对性地进行观察；而使用正确的贮存方法，是保证药物安全有效的重要前提。

正确认识非处方药的不良反应。非处方药虽然具有较高的安全性，严重不良反应发生率比较低，但长期、大量使用也可能存在安全隐患。所以，非处方药也要严格按药品说明书使用，用药后注意观察症状变化。

知识链接

关于选择非处方药的建议

1. 尽可能确保自我诊断的准确性，不要把疾病都想象成小问题。

2. 按药物中活性成分的作用选药，而不是根据药名听起来像治疗这种疾病的感觉来选药。

3. 药物组分越少越好。接受不必要的药物治疗会导致更高的用药风险和费用。

4. 仔细阅读药品说明书从而掌握正确剂量和注意事项，包括什么情况不能用药。

5. 有疑问时应咨询药师或医生什么药品更适合病情。

6. 请药师查看所选药物与正在使用的药物之间有没有相互作用。

7. 咨询药师了解不良反应。

8. 服药剂量不要超过推荐剂量。

9. 用药时间不超过药品说明书建议的最长疗程。一旦症状加重，应停止用药。

10. 任何与药物有关的问题都需要咨询医生和药师。按照指导服药可降低风险。

自我药疗时要注意区分保健品和药品。保健品是具有保健作用和调节机体的功能，不以治疗疾病为目的的食品，它不能替代药品。治疗疾病，首先应遵医嘱选用药物。但要注意的是购买保健品要到正规药店。对于正在服用多种药物的患者，最好咨询医生或者药师保健品是否会与正在服用的药物产生相互作用。

五、合理使用抗菌药物

抗菌药物是指对细菌有抑制和杀灭作用的药物，包括抗生素和人工合成药物。有些抗菌药物对多种病原微生物有效，称为广谱抗菌药。有些抗菌药物仅对一种细菌或某类细菌有效，称为窄谱抗菌药。长期应用药物后，病原菌包括微生物、寄生虫甚至肿瘤细胞会对药物产生耐药性。耐药性也是抗菌药物不合理使用产生的最严重的危害。临床中使用抗菌药物有时是为了治疗感染，有时是为了预防可能发生的感染。

治疗感染时首先要明确，诊断为细菌、真菌、衣原体、支原体等病原微生物感染的患者才有指征应用抗菌药物。缺乏细菌及其他病原微生物感染的证据以及病毒感染的患者，都不需要治疗性应用抗菌药物。其次要尽早查明感染病原，根据病原种类及细菌药物敏感试验结果选用抗菌药物。抗菌药物品种的选用原则上应根据细菌药物敏感试验

（简称药敏）的结果而定。对于危重患者在未获知病原菌及药敏结果前，医生会根据患者的发病情况、发病场所、原发病灶、基础疾病等推断最可能的病原菌，并结合当地细菌耐药状况先给予抗菌药物经验治疗。获知细菌培养及药敏结果后，对疗效不佳的患者医生会调整治疗方案。抗菌药物治疗方案包括抗菌药物的选用品种、剂量、给药次数、给药途径、疗程及联合用药等。在制订治疗方案时应遵循下列原则：

（1）品种选择：根据病原菌种类及药敏结果选用抗菌药物。不是所有的感染都可以用同样的抗菌药物进行治疗。例如，当发生泌尿系统感染时，早前因为呼吸道感染开具的药物不一定能发挥治疗作用。

（2）给药剂量：按各种抗菌药物的治疗剂量范围给药。治疗重症感染（如菌血症、感染性心内膜炎等）和抗菌药物不易达到的部位的感染（如中枢神经系统感染等），抗菌药物剂量相对较大；而治疗单纯性下尿路感染时，由于多数药物尿药浓度远高于血药浓度，则可选用相对较小的剂量。同一种药物用于治疗不同感染时，剂量可能是不一样的。

（3）给药途径：轻症感染可接受口服给药者，应选用口服吸收完全的抗菌药物，不必采用静脉或肌内注射给药。重症感染、全身性感染患者初始治疗应给予静脉给药，以确保药效；病情好转能口服时应及早转为口服给药。某些皮肤表层及口腔、阴道等黏膜表面的感染，可采用抗菌药物局部应用或外用。

（4）给药次数：青霉素类、头孢菌素类和其他β内酰胺类、红霉素、克林霉素等消除半衰期短者，应一日多次给药。氟喹诺酮类、氨基糖苷类等一般一日给药一次。

（5）疗程：一般宜用至体温正常、症状消退后72～96小时。但是败血症、感染性心内膜炎、化脓性脑膜炎、伤寒、布氏杆菌病、骨髓炎、溶血性链球菌咽炎和扁桃体炎、深部真菌病、结核病等需更长的疗程方能彻底治愈，并防止复发。

单一药物可有效治疗的感染，不需联合用药，只有在感染严重或者一种药物不能有效控制时才会联合用药。联合用药通常采用两种药物联合，且宜选用具有协同或相加抗菌作用的药物联合，例如，青霉素类、头孢菌素类等其他β内酰胺类与氨基糖苷类联合。必须注意的是联合用药后药品不良反应发生的可能性增加。

老年患者宜选用毒性低并具有杀菌作用的抗菌药物，青霉素类、头孢菌素类等β内酰胺类为常用药物，毒性大的氨基糖苷类、万古霉素、去甲万古霉素等药物应尽可能避免应用。此外老年人肾功能呈生理性减退，尤其是高龄患者接受主要自肾排出的抗菌药物时，应按轻度肾功能减退情况减量给药，可用正常治疗量的1/2～2/3。青霉素类、头孢菌素类和其他β内酰胺类的大多数品种即属此类情况。

六、合理使用注射液

我国注射液的使用存在使用频率过高、配伍不当、不安全注射、没有明确的适应证、中药注射液不合理使用的现象。2009 年国家发展和改革委员会的数据显示，我国医疗输液 104 亿瓶，平均到当时的 13 亿人口，相当于每个中国人一年输液 8 瓶，远高于国际上 2.5 ~ 3.3 瓶的平均水平。过多使用注射液会导致医药资源浪费，增加费用，并使患者增加某些不必要的风险和不良反应，如过敏反应、静脉炎、肿块、硬结、局部感染、输液微粒造成肺组织肉芽肿等。2014 年的《国家药品不良反应监测年度报告》显示，静脉注射给药发生不良反应占不良反应总数的 57.8%。静脉输液常见的不良反应包括过敏反应、类过敏反应、热原反应、局部刺激、溶血反应、水电解质紊乱、容量负荷等。输液不良反应可发生在刚开始输液时，也可发生在输液过程中的任何时间，有些迟发反应可在输液结束后一段时间发生。

目前很多患者对输液治疗的认知还存在一些误区，如普通发烧、感冒、腹泻、肠胃炎等常见疾病均使用输液治疗，一些老年人到冬天季节变换时习惯性要求通过输液预防疾病。患者和公众对输液的风险和不良反应认识不足，成为过度输液的重要原因之一。静脉输液潜藏着很多危险因素，在看似透明的药液中，其实还含有许多不溶性微粒。另外在临床准备及添加药物等操作步骤中，环境污染和人员操作不当，都可能造成细菌等微粒进入药液。这些异物进入人体后，可随血液循环，引起血管内壁刺激损伤，使血管内壁的正常状态发生改变（变得不光滑），引起血小板黏着，导致静脉炎；不溶性微粒在小血管内会引起巨噬细胞增殖，形成肉芽肿而堵塞，导致梗塞。药物结晶微粒、聚合物、降解物及其他异物都可在注射部位或静脉血管与组织蛋白发生反应，从而引起过敏反应。尽管血浆具有一定渗透压调节能力，但注射液的渗透压也会对机体产生不良影响。输入过高渗透压的液体会导致细胞外液渗透压过高，使血细胞脱水皱缩而黏合在一起形成血栓，还会引起静脉炎。而输入低渗溶液，会使细胞膜张力过高而破裂，导致溶血。

注射液只有在以下情况才应该使用：吞咽困难或者存在明显的吸收障碍（如呕吐、严重腹泻、胃肠道疾病）或潜在的吸收障碍，口服明显降低生物利用度的药物，没有合适的剂型的药物；需要很高的组织药物浓度，而口服给药不易达到高浓度的情况；疾病严重，病情进展迅速，需要给予紧急治疗的情况；患者对口服治疗依从性差。凡是口服可以吸收达到效果的药物尽量不要注射。在不同途径的选择上，能够肌内注射的就不要静脉注射。必须注射的应尽可能减少注射次数。当必须选择注射途径给药时，也应根据病情尽快从静脉过渡到口服治疗。

下列措施有助于合理应用注射液：

（1）严格掌握注射液量和疗程。

（2）尽量减少注射液联合使用的种类，以避免不良反应和配伍禁忌的出现。

（3）根据不同药物调节适宜的输液滴速，在医院或诊所进行输液治疗时，需要注意患者或家属不要随意改变医务人员设定好的输液速度。

（4）输液温度过低可能会引起患者不适，但不建议在输液管下方直接放置热水瓶或热水袋给药液加温，过高的温度可能会使药物发生变化。可在输液前将药物拿至室温的环境中以解决温度过低的问题。

中药注射液是具有我国特色的剂型，且患者对于中药注射液有比较明显的偏好，尤其是老年人群往往认为输液比口服起效快，且中药安全无毒，是理想的治疗方案。但是，近年来中药注射液引起的严重不良反应和严重不良事件被频繁报道，其安全性问题也引起了社会各界的广泛关注。有统计数据显示，70%的中药注射液不良反应都是临床不合理使用造成的。不同个体由于遗传基因、体内代谢酶、免疫系统及健康状况等差异，对药物反应也不同。中药注射液是从植物、动物和矿物等药材中提取出来的，含有蛋白质、鞣质等杂质，过敏体质者使用中药注射液时易发生各种过敏反应，用药前应格外关注过敏史。在前面合理使用注射液的基础上，下列措施有助于更好地保证中药注射液的安全性：

（1）选择合适的溶媒，如选择不当，就可能产生一系列变化，包括溶液的pH改变、澄明度变化、出现絮状物或沉淀、颜色改变及药效的协同和拮抗作用，进而影响药效，甚至产生不良反应。使用过程中应选用药品说明书中推荐的溶媒。

（2）中药注射液应单独使用，避免与其他药品混合配伍使用。

（3）必须严格按照说明书规定的给药途径和剂量使用中药注射液，切不可随意加大剂量。由于不同的给药方式对中药注射液的质量要求不同，因此不能随意变更注射途径。

（4）加强用药监护。在用药过程中，尤其是首次用药的时候，应密切观察患者的用药反应。

七、合理使用中成药

中成药是以中医药理论为指导，以中药材为原料，按规定的处方、生产工艺和质量标准生产的制剂。患者和公众在对中成药的认识上存在误区，认为中成药没有毒性或者毒性很小，以至于出现了随意联合用药、随意加大剂量、随意延长疗程等行为。药物的两面性是药物作用的基本规律之一，中成药也不例外，特别是一些中成药服用时间越长，服用剂量越大，不良反应就越明显，如肝脏和肾脏损害等。近年来中成药引起的严重不良反应时有发生。中成药的不良反应可能涉及神经系统、造血系统、呼吸系统、泌尿系统、消化系统、循环系统、过敏反应、皮肤损害、肝脏损害等，甚至危及生命。

中成药在使用过程中，需要关注下列问题，以避免不合理用药的发生：

（1）遵循中医辨证论治理论。如"热证"用"热药"，无异于火上加油；"寒证"用"寒药"，视同于雪上加霜。同样是感冒，在中医领域有风寒感冒、风热感冒、暑湿感冒之分，其药物选择有很大差异。风寒感冒宜选用辛温解表药（如感冒清热颗粒），风热感冒宜选用辛凉解表药（如银翘解毒丸），暑湿感冒宜选用祛湿解表药（如藿香正气丸）。

（2）注意剂量和疗程，按照医生的医嘱或者药品说明书建议的用法用量服用，控制好剂量和疗程。

（3）注意药物之间的相互作用，不仅中药成分之间有配伍禁忌，中药和西药之间也有潜在的相互作用。例如，含鞣质类的中药与含金属离子的西药之间存在相互作用。

（4）避免重复使用相同或类似功能主治的药物。很多患者在多个科室就诊，不同医生可能同时处方中成药，但对患者来说，某一症状可能是同一中医疾病问题在不同器官有临床表现而导致其在不同科室就诊，因此选择中成药时宜综合考虑患者的病情，最好由中医师进行处方。

（5）部分中成药中含有西药成分，使用时需要格外注意，避免重复用药和潜在的不良相互作用。表6-1为常见的含有西药成分的中成药。通过阅读药品说明书或者咨询药师可以识别目前使用的中成药是否含有西药成分。

表6-1 常见的含有西药成分的中成药

类 别	中 成 药	西 药 成 分
抗感冒药	强力感冒片（强效片）、抗感灵片	对乙酰氨基酚
	菊蓝抗流感片	乙酰水杨酸
	扑感片、贯防感冒片、速感宁胶囊、银菊清解片	对乙酰氨基酚、马来酸氯苯那敏
	速感康胶囊、维C银翘片	对乙酰氨基酚、马来酸氯苯那敏、维生素C
降糖药	消渴丸、消糖灵胶囊	格列本脲
抗高血压药	舒络片、降压避风片、复方罗布麻片、珍菊降压片	盐酸可乐定、氢氯噻嗪

续表

类　别	中　成　药	西药成分
消化系统用药	胃宁散、心痛口服液	碳酸氢钠、硅酸镁
	甲氧苄氨嘧啶	痢特敏片、消炎止痢灵片
呼吸系统用药	咳特灵片（胶囊）	马来酸氯苯那敏
	盐酸麻黄碱、氯化铵	安嗽糖浆、舒肺糖浆、天一止咳糖浆、咳痰清片
	盐酸溴己新	消咳散
理气、理血药	心血宝胶囊、健脾生血颗粒、维血康糖浆	硫酸亚铁

严格掌握适应证，按照正确的用法用量服用，规定合理的疗程，避免不必要的合并用药。合理使用中成药，是发挥其价值的基础。

思考题

一、单选题

1. 下列（　　　）是合理用药的前提。

A. 有效性　　　　B. 安全性　　　　C. 经济型　　　　D. 适当性

2. 下列因素中属于影响合理用药的核心因素是（　　　）。

A. 社会因素　　　B. 经济因素　　　C. 心理因素　　　D. 疾病因素

3. 下列关于老年人自我选用非处方药时的建议错误的是（　　　）。

A. 仔细阅读药品说明书　　　　　　　B. 能用一种药物就不选用两种药物

C. 按照自我用药感觉决定用药剂量和疗程

D. 不明白的时候咨询医生或药师

4. 下列关于合理用药的描述错误的是（　　　）。

A. 医生在用药时必须权衡利弊，要尽量给予对患者有利的药品，使患者承受最小的风险，获得最大的治疗效果

B. 有效性是临床选择药物治疗疾病的目标

C. 针对患者的病症，尽量选用经过各类型试验和研究证实的药品

D. 经济性就是选择价格最低的药品

5. 合理用药的经济性评价中，下列（　　　）不包含在其中。

A. 治疗的总费用　　　　　　　　B. 药品的单价

C. 不良反应发生的情况

D. 因不良反应造成的健康损失、消耗的成本

6. 下列关于不合理用药的描述错误的是 (   )。

A. 给药不足会延误疾病治疗或导致疾病治疗不彻底

B. 选用药物不准确、用药时间过长、剂量过大、用法不适当，均会引起不良反应

C. 重复给药、无病用药、不必要的合并用药会造成直接的医药资源浪费

D. 不合理用药只是对患者个人产生影响，不会对其他人产生影响

7. 不良反应 (   ) 是老年人更容易出现的。

A. 精神症状　　　B. 皮疹　　　　　C. 恶心　　　　　D. 呕吐

8. 从有助于提高依从性的角度，下列 (   ) 给药方式最适合老年人。

A. 每日 3 次给药　　B. 每日 2 次给药　　C. 每日 1 次给药　　D. 以上没有区别

9. 下列关于老年人合用药物的说法错误的是 (   )。

A. 合并用药种类越多，相互作用越复杂，不良反应发生率越高

B. 治疗需要合理地联合用药，抓住疾病的主要矛盾，有针对性地少而精地用药

C. 合用的药物最好不超过 5 种

D. 即使病情危重，也应保证减少合用药品的品种

10. 下列关于注射液的使用描述正确的是 (   )。

A. 口服可以解决问题时不需要输液治疗

B. 为了减少输液时间可以将不同输液在一起进行

C. 输液的滴速可以根据患者的情况自行调整

D. 可以通过加热药液来减少输液不良反应

二、问答题

1. 请说明合理用药的基本原则及含义。

2. 请列举老年人群合理用药的基本原则，并结合具体药品的例子说明每一条原则。

3. 请说明自我药疗时的注意事项。

4. 请说明应用抗生素治疗感染时的注意事项。

5. 为了避免不合理应用，该如何选择中成药？

参考答案：

一、1. B　2. D　3. C　4. D　5. C　6. D　7. A　8. C　9. D　10. A

第七章 老年患者用药安全

掌握：药品有效期的含义；过期药品的处理方法；家庭药箱管理的注意事项；药品不良反应的定义；依从性的概念。

熟悉：药品质量的影响因素；老年患者药品不良反应的特点；预防老年患者用药不当的方法。

了解：药品不良反应的类型；老年患者用药依从性的影响因素。

导 言

药物治疗的目的是缓解症状、治愈疾病，从而使患者的健康和生活质量得到保障。然而很多影响因素使药物治疗的效果不能达到预期，甚至产生不良的后果，其中药品质量、潜在不良反应以及老年人群中经常发生的用药不当是重要的影响因素。深入学习分析这些因素有助于更好地管理老年患者的用药，从而减少用药安全隐患并预防严重不良后果的发生。

第一节 概述

随着社会的发展和医学的进步，人类的寿命延长，人口老龄化日益明显。截至 2014 年年底，我国 65 周岁及以上人口数为 1.37 亿人，占总人口的 10.1%。世界卫生组织规定，65 岁以上的人称为老年人。老年人口占总人口比例达到 7% 的社会称为老龄化社会。我国已步入老龄化社会。根据预测，21 世纪中叶我国老年人口数量将超过 4 亿，达到峰值。药物是最常见的医学干预措施，老年人在生命的最后数十年中，其健康和功能的改善多数要归功于药物。疫苗有助于预防许多可能导致老年人死亡的感染性疾病。抗生素可有效地治疗肺炎和其他多种严重感染。降压药物能够预防中风和心脏病发作。降糖药使糖尿病患者在正常生活的同时降低了眼部和肾脏并发症的风险。止痛药和其他对症药物使关节炎患者的生活质量得到了提高。

然而老年人的生理改变，尤其是肝肾功能的减退，导致机体对药物的吸收、分布、代谢和排泄等功能减退，而且老年人往往患有多种疾病，需要同时服用多种药物并且进行长期治疗，因此药物相互作用和不良反应发生率明显增加。由于老年人对很多药物的敏感性增加，因此他们的用药风险会更大。例如，患有关节炎的老年人可能需要长期使用镇痛抗炎药，那么就可能会有消化性溃疡、出血这样严重不良反应的发生。这种溃疡往往在没有先兆的情况下发生，对老年人来说可能造成生命危险。许多镇咳药、感冒药、抗过敏药都含抗组胺成分，抗组胺药会使老年人的某些疾病病情加重（如闭角型青光眼以及前列腺增生），同时抗组胺药还能引起头晕和站立不稳，导致跌倒和骨折。这些不良反应对于年轻人可能是微不足道的。但是老年人如果发生跌倒或者骨折，其后果可能会非常严重。此外老年人服用含铝制剂会更容易发生便秘，服用含镁制剂会更容易腹泻和脱水。越来越多的处方药上标明老年人是否需要不同的剂量，但非处方药上标明老年人需要不同剂量的还比较少见。许多非处方药对老年人也具有潜在危险性，尤其是当药物长期需要以较大剂量使用时，这种风险将会增加。

常用有效剂量和引起严重的甚至威胁生命的不良反应的剂量之间的范围称为安全范围。安全范围宽的药物对患者是有利的。在患者病情危重或没有更好的选择的情况下，医生才会选用安全范围窄的药物。如果常用有效剂量即为该药的中毒剂量，除非患者病情危重且没有更安全的选择，医生将不会再选用此种药物。

药物的有效性和安全性是不可或缺的两个部分。药物的安全性在不同人的身上会有不同的体现，例如青霉素，只有极少数患者对其过敏，大多数患者即使大剂量使用也几乎是无害的。但也有一些药物，对多数人来说都存在较大的安全性问题，例如巴比妥类药物，曾被用于镇静催眠，但它可影响呼吸，降低血压，大剂量服用甚至会导致死亡。由于很难在所有的治疗领域都有安全范围较宽、有效且不良反应少的药物，当必须使用一些安全范围小的药物时要充分评估风险与获益并且密切监测。例如，抗凝药物华法林有良好的抗凝效果，但容易导致出血。当必须使用华法林时，风险是可以接受的，但患者需密切监测药物疗效。

除了上面提及的老年人生理因素、疾病因素和药物特点外，老年人群用药安全问题还体现在药品质量、药品不良反应和用药不当三方面。

第二节 药品质量与贮存

一、药品质量

药品质量是保证药品疗效的基础。常见的药品质量问题主要是包装问题和药品变质。

（一）质量保证的原则

1. 药品包装

（1）标签是否清晰。药品标签脱落会导致患者无法识别药品的品种。很多药片外观非常相似，若缺少标签，几乎无法进行辨认。

（2）是否标注明确的生产日期和有效期。药品生产日期和有效期不清晰会导致患者无法识别药品是否还在可用的时间范围内。服用过期药物不仅会影响治疗效果，还可能带来不良影响。

（3）包装是否完整、严密。药品瓶口不严或松动、药瓶漏液，可能会导致药品变质或污染。服用这样的药品会存在潜在的安全隐患。喷雾剂等特殊剂型装置质量问题会导致药品不能及时使用。如果一些急救的喷雾装置不能及时使用，可能会延误病情，如用于缓解哮喘急性症状的沙丁胺醇气雾剂。

2. 药品外在质量

药品贮存条件不当可能造成碎片、受潮膨胀、粘连、发霉、变色、软胶囊融化、结晶吸出等。易出现变质问题的药品主要包括容易吸湿或氧化的药品、肠外营养液、中药蜜丸等。

（二）药品质量的影响因素

环境因素、药物因素和人为因素是常见的影响药品质量的因素。

1. 环境因素

在环境因素方面，日光中的紫外线会催化药品的变化，加速药品的氧化和分解；空气中的氧气易使某些药物发生氧化作用而变质，二氧化碳被药品吸收后会发生碳酸化而使药品变质；空气中的湿度太大会使药品潮解、液化、变质或霉败，湿度太小也容易使某些药品风化；温度过高会对药品的挥发程度、形态、氧化、水解以及微生物的生长产生影响，温度过低又容易引起药品冻结或析出沉淀；有些药品尽管储存条件适宜，但因其性质或效价不稳定，时间过久也会逐渐变质、失效。

2. 药物因素

药物性质会影响药品质量。水解和氧化是最常见的药物降解途径。药品如果含有某些特殊的化学结构，会导致其更容易发生水解或氧化。酯类和酰胺类药物比较容易发生水解反应，而酚类、烯醇类、芳胺类、吡唑酮类、噻嗪类药物比较容易发生氧化反应。药物发生降解后，不仅效价损失，而且可能产生颜色或沉淀。对于易水解的药物要特别注意湿度对它们的影响，对于易氧化的药物要特别注意光、氧、金属离子对它们的影响。为了避免药品被各类影响因素破坏，选择适当的包装材料很重要。棕色瓶常用于避光储存的药品，铝塑包装可以避光、防潮等。

3. 人为因素

除了环境因素和药物因素外，人为因素也会影响药品质量。药品在生产、运输和储存的过程中要采取严格的管理和控制措施。根据《药品管理法》的要求，药品生产企业、医院、药店等必须制定和执行药品保管制度，采取必要的冷藏、防潮、防震、防虫、防鼠等措施保证药品质量。药品在入库、出库和调剂时执行检查制度。为了保证药品的质量，国家颁布了药品生产质量管理规范和药品经营质量管理规范等相关管理规定，监督和管理有关的企业和单位，以保证药品质量和安全。药品生产企业、医院和药房工作人员的药品保管养护技能，以及对药品质量的重视程度和责任心，也是保证药品质量的关键。

从患者和消费者的角度，首先要确保通过正规途径购买药品，如正规的医院和药房，不要盲目相信网络或者其他途径销售的药品。当药品购买回家后，需按照药品贮存条件保管药品。

二、药品贮存

药品贮存温度、光照和湿度是影响药品质量的重要因素，因此应严格按照要求贮存药品，以免药物变质。药品贮存的基本要求：

（1）易受光线影响而变质的药品，需要避光保存，同时应放在阴凉干燥、阳光不易直射到的地方，也可采用棕色瓶或用黑色纸包裹的玻璃器皿包装，以防止紫外线射入。

（2）对易吸湿的药品，可用玻璃瓶软木塞塞紧，或者用螺旋盖盖紧。对于部分潮湿天气较多的地区，尤其要注意防潮。居家药品管理可以通过在药瓶中放置干燥剂来防潮。在梅雨季节更要采取有效的防霉措施。

（3）对易挥发的药品应密封，置于阴凉干燥处。

（4）药品保管的温度要求。药品说明书和外包装上一般都会标识药品需要的贮存条件。例如，"室温（不超过30 ℃）保存"指贮存于10～30 ℃即可；"在阴凉处（不超过20 ℃）保存"指贮存于不超过20 ℃的环境即可（但注意不要低于0 ℃冷冻）；

"2 ~ 8 ℃保存"一般可以贮存于冰箱冷藏室内。

（5）居家药品贮存。最好将药品贮存于药品原包装内，一般来说只有在需要短期服用，例如出差带药或者为老年人摆放未来一周用的药品时，才将药品从原包装内拆出，放置于临时的药盒、药瓶或包装袋中。

此外，药品应放在儿童够不到的地方，最好是放在上锁的柜子里。儿童有时候会将药品当作食物或者玩具误服或接触。国内外时常会有此类案例发生，并可能导致严重的后果。不要贮存已经过期的药品，避免由于老年患者没有关注到有效期而误服了过期药品。

三、变质和过期药品处理

药品本是用于治疗疾病的，但当它的功效消失甚至改变之后，则可能引起副作用。

（一）药品变质和过期的处理原则

1. 明确认识药品有效期

有效期是人为设定的相对时间限，是指该药品被批准的使用期限，表示在规定的贮存条件下能够保证质量的期限。它是控制药品质量的指标之一。药品过了有效期后，可能会有以下三种表现：一是治疗效果基本不变，很多口服片剂的化学药品相对比较稳定，而且药品失效是一个渐进的过程，很可能过了有效期，但药效并未降低至与有效期内的药品有明显的区别。但这并不是普遍适用的标准，对于患者和公众来说无法进行判断。二是治疗效果可能降低。例如，青霉素等抗生素稳定性较差，很容易减效或失效，过期后服用可能造成病情的延误。三是毒性增加。例如，疫苗和血清等生物制品如果过期，毒性可能会增加。

药品的有效期有不同的表达方式。"有效期至 2016 年 7 月"和"有效期至 2016.07"均表示有效期到对应年和月的最后一天，即 2016 年 7 月 31 日；"有效期至 2016 年 7 月 15 日"和"有效期至 2016/07/15"均表示有效期到 2016 年 7 月 15 日；如果药品生产日期为 2014 年 10 月 20 日，有效期两年，则表示有效期至 2016 年 10 月 19 日；部分进口药品的有效期标注为"Exp：201607"，表示该药品的有效期至 2016 年 6 月 30 日。

2. 有效期内的药品贮存不当也会造成质量变化

药品实际贮存环境与规定的贮存条件可能略有差异，此外每次拿取药品还需要打开药瓶，破坏贮存环境。部分药品可能在标识的有效期内已经变质失效。例如，用于缓解心绞痛的硝酸甘油保质期一般为 1 ~ 2 年，但硝酸甘油的物理化学性质不稳定，具有易挥发性和较高的蒸汽压，当与空气接触、温度升高、受到光照时，易分解成二硝酸甘油，使药效大大降低。因此一旦开封后有效期就不再是 1 ~ 2 年了，药效会随开封时间的延长而大打折扣。居家使用时需要注意，每次取药时快开快盖，用后把药瓶盖紧，开封3~6个月内没有用完应弃掉。常用的滴眼液也有类似的问题。滴眼液的无菌要求高，开封后容易被细菌污染，若30天内用不完，最好弃用。

外观检查有助于患者识别常见的药品变质问题。如果药片出现变色、松散、粘连、糖衣开裂等改变，胶囊出现发黏或破裂，混悬剂出现絮状物、颜色及味道改变，糖浆等液体药物出现分层、沉淀、异味等情况，说明药品已经存在变质问题，不要再继续使用了。

3. 变质和过期药品的处理方法

服用变质和过期药品可能会对身体造成伤害，随便乱扔变质和过期药品还可能给社会带来安全隐患。如果将大量的变质和过期药品扔到生活垃圾站里，并随土填埋，就会对土壤以及水源造成巨大危害。一些过期药品中含有化学元素，甚至有毒物质，如果这些毒性物质超过了环境的自净能力，就会长久沉积下来。被扔掉的包装完整的过期药品可能被不法分子利用，将假药装进真药的包装里再流向市场，成为危害社会的假药。

变质和过期药品可以通过以下几种方式进行处理：一些城市的药监局或者社区已经设立了专门的药品回收点，可以将药品送至这些地方进行回收处理；也可以将药品送至附近的药店，请药店帮忙销毁。在家中处理过期药品时，首先注意销毁药品的包装。对于不同剂型的药品采取不同方式进行处理。对于口服片剂、固体制剂、胶囊等（如感冒药、抗感染药），可以用水溶解后冲到下水道；对于液体药物如眼药水、外用药水、口服液等，把里面的液体分别倒入下水道冲走；对于眼药膏等膏状药物，将药膏挤出来收集在信封内，封好后丢弃；对于喷雾剂药物，在户外空气流通较好的地方彻底排空丢掉；化疗药、治疗血液疾病的药物对人体及环境危害都比较大，最好送回医院，不要自己处理。

（二）家庭药品质量管理的方法

下列措施有助于管理家庭药品的质量和有效期：

（1）不要大量购买非处方药，购买6个月或1年之内可以服用完的药物最为安全。避免家庭药箱存储过多药品，从源头上减少过期药品的产生，避免不必要的浪费和由此带来的危害。

（2）严格按照药品说明书标识的贮存条件保存药品，并放在儿童接触不到的地方。

（3）定期对家庭药箱进行清理，以及时发现过期药；扔掉所有破裂、破碎或黏在一起的药片或胶囊，扔掉褪色、变硬、断裂或容器上有裂痕的药膏、乳膏或洗液，扔掉变色、变味、浓稠度改变的药品。

（4）出差或者老年人用药需要将药品部分分装到药盒、药瓶或袋子里时，注意少量分装，尽可能标注药名和有效期，并保证适宜的贮存条件，同时注意检查。

（5）硝酸甘油、滴眼剂、糖浆制剂等容易变质的药品在开瓶时标注开瓶日期，以便于判断何时需要丢弃。

第三节 药品不良反应

一、药品不良反应概述

大多数药物会产生多种药理作用，但通常只有一种是我们治疗疾病所需要的治疗作用，不论其他作用本身是否有害，从治疗上看都是多余的。例如，抗组胺类药物既有抗过敏作用，又有嗜睡作用，当白天服用抗组胺类药物用于控制过敏症状时，嗜睡就是不必要的不良反应。

1. 药品不良反应的概念

在我国药品不良反应的定义为合格药品在正常用法用量下出现的与用药目的无关的有害反应。几乎所有作用于全身的药物，都存在正常剂量用药会引起不期望的作用的现象。许多不良反应的发生是因为药物作用于全身细胞，而不仅仅是需要治疗的局部细胞。例如，用来治疗高血压的 β 受体阻滞剂，除了具有降压作用外，还会扰乱睡眠模式。

2. 药品不良反应的表现

在治疗过程中，药品不良反应十分常见，几乎所有器官系统都会受到药品不良反应的影响。消化系统紊乱是较为常见的药品不良反应，如食欲缺乏、恶心、腹胀、便秘、腹泻等。这可能是因为多数药物为口服给药，且经消化道吸收。老年人的大脑最常受累，引发嗜睡和意识障碍。

知识链接

如何看懂药品说明书中的药品不良反应发生频率?

1. 十分常见：每 100 个人中有超过 10 个人会发生不良反应。
2. 常见：每 100 个人中有 1 ~ 10 个人会发生不良反应。
3. 偶见：每 1 000 个人中有 1 ~ 10 个人会发生不良反应。
4. 罕见：每 10 000 个人中有 1 ~ 10 个人会发生不良反应。
5. 十分罕见：每 10 000 个人中小于 1 个人会发生不良反应。

二、药品不良反应的类型

(一) 类型

1. A 型反应

A 型反应是药物药理学作用增强和持续导致的，也可能是药物或其代谢产物引起的毒性。这类不良反应一般可以预测，与用药剂量有直接的关系，发生率比较高，但危险性比较小。药物剂量过高、患者对药物高度敏感或其他药物减慢该药物代谢而使血药浓度升高时，常引发此类不良反应。例如，服用抗高血压药的患者可能由于血压降低过多而感到头昏眼花；使用胰岛素或口服降糖药的患者可能因为血糖降低过多而出现虚弱、多汗、恶心和心悸等症状。

2. B 型反应

B 型反应与药物的固有药理作用无关，而与药物变性、药物变态反应或患者的特异体质有关。它的发生机制目前尚不清楚。这类不良反应大多不可预知，损害严重，但仅在少数人出现。这可能是因为这些人群对药物过敏或高度敏感。例如，常见的青霉素过敏就属于 B 型反应。过敏反应的程度轻重不等，轻者可以是轻度的皮疹，重者可以影响呼吸。

3. C 型反应

C 型反应主要指药物引起的致癌、致畸、致突变的作用，发生机制尚不清楚，多在长期用药后出现，难以预测，往往需要大规模的流行病学研究才可以发现此类不良反应，如沙利度胺可以导致海豹胎的事件。

知识链接

药品不良反应、过敏反应和副作用是一回事吗？

副作用是药品不良反应的一种，但除此之外，药品不良反应还包括毒性反应、变态反应、后遗效应、继发效应、特异质反应及致癌、致畸、致突变作用。药品不良反应一般是可预知的，但有的是不可避免的，有的是难以恢复的。

过敏反应是药物刺激机体而发生的非正常免疫反应，是不良反应的一种。它的发生与药物剂量无关或者关系很小，治疗量或极少量都可能发生。患者使用青霉素类抗生素时必须做皮试，目的就是防止过敏反应尤其是过敏性休克的发生。

（二）严重程度

大多数药品不良反应并不严重，停药或调整剂量后即可消失。一些反应会随着身体对药物的适应而逐渐消退。但是有些药物产生的不良反应可能较为严重且持续时间较长，并有可能是致死性的。

目前药品不良反应的严重性多用轻度、中度、重度来评价，但尚缺乏公认的客观标准。轻度不良反应是指轻微的反应，症状不发展，一般无须治疗，包括消化功能紊乱、头痛、乏力、肌肉酸痛、不适及睡眠改变。尽管这些反应轻微，但会令患者产生困扰，导致用药依从性降低，无法达到治疗目的。中度不良反应通常症状明显，重要器官或系统有中度损害，如遍布全身的皮疹、视觉障碍、肌肉震颤、排尿困难，还包括任何可察觉的情绪或器官功能改变。出现轻度或中度不良反应并不一定必须停药，尤其是在没有有效替代药物的时候。医师应重新评估给药剂量和给药频次以及给药时间（如饭前、饭后、早晨、睡前），也可用其他药物来控制不良反应。例如，应用抗过敏药物控制药物导致的皮疹。重度不良反应是指重要器官或系统有严重损害，可致残、致畸、致癌、缩短或危及生命，如肝衰竭、心律失常、过敏反应等。我国的药品不良反应报告和监测管理办法对严重不良反应的判定标准有如下设定：导致死亡；危及生命；致癌、致畸、致出生缺陷；导致显著的或者永久的人体伤残或者器官功能的损伤；导致住院或者住院时间延长；导致其他重要医学事件，如不进行治疗可能出现上述所列情况的。重度不良反应比较少见。一旦出现，应该立即停药，并及时进行相应治疗。然而有时医生不得不继续使用这些有风险的药物，如肿瘤患者使用的化疗药物或者器官移植患者使用的免疫抑制剂。

总之，使用任何一种药物的医学决定都是在权衡药物带来的整体好处与发生有害作用的风险之后做出的。

三、老年患者药品不良反应的特点

国家食品药品监督管理总局发布的《国家药品不良反应监测年度报告（2014 年）》中显示，65 岁以上老年人占报告比例的 19.9%。自 2009 年以来，该比例持续上升。严重不良反应报告中 65 岁以上老年人更是占到 27.3%。随着人口老龄化，老年人群的药品不良反应亟须关注。

1. 药物易在体内积聚

（1）随着年龄的增加，机体水分减少，脂肪比例增加，水溶性药物的浓度增加，脂溶性药物积聚增多。

（2）肾脏排泄药物的功能减弱，肝脏的分解功能下降，药物从机体排出减少，药物在老年人体内发生作用的时间延长，发生副作用的风险也升高。

例如，地高辛是治疗心脏病的常用药物，水溶性高且从肾脏排泄。由于机体水分减少，肾排量下降，血液中地高辛浓度增加，通过肾脏的排泄减少，就会导致恶心和心律失常等副作用。为了避免发生这种情况，医生经常需要从小剂量开始应用该药，或用其他药物替代。老年人常多种疾病共存，临床表现复杂，合并用药种类多，增加了发生不良反应的风险。有临床资料表明，服用 5 种以下药物的不良反应发生率在 6%～8%，服用6~10种药物的不良反应发生率将增至40%。此外在老年人中，营养不良与脱水也很常见。这些都是促使不良反应发生的危险因素。

2. 对药物更敏感

老年人对许多药物的作用更为敏感，其中抗胆碱作用尤为明显，它的临床表现包括思维混乱、视物模糊、便秘、口干、头晕、排尿困难以及膀胱控制力减弱。许多药物都有抗胆碱作用，包括抗抑郁药、抗组胺药等。乙酰胆碱是一种神经递质，是由神经细胞产生的化学信使，可以向邻近神经细胞或肌肉和腺体内的目标细胞传递神经信号。乙酰胆碱有助于记忆、学习和集中注意力，同时有助于控制心脏、血管、呼吸道、泌尿及消化器官的功能。乙酰胆碱的总量随年龄增加而减少，抗胆碱药对乙酰胆碱的阻滞比例增高，而且机体细胞的乙酰胆碱受体减少，这些原因导致老年人对于抗胆碱作用更为敏感，更容易出现此类不良反应。

四、正确看待药品不良反应

药品具有两面性，既有治疗作用，又有不良反应。药品不良反应是药品的固有属性，不能回避，而要正确看待。

1. 药物的作用是因人而异的

药物的作用是因人而异的。相同剂量的药物，在不同的人身上带来的治疗效果和不良反应可能是不一样的。药品不良反应的发生与患者的身体状况、年龄、遗传因素、生活习惯等多种因素有关，而且不同类型的不良反应、发生频率、严重程度各有不同。并不是所有的不良反应都会发生在每一位患者身上。

知识链接

老年人跌倒可能会带来严重后果，甚至死亡。一些药物尤其是中枢神经系统药物可能会引起跌倒。下列措施有助于防止家庭跌倒：

1. 所有房间：放置方便触及的电源开关，清理通道上的电线和电话线，清除可活动的小地毯，安装无绳电话。

2. 厨房：安装方便拿取物品的橱柜（不必弯腰或拽拉身体）、防滑地砖。

3. 卧室：放置方便触及的床头灯、小夜灯、大块的地毯。

4. 浴室：抬高坐便圈，安装安全把手、防滑地砖和小夜灯。

5. 起居室：放置固定的小块地毯或大块地毯。

6. 楼梯：光照充足，加固扶手，放置防滑脚垫。

用药误区

误区：药品说明书中不良反应写得越少，药品越安全。

解答：药品说明书作为有法律效力的文件，提供完整的不良反应信息。尽到告知义务是它的基本功能。没有药物是绝对安全的，没有写不良反应信息并不等于没有不良反应发生。药品说明书中标注的不良反应其实都有长久的临床实践支撑，或者有相应的文献、病例报道。对于临床医生和药师来说，详尽的信息反而给临床治疗的安全性加了一道锁。对于患者来说，注意阅读药品说明书中的不良反应的主要目的是加强用药的自我监测，一旦出现不良反应，及时采取措施。

2. 疗效与潜在风险的平衡

用药过程中考虑药物疗效的同时也要审视其潜在风险，只有当收益大于风险时才会使用药物。此外，也必须考虑停药带来的后果。评估药物疗效和潜在风险时，医生会考虑疾病严重程度及其对患者生活质量的影响。对于病情相对较轻的疾病，如感冒、咳嗽、偶尔的头痛，非处方药通常有效，且患者可耐受药物的轻微不良反应。对于严重或威胁生命的疾病，如急性心肌梗死、癌症、卒中等，有一些药物即便有严重不良反应风险，但考虑到用药的收益大于风险，仍然会使用药物。除了疾病因素外，医生还会考虑患者特殊的身体状况、生活习惯和遗传因素等。大多数药物是经过肝药酶代谢的，之后药物经过肾脏清除，从尿液排出。如果肝脏或肾脏功能不正常，有毒物质就会在血液中蓄积，增加了发生不良反应的危险。酒精也会影响肝脏功能，如果过量饮酒或长期饮酒，那么有些药物的作用会发生改变。遗传因素使一些人对某些药物的毒性作用更敏感。

3. 正确认识非处方药的不良反应

非处方药也可能会有严重不良反应，因此需要经常监测自己或家人服用非处方药后出现的反应。多数非处方药都只在短期内使用，但是大多数人容易忽视这个情况。例如，失眠患者会养成习惯，每天晚上睡前服用非处方安眠药。长期服药会对人体造成很大的危害。患者还要特别留意那些含有混合成分的非处方药。混合的成分越多，出现不良反应或者药物相互作用的概率越大。有些非处方感冒药含有4~5种不同的成分，如果出现了不良反应，就不容易明确具体是哪种成分引起了不良反应。比较好的解决方法是尽可能使用单一有效成分的药品。

对于处方药来说，医生和药师对于大多数药物的不良反应有所了解。为了尽可能减少药物间的相互作用和可以预防的不良反应的发生，在医生开具新的处方之前，患者需要告知所有正在服用的处方药、非处方药，甚至包括保健品和补品。

五、药品不良反应的处理

无论服用处方药还是非处方药，如果出现了一些意料之外的或与疾病无关的症状，都应该向医生或者药师咨询。在咨询之前，梳理好下列问题将有助于医生和药师判断这一症状与药品之间的关系：

（1）症状大约是从什么时候开始的？

（2）症状是如何发展变化的？是突然出现的还是慢慢发展的？是否在加重？

（3）有没有什么办法可以使症状缓解？

（4）有没有什么会使症状加重？

（5）有没有试图用其他药物或方法进行治疗？有没有效果？

（6）除了主要症状，还有什么其他与主要症状相关的症状吗？随主要症状变化而变化吗？

（7）以前有没有过类似的症状？

（8）这个症状是否影响正常的生活和工作？

在上述信息基础上，医生或药师会通过回答如下的 5 个问题对症状是否与药品不良反应有关进行判断。如果前 3 个问题的答案都是"是"的话，那么患者的症状就有可能是药品不良反应。

（1）是否发生在用药之后？

（2）目前所用的药品是否既往有过类似不良反应的报道？

（3）停药后症状是否好转？

（4）再次用同一药品时是否再次出现症状？

（5）是否与患者的原发疾病或者其他情况有关？

如果患者用药后出现了严重的不良反应，如呼吸困难，则应该寻求紧急的医疗帮助。

有些不良反应，如肠胃不适、呕吐、眩晕以及嗜睡，在身体适应了药物之后会渐渐消失，并不需要停药。但有些不良反应虽然轻微，但会持续存在，如皮疹、消化道不适、咳嗽、头痛等。此时先不要停药，及时咨询医生。但如果出现严重的不良反应，如呼吸困难、流血、乏力、持续性呕吐、视力或听力受损，请立即就医。

知识链接

如何完整地描述药品不良反应？

　　说明曾经发生的药品不良反应时注意以下几点，将非常有助于医生或药师对身体情况进行评估：

　　1. 不要把所有的不良反应都称为过敏，而要描述具体的症状。

　　2. 描述药品不良反应时，说明发生的时间、所用的药品（最好具体到生产厂家、剂型）、出现的症状、如何好转的。例如，10年前口服青霉素一次之后就出现全身皮疹，涂抹激素软膏后大约一周好转。

　　3. 将上述药品不良反应的发生情况主动记录在自己的病历本中，便于紧急情况下提醒医务人员。

　　药物过敏反应虽然少见，但可能是非常严重的不良反应。与其他药物不良反应相比，过敏反应的发生率和严重程度通常与用药剂量无关。若某人对某种药物过敏，即使很小的剂量也可以引发过敏反应。过敏反应的严重程度可从轻微的略感不适到极为严重的损害，甚至威胁生命。由于药物过敏反应会在人们对某种药物有过一次或多次安全接触史（无论是外用还是口服、注射）后发生，因此通常无法预测。适当的药物皮肤试验有时可以帮助预测过敏反应的发生。轻微过敏反应可使用抗组胺药物治疗，严重或威胁生命的过敏反应则需要注射肾上腺素或激素进行抢救治疗。严重的过敏反应症状包括呼吸困难或者吞咽困难，面部、颈部、口唇肿大，咳嗽，呼吸急促，窒息，头晕眼花，皮肤瘙痒，红斑，休克以及失去意识。如果患者在不是医疗环境下出现上述状况，应检查患者情况，大声呼救，找其他人来帮忙，帮助患者找到最佳坐姿，确保呼吸，同时拨打120，等待救援。

　　药品不良反应的预防胜过于治疗。下列措施有助于减少或预防药品不良反应的发生：

　　（1）一定要确保向医生报告所有正在服用的药物，包括非处方药、处方药和保健品。

　　（2）如果是长期用药，在没有咨询医生前，不要突然停药。

　　（3）如果需要住院进行治疗，要告诉医务人员目前正在服用的药物名称、厂家和剂量，最好能携带目前用药的包装或药品，便于医生识别。

　　（4）确保你在服用任何药物之前都仔细阅读药品说明书，了解药品不良反应，从而更好地进行自我监测和识别。

（5）老年人用药后如果出现混沌、疲倦、失稳或头晕目眩之类的症状，不要盲目地归于年龄问题。任何新出现的症状都有可能是药品不良反应，要及时咨询和报告医生。

第四节 老年患者用药不当

老年患者是一类特殊的用药人群。由于其生理机能减退，对药物的代谢功能降低，对药物的常用剂量不耐受，容易出现毒副反应，因此用药时需注意根据老年患者的生理特点酌情减量。通常老年患者同时患有多种慢性病，伴随多种并发症，合并用药品种多，易发生药物相互作用，且增加服错药的风险。同时老年患者由于不识字、理解能力差、视力不济、健忘，容易出现漏服、过量服药、服错药的情况。

一、老年患者用药不当的常见类型

老年患者的用药不当一部分是由于医生对老年患者基础情况或药品情况了解不充分造成的，包括禁忌用药、处方疗程过长、不良相互作用，另一部分是老年患者自身导致的用药不依从问题。

老年患者用药史复杂。如果对于老年患者既往的过敏史了解不充分以及对药物之间交叉过敏判断不足，就可能会出现用药不当。例如，一位老年男性患者既往有磺胺类药物过敏史，本次就诊医生开具塞来昔布胶囊 200 mg 用于缓解术后疼痛。由于既往已知磺胺类过敏的患者禁忌使用塞来昔布，药师审方发现该问题，与医生沟通后改为其他药物。老年人对药物的代谢清除能力减弱，血液中药物浓度增高，易蓄积而致毒副反应发生。某些药物如果给药时间过长，容易导致严重的致命性后果。老年患者用药种类多，合并用药极易发生由于药物相互作用导致的药物不良反应。特别是地高辛、环孢素、华法林等治疗指数低、安全范围窄的药物，与其他药物相互作用，极易发生血药浓度的急剧变化，导致用药过量甚至中毒。这类药物使用期间要定期监测血药浓度，根据监测情况调整用药剂量，做到个体化给药。

老年患者随着年龄的增加，记忆力和认知功能常有不同程度的下降，对于药品用法用量的理解容易出现偏差或遗忘。老年患者合理用药观念差，有的老年患者在症状好转后常会自行减量服药或擅自停药，还有的老年患者服药一段时间自我感觉未好转会自行换药或加量服用药物。长期患有慢性病的老年患者还会产生悲观消极的心理，拒绝治疗而隐藏药物。此外，老年患者还经常由于过分固执、偏信错误观点而不能从用药误区中走出来。多角度的用药教育结合一些技术手段可以在一定程度上预防此类用药不当。

二、老年患者用药依从性

依从性是指患者遵从医嘱用药的程度。患者的依从性在药物治疗中非常重要。影响用药依从性的因素可分为药物治疗方案、患者自身和医务人员三方面。

药物治疗方案的复杂程度直接影响患者的依从性。用药方案越复杂，患者对用药方案的理解就越差。用药方案复杂程度表现在用药品种、每日用药次数、给药途径的复杂性和疗程的长短。老年患者对用药方案的理解更容易存在偏差。一般来说，联合用药的品种越多，老年患者依从性越差，因为老年患者可能会混淆各类药物不同的服用时间、剂量和次数等。用药次数越多、疗程越长，依从性也就越差。药品不良反应也是影响老年患者用药依从性的重要因素。药品不良反应越大，老年患者越难耐受，不得不停止用药。药品的剂型与依从性也有关系，口服的用法用量相对更容易被记住，而那些需要使用特殊给药装置的药品，如治疗哮喘的吸入剂，如果老年患者不能掌握装置的正确使用方法，将直接影响治疗效果和用药依从性。

在患者自身方面，老年患者的记忆力、听力、视力明显衰退，日常生活能力下降，认知能力不足，依赖性增强，这些因素极易造成老年患者忘记服药或重复服药。因为不理解或误解用药医嘱而错服或多服，轻者不能达到应有的治疗效果，重者可能发生不良反应甚至中毒。老年患者的心理也很大程度上影响用药依从性。疾病的种类、病情、就医环境、医务人员的态度等都会对老年患者的心理产生影响。老年患者不愿意承认自己患病、对不良反应有顾虑、错误地认为疾病已经治愈、担心对药物产生依赖性、担心用药的花费等，会导致其对用药方案的抵触。

显然，如果不坚持用药，症状可能就不会减轻，疾病也不会被治愈。据估计，美国每年约有 125 000 人由于用药不依从而死于心血管疾病。如果按医嘱用药，就可避免 10% 的患者入院治疗。不依从治疗除增加医疗费用外，还会带来严重的后果。例如，患者漏用治疗青光眼的药物可导致视神经损害；漏用治疗心脏病的药物可导致心律不齐和心脏停搏；不足量使用抗生素能引起感染复发，并导致耐药菌的出现。

老年患者用药不当举例：老年男性患者，因"间断发热伴咳嗽，咳痰 3 个月，加重 3 天伴喘息"入院。该患者既往有慢性阻塞性肺病 20 年，曾在外院因慢性阻塞性肺病急性加重入院治疗，出院后医生给予泼尼松口服维持治疗。出院时医生所开带药处方为醋酸泼尼松 1 瓶，规格 5 mg×100 片。第一周每日 1 次，每次 20 mg；第二周减为每日 1 次，每次 15 mg；第三周每日 1 次，每次 10 mg；第四周每日 1 次，每次 5 mg。但该患者未能正确理解医生的用药方案，按照每日 1 次、每次 20 mg 连用 25 天后直接停用。随后，其病情再次加重，再次入院治疗。

三、预防老年患者用药不当的方法

对于老年患者和他们的照顾人员来说，下列方法有助于预防用药不当，提高用药的收益，降低风险。

（1）老年患者与医务人员之间保持良好的沟通。沟通可以让老年患者了解疾病的严重性，明智地权衡治疗方案带来的利弊，确保老年患者正确了解自身情况。通过讨论那些值得关心的问题，老年患者能够知道否认自身疾病或误解他们的治疗方案会导致他们忘记按照指导用药，从而出现非预期的治疗结果。书面形式的沟通对于老年患者具有额外的收益。医务人员提供的书面资料可以帮助老年患者避免因为回忆不起来医生和药师的交代而导致的错误。老年患者自己准备的书面资料也可以避免他们在医务人员面前由于着急、紧张而不记得需要交流的问题。当老年患者就诊于多个医生时，沟通显得更加重要。沟通能确保医生知道其他医生所开的全部药物，从而提出综合的、简化的用药方案；选择一种但同时能达到两种疗效的药物，或减少服药次数，从而提高依从性，减少发生药物相互作用的风险。在沟通中，老年患者意识到医务人员关心他们的治疗方案是否遵照执行时，依从性也可能会提高。如果医务人员能给予老年患者相应解释，他们更容易产生信任感，用药依从性就更好。

（2）让老年患者亲自参与治疗方案的讨论会，提高依从性。通过参与，老年患者承担了治疗方案实施的责任，更愿意遵照执行。当老年患者对于医生要求的服药时间的执行存在困难时，不要默不作声，要积极地说明理由并询问是否可以对方案进行调整，比如是否可以用一天吃一次的长效药替代一天吃几次的短效药。

（3）没有经过医生的许可，绝对不可以擅自停止服用药物。即使老年患者自我感觉症状正在逐渐好转，也不可以自行停药或减量。因为突然停止服药或过早停止服药都可能给老年患者带来危险。任何一种药物，多吃一点或者少吃一点，都可能影响疾病的治疗，甚至造成伤害。

（4）在服用任何药物之前要仔细阅读说明书，当遇到疑问或者出现可能与服药有关的不良反应时及时咨询医生。

（5）整理一份现有疾病和药物的清单。老年患者最好建立一份实时更新的疾病和用药清单，并在就医时携带，出示给医生和药师，这非常有助于每一个医生全面了解现有的疾病和治疗情况。对于高血压、糖尿病等有明确监测指标的疾病还应将监测指标如血压和血糖的情况一并做好日常记录并在就诊时出示，结合日常的疾病数据医生会更容易根据个体情况调整药物。需要注意的是，药物的清单中不只包括处方药，还应包括非处方药和保健品，甚至补品等。如果在整理这份清单时遇到困难，可以向医务人员寻求帮助，必要时可以携带自己的全部药物与医生或药师一起讨论。表 7 – 1 可以作为老年患者疾病和药物清单的格式参考。

表 7 – 1　老年患者疾病和药物清单

基本信息	张三，男，67 岁					
过敏药物	磺胺，20 年前口服后出现全身皮疹					
目前疾病	高血压，糖尿病，前列腺增生					
药物名称	治 疗 目 的	规　　　格	用 法 用 量	开 始 时 间	备　　　注	
氨氯地平	高血压	5 mg/片	每天早上 1 片	2012 年 1 月	之前服用福辛普利，因为咳嗽改为氨氯地平	
阿卡波糖	糖尿病	50 mg/片	每天 3 次，每次 2 片	2014 年 5 月		
非那雄胺	前列腺增生	5 mg/片	每天 1 次，每次 1 片	2012 年 10 月		

（6）充分了解用药方案。用药方案不只是简单的正在使用的那几种药品。老年患者应通过询问医生、护士、药师，阅读处方和说明书，了解每种药品的下列信息：

① 知道如何服用每种药物，包括服药时间、联合用药以及何时停药。留意是空腹服用还是饭后立刻服用。

② 知道漏服后如何处理。

③ 知道每种药物的常见不良反应以及不良反应发生后如何处理。

知识链接

关于正确服药的一些建议

1. 服用药丸或胶囊时需要饮入一满杯水，这样可以减少对食管的刺激以及帮助药物在身体内的吸收。

2. 如果你服用的是液体药物，在服用前先晃动药瓶，使药物内的成分充分混匀，并注意仔细测量所需的药量，以保证服用剂量是准确的。

3. 每日都要服用的药物，尽量固定在每天同样的时间服用。

4. 不要用热水服药，热量会破坏一些药物的有效性。

5. 服用建议的剂量。服药过多会造成不良反应，服药不足会导致药物无效。

6. 即使症状看起来消失了，也要遵照医生的嘱托完成整个用药疗程。

（7）帮助提醒用药的工具或者方法。

① 可视化的用药教育标签。利用图像可视化的标签，简明扼要地标识药品的用法和注意事项，有助于老年人理解并掌握用药方法。

② 便携式一周药盒（图7-1）。便携式一周药盒的每个格子和一周7天中的一天对应。通过查看药盒的对应格子，老年患者或者看护人就可以判断是否已经服药。需要注意的是不要一次性分装过多药品，这是因为药盒中的保存环境和药品原包装有差异，可能会影响部分药品的质量。

国外也将一个月的日剂量药物放在标有日期的铝塑包装里面，这样可通过铝塑包装打开的情况了解患者的用药情况。

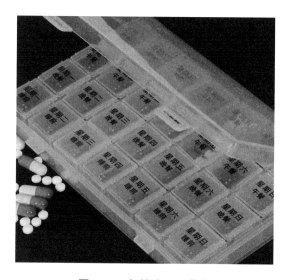

图7-1 便携式一周药盒

③ 智能药瓶或者药盒。智能药瓶的盖子带有计算机辅助功能，这些盖子在该药应该服用时发出提示音或闪烁光，还可记录每天容器打开次数和离上次打开容器的时间。例如，图7-2中的药瓶上安装了传感器，用于实时判断病人是否服用了1片药或者1 ml的液体药物。

假如病人没有按时吃药，这个药瓶还会给病人发送提醒，督促他们按时吃药。

图7-3的智能药盒除了具有普通药盒的作用，可以区分一周7天，每天早/中/晚/睡前之外，当用药的时间到了，这款药盒外面的LED绿色指示灯就会开始闪烁，同时发送警报，声光效果俱全。

④ 用药提醒的手机APP。智能手机在提醒患者用药方面也可以发挥积极的作用，目前已有很多具有用药提醒功能的手机APP，通过在手机上设定，即可通过手机进行定

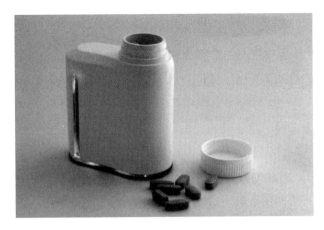

图 7 – 2　带传感器的药瓶

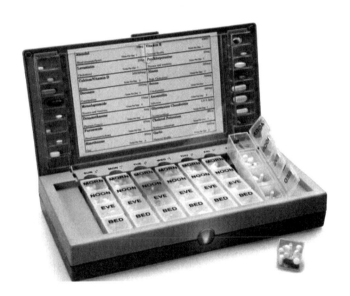

图 7 – 3　智能药盒

时提醒。提醒方式除了闹铃之外还有短信、电话等，不仅可以提示患者，还可以提醒看护人或者亲友。

⑤家庭服药提示卡。即制作一系列服药提示卡放在家中的不同角落，可视化地提醒老年患者注意服药。

⑥与生活习惯绑定。将服药和每天要做的事情联系起来对于避免漏服也有帮助，比如和刷牙或者做早饭绑定。

⑦用药日历。医务人员、老年患者或者看护人员可在日历上标记服药时间和剂量。服药后，老年患者可在日历相应位置打钩，通过查看是否打钩即可判断是否已经用药。

四、老年人用药常见误区及说明

（一）凭经验、广告或亲友的推荐选购药品

一些老年人不能准确判断自己得了什么病，只是凭经验买药，或是让广告和亲友"左右"自己用什么药，这样容易造成用药不对症，甚至导致病情加重及产生其他不良结果。在购买非处方药时，除了将自己的症状与药品说明书进行对照之外，最好向药店的药师寻求帮助和指导。

（二）自作主张，随意增减药品剂量

很多老年患者不按照医生处方或者说明书上推荐的剂量服用。有的人认为药吃的量越大，病好得越快，于是在用药时随意加大剂量。有的人认为吃一点儿药应该就可以解决问题了。事实上药物只有达到一定剂量时，才能产生预防和治疗的作用。若用量过大，则容易产生不良反应甚至中毒；低于一定剂量，则没有治疗效果。因此，老年患者应遵照医嘱或按照药品使用说明上规定的剂量服药。

（三）不按疗程服药，随意停药或频繁更换药品

有不少老年患者认为症状消除了就可以停药，或者为防止疾病复发，自行延长用药时间。其实，一般疾病的治疗都有相应的疗程，疗程短的疾病如感冒，疗程长的疾病如肺炎。对于细菌感染性疾病，如果中间随意停药，被抑制的细菌容易恢复活性，并对药物产生抵抗力，导致耐药性。

（四）盲目联合用药

有些人以为，生病时多吃几种药，可以增强疗效。其实盲目地联合用药危害不小。首先，有些药物的商品名虽然不同，但其所含有效成分是一样的，同时服用会使剂量过大，危害身体健康。其次，有些药物之间存在配伍禁忌，同时服用后会产生相互作用，导致疗效降低、失效，甚至引起毒性反应。药物的选择不能盲目，应该遵从医生处方或药师建议。

（五）过期药不过是药效降低了，多吃点就好了

药品在贮存的过程中会不断发生变化，药品的保质期不是随便制定的。当药品超过保质期之后，会有两种情况：一是药效减弱，二是药品变质，甚至发生化学结构上的改变。如果药品发生了变质和结构改变，它可能就不是治疗疾病的药物，而是要人性命的毒药了。即便过期药的药效减弱，也存在贻误治疗时机的风险，危害同样很大。

（六）迷信灵丹妙药或者保健品

目前老年人的用药安全问题，不仅表现在针对具体病情的治疗过程中，还表现在对特效药、保健品等的迷信和盲从上，进而贻误病情。事实上很多疾病如高血压是没有药

品可以根治的，部分特效药或保健品短期内达到极佳的治疗效果很有可能是因为其中包含某些西药成分，但由于不了解用量和效果，这样的治疗往往会带来更严重的后果。

思考题

一、单选题

1. 有效期至 2016 年 10 月，指的是药品有效期到（　　　）。

A. 2016 年 9 月 30 日
B. 2016 年 10 月 1 日
C. 2016 年 10 月 15 日
D. 2016 年 10 月 31 日

2. 下列描述的几种情况，药品还能继续使用的是（　　　）。

A. 变色的药品
B. 保质期还有半年的一瓶药
C. 开封超过 2 个月的眼药水
D. 分层了的糖浆

3. 下列关于药品使用的描述正确的是（　　　）。

A. 自己根据自己的症状增减药物剂量

B. 药物过期一个月吃了也没有问题

C. 用什么药要听医生的而不要听朋友的

D. 保健品可以替代药品治疗疾病

4. 下列关于药品贮存的描述错误的是（　　　）。

A. 日光中的紫外线会催化药品的变化，加速药品的氧化和分解

B. 光线对所有药物的稳定性的影响基本相似

C. 一些药物需要额外注意避光保存

D. 棕色瓶常用于避光贮存的药品

5. 下列关于药品贮存的描述正确的是（　　　）。

A. 放在冰箱冷藏贮存更好
B. 贮存的温度越低越好

C. 将药片拆开分装贮存可能会影响药品的稳定性或质量

D. 打开的药品按照说明书贮存一定不会出现药品失效的问题

6. "常见"的药品不良反应是指（　　　）。

A. 每 100 个人中有超过 10 个人会发生不良反应

B. 每 100 个人中有 1～10 个人会发生不良反应

C. 每 1 000 个人中有 1～10 个人会发生不良反应

D. 每 10 000 个人中有 1～10 个人会发生不良反应

7. 下列关于老年人容易发生药品不良反应的因素的描述错误的是（　　　）。

A. 随着年龄的增加，脂溶性药物的浓度增加，水溶性药物积聚更多

B. 肾脏排泄药物的功能减弱，肝脏的分解功能下降，药物从机体排出减少

C. 老年人常多种疾病共存，临床表现复杂，合并用药种类多，增加了发生不良反应的风险

D. 老年人对许多药物的作用更为敏感，其中抗胆碱作用尤为明显

8. 下列关于影响老年人用药依从性的因素的描述错误的是（ ）。

A. 用药方案复杂　　　　　　　　B. 药品不良反应

C. 老年患者的记忆力、听力、视力明显衰退

D. 对疾病认识充分

9. 药品包装上标注需室温贮存，那么应在（ ）条件下贮存药品。

A. 15～30 ℃　　　　B. 10～30 ℃　　　　C. 10～20 ℃　　　　D. 10～25 ℃

10. 为了更好地让老年人依从用药方案，以下（ ）信息可以不需要了解。

A. 知道如何服用每种药物　　　　　　B. 知道漏服后如何处理

C. 知道每种药物的常见不良反应以及不良反应发生后如何处理

D. 知道疾病的发病机制

二、问答题

1. 请说明家庭药箱管理的注意事项。

2. 请详细描述一例你发生过或听说过的药品不良反应。

3. 请说明如何预防药品不良反应的发生。

4. 请描述一例你发生过或听说过的用药不当，可通过查阅资料或询问他人来获取信息，并阐述通过哪些具体的措施可以预防该例用药不当再次发生。

参考答案：

一、1. D　2. B　3. C　4. B　5. C　6. B　7. A　8. D　9. B　10. D

下篇 老年人常见病症的药物治疗

第八章 老年人群常见症状的用药指导

掌握：发热、咳嗽和便秘的治疗原则和常用治疗药物、用药指导与健康提示；疼痛的概念；三阶梯镇痛原则；常用治疗药物、用药指导与健康提示。

熟悉：消化不良和腹泻的治疗原则和常用治疗药物、用药指导与健康提示。

了解：老年人各种常见病症的临床表现、分型、病因，疼痛的测评工具。

导 言

老年人生理生化功能减退，自稳机制下降，常患多种疾病。最常见的症状有发热、疼痛、咳嗽、腹泻等。使用药物能改善疾病症状，但不能消除病因，称为对症治疗，也称治标。某些症状是机体的一种自我保护性反应，并且有助于临床对疾病的正确诊断。因此，使用药物进行对症治疗时，要格外慎重；症状消除了就可以停药。在进行对症治疗的同时，应积极治疗病因。

第一节 发热

机体在致热原作用下或各种原因引起体温调节中枢功能障碍时，体温升高，超出正常范围，称为发热。当口腔温度超过 37.3 ℃，腋下温度超过 37.5 ℃，昼夜间体温波动超过 1 ℃时即为发热。

发热是人体对致病因子的一种全身性防御反应，是患病时表现的一种症状。当体温升高时，体内的吞噬细胞活性增强，产生的抗体增多，有利于炎症的修复。但发热会使体力消耗，影响休息，使人感觉不适，甚至发生惊厥。儿童、老年人或体弱者在高热骤然下降时，有可能虚脱。

问：体温受哪些因素的影响？

答：体温的生理变动与昼夜节律、性别、年龄有关。

昼夜节律：体温在一日内也会发生一定的波动。一般在清晨 2~6 时体温最低，7~9 时逐渐上升，下午 1~6 时最高，继而下降，昼夜温差不会超过 1℃。

性别、年龄：女子体温比男子高，新生儿体温略高于儿童，青年人体温略高于老年人，而老年人由于代谢率低而体温相对较低。

体温的生理变动还与情绪和体力活动等有关。

一、发热的病因

发热的病因主要为感染或非感染性炎症。

（1）感染：细菌、结核分枝杆菌、病毒和寄生虫感染；感冒、肺炎、伤寒、麻疹、蜂窝组织炎等传染性疾病所伴发的症状。

（2）非感染性炎症：组织损伤、炎症、过敏、血液病、结缔组织病、肿瘤、器官移植排斥反应、恶性病或其他疾病的继发后果。

服用药物也可能引起发热，一般称为药物热。

老年人发热多见于各种感染。由于体温调节功能差，高龄老人中暑也较常见。

二、发热的临床表现

（一）发热的临床过程

发热的临床过程一般分为三个阶段：

（1）体温上升期。该期体温上升，可以是骤升，也可以是缓升。患者常有疲乏无力、肌肉酸痛、皮肤苍白、畏寒或寒战等症状。

（2）体温上升达高峰。体温上升达高峰后保持一定时间，如数小时、数天甚至数周。持续时间的长短可因病因而异。该期患者表现为皮肤发红并有灼热感、呼吸加深变快、心跳加快、出汗等。

（3）体温下降期。体温开始下降直至正常水平。患者表现为出汗多、皮肤潮湿等。

（二）发热伴随的症状

发热的主要表现是体温升高，脉搏加快，突发热常为 0.5~1 天，持续热为 3~6 天。

（1）伴有头痛、四肢关节痛、咽喉痛，畏寒，乏力，鼻塞或咳嗽——可能伴有感冒。

（2）血常规检查：白细胞计数高于正常值——可能有细菌感染；白细胞计数低于正常值——可能有病毒感染。

（3）一般发热，可有间歇期，表现为间歇发作的寒战、高热，继之大汗——可能是化脓性感染或疟疾。

（4）持续高热，如24小时内波动持续在39～40℃，居高不下，伴随寒战、胸痛、咳嗽、吐铁锈痰——可能伴有肺炎。

（5）起病缓慢，持续稽留热，无寒战、脉缓、玫瑰疹、肝脾肿大——可能伴有伤寒。

三、发热的治疗原则

（一）一般治疗原则

发热期间注意合理休息，在夏季注意调节室温，保证充分的睡眠。宜注意控制饮食，适当补充营养物质、水分及维生素。对于高热患者可用冰袋和湿毛巾冷敷，或用50%的酒精擦拭四肢、胸背、头颈部，以帮助退热。

（二）药物治疗原则

在明确病因和进行病因治疗的前提下用药。遇发热患者时不能首先使用解热药，应尽快明确诊断。因为一次小剂量的解热药也会扰乱热型，延误诊断。解热药属对症治疗药物，不能代替病因治疗，故用药前应明确病因，同时应积极治疗病因。

严格掌握用药指征，只有在明确诊断和积极治疗病因的同时，或遇下列情况时，才选用解热药：

（1）体温在39℃以上，危及生命。老年发热患者，当体温超过38℃时，应考虑药物降温，以防止出现其他并发症。

（2）热度虽不高，但伴有明显的头痛、肌肉痛、失眠、意识障碍，影响患者休息和疾病恢复。

（3）持续高热，影响心肺功能，或对高热不能耐受。

（4）某些未能控制的长期发热，如急性血吸虫病、丝虫病、伤寒、布氏菌病、结核及癌症等。

（5）采取物理降温（酒精浴、冰袋冷敷等）无效。

要控制药物剂量（宜小剂量）和给药次数（收效即停药），并注意补充液体。因药物是通过全身大量出汗而达到降温目的的，所以应缓慢降温，不宜太快，以免汗出过多引起虚脱和血压下降，尤以老年患者心功能较差时为甚。若汗出过多，轻者可自行喝淡盐水或糖水，重者应立即静脉输液，补充电解质（尤其是钾），以维持体液平衡。

四、发热的治疗药物

发热是患病时表现的一种症状，基本上是对症治疗，即服用药物将体温降至正常。《国家非处方用药目录》中收录的解热镇痛药的活性成分主要有对乙酰氨基酚、阿司匹林、布洛芬等。具体如下。

1. 对乙酰氨基酚

对乙酰氨基酚（扑热息痛）解热作用强，镇痛作用较弱，作用缓和而持久，对胃肠道刺激小，正常剂量下较为安全有效，大剂量对肝脏有损害，可作为退热药的首选，尤其适合老年人服用。成人 1 次 0.3 ~ 0.6 g，每隔 4 小时 1 次，或一日 4 次，一日量不宜超过 2 g。许多药物含有对乙酰氨基酚，并有不同的商品名，应注意每天药物总量的计算，更不要重复用药。

2. 阿司匹林

阿司匹林口服后吸收迅速而完全，解热镇痛作用较强，服用后可引起外周血管扩张、皮肤血流增加、出汗，使散热增强而起到解热作用。该药能降低发热患者的体温，对正常体温几乎无影响，对胃肠刺激较大。老年患者更容易发生阿司匹林毒性反应，故应注意观察。成人 1 次 0.3 ~ 0.6 g，一日 3 次。

3. 布洛芬

布洛芬（缓释制剂为布洛芬缓释胶囊）具有较强的解热镇痛、抗炎作用，退热作用与阿司匹林相似但较持久，其镇痛作用较强，比阿司匹林强 16 ~ 32 倍；抗炎作用较弱。对胃肠道的不良反应较阿司匹林轻，易于耐受，为此类药物中对胃肠刺激性最低的药物，但心、肾功能不全患者慎用。成人一次 0.2 ~ 0.4 g，一日 3 ~ 4 次。

4. 贝诺酯

贝诺酯为对乙酰氨基酚与阿司匹林的酯化物，具有镇痛、抗炎和解热作用。对胃肠道的刺激性小于阿司匹林。疗效与阿司匹林相似，作用时间较阿司匹林及对乙酰氨基酚长。口服一次 0.5 ~ 1 g，一日 3 次，老年人用药一日不超过 2.5 g。

5. 中药或中成药

（1）桂枝汤（桂枝 10 g，白芍 10 g，炙甘草 10 g，生姜 3 片，红枣 6 枚）等辛温解表方剂，可用于外感风寒证患者。该患者表现为怕冷、有轻度发热、头痛、流清鼻涕、咽痒、口不渴等。

（2）菊花、薄荷和桑叶等中药组成的方剂或成药银翘解毒颗粒等，可用于外感风热证患者。该患者表现为发热明显、轻微怕风、汗出不畅、头痛、咽喉红肿疼痛、痰黏、口渴等。

（3）清热解暑方剂如藿香散或成药藿香正气软胶囊等，可用于外感暑湿证者。该患者表现为发热、微弱怕风、流浊鼻涕、头晕、恶心、小便少、有中暑症状。

（4）羚羊角粉有清热、镇惊、息风、平肝凉血、清除热毒的作用，对高热神昏，谵语发狂，惊痛抽搐，肺经、肝经内热的风温或风热感冒效果好，特别适用于体温38 ℃以上的热感冒患者。

学习提示

发热的非处方用药总结

1. 对乙酰氨基酚（扑热息痛）：退热药首选，胃肠刺激小。
2. 阿司匹林：对正常体温无影响，胃肠刺激大。
3. 布洛芬：胃肠刺激最小，但心、肾功能不全者慎用。
4. 贝诺酯：为对乙酰氨基酚和阿司匹林的酯化物，结合两者的优点。

五、发热的用药指导与健康教育

（1）解热镇痛药属对症治疗，并不能解除疾病的致热原因。由于用药后改变体温，可能掩盖病情，影响疾病的诊断，应引起重视。解热镇痛药用于解热一般不超过3天，如果症状未缓解或者消失应及时向医生咨询，不得长期服用。如发热持续3日不退，或伴有寒战、胸痛、咳嗽；严重寒战、频繁呕吐；长期反复发热或有不明原因的发热，应去医院就诊。

（2）为避免药物对胃肠道的刺激，多数解热镇痛药（肠溶制剂除外）宜在餐后服用，不宜空腹服用。同时在解热时，多饮水和及时补充电解质，不宜饮酒或饮用含有酒精的饮料。

（3）应用解热镇痛药时，应严格掌握用量，避免滥用。老年人应适当减少剂量，并注意间隔一定的时间（4～6小时）。不宜同时应用两种以上的解热镇痛药，以免引起肝、肾、胃肠道的损伤。

（4）特别关注的患者。老年人、肝肾功能不全者、血小板减少症者、有出血倾向者、上消化道出血或有穿孔病史者，应慎用或禁用。有特异体质者，使用后可能发生皮疹、血管性水肿、哮喘等反应，应当慎用。

如患者对解热药或其中成分之一有过敏史，不宜再使用其他同类解热镇痛药，因为此类药物中大多数药物之间有交叉过敏反应。对阿司匹林过敏者虽对对乙酰氨基酚一般不发生过敏反应，但有报道在因阿司匹林过敏发生哮喘的患者中，少数人服用对乙酰氨基酚后会发生轻度支气管痉挛性反应。

知识链接

问：为什么服用解热镇痛药时不能饮酒？

答：酒的主要成分为乙醇，乙醇可刺激胃肠黏膜，引起水肿或充血，刺激胃酸和胃蛋白酶分泌。阿司匹林、布洛芬等解热镇痛药酸性强，对胃肠道的刺激性比较大。服用阿司匹林或布洛芬时饮酒，会加重药物对胃肠黏膜的刺激，增加发生胃溃疡或出血的危险。

第二节　疼痛

一、疼痛的概念

疼痛是指对伤害性刺激的痛反应，如躯体运动性反应和（或）内脏植物性反应，常伴随不愉快的情绪体验。它是一种复杂的生理心理活动，是临床上最常见的症状之一。痛觉可作为机体受到伤害的一种警告，引起机体一系列防御性保护反应。但疼痛作为警告也有其局限性，如癌症病人出现疼痛对于治疗来说已为时太晚。而某些长期的剧烈疼痛，能影响机体正常功能的发挥，对机体已成为一种难以忍受的折磨。因此，必须合理应用镇痛药，缓解疼痛和减轻患者痛苦。疼痛的治疗大体可分为急性疼痛的治疗及慢性疼痛的治疗，两者的治疗策略有很大区别。但阿片类镇痛药和非甾体抗炎药构成疼痛药物治疗的主体。

慢性疼痛是指组织损伤痊愈后依然持续存在的、或者持续时间超过3～6个月的一种疼痛类型。与急性疼痛不同，慢性疼痛对患者无益处，常持续存在，影响患者的生活质量、器官功能、精神心理健康、人际关系和经济状况。

我国人口老龄化日益严重，加之慢性疼痛的高发生率，使越来越多的老年人经受慢性疼痛所带来的痛苦。本节主要介绍慢性疼痛的相关知识，让更多人关注老年人的身心健康，并能通过合理的药物治疗缓解老年人的慢性疼痛，从而提高老年人的生活质量。

二、老年人慢性疼痛的病因

慢性疼痛的病理生理机制十分复杂，影响疼痛的因素也很多。慢性疼痛分为癌痛

（慢性恶性疼痛）和慢性非恶性疼痛。

（一）癌痛

癌痛是一种复杂的疼痛综合征，其发生原因含有病理与心理等多种因素。癌痛主要是因肿瘤扩展、侵犯、压迫周围神经以及胸膜、腹膜、骨膜和脑膜等疼痛敏感部位所致，也可能因化疗、放疗和外科手术引起。这种疼痛往往异常剧烈，呈刀割样、触电样的突然发作，患者难以忍受。

（二）慢性非恶性疼痛

慢性非恶性疼痛是与恶性疾病无关的疼痛，持续6个月以上，或疾病已治愈但疼痛仍存在。引起这种疼痛的病因非常复杂，治疗困难，是严重的社会问题。按照病理生理学的分类，慢性非恶性疼痛大多属于神经病理性疼痛。其病因和临床表现多样，其中脊髓损伤后疼痛、糖尿病周围神经痛、糖尿病性神经痛、幻肢痛和三叉神经痛最为常见。

1. 老年人慢性疼痛的主要部位

老年人慢性疼痛主要来自骨关节系统。腰腿痛（如椎间盘突出、腰椎骨质增生、第三腰椎肥大症、腰椎滑脱等）、颈椎病、膝关节病、肩周炎等骨关节病占慢性疼痛原因的60%。因骨关节病就诊的占54%。

2. 老年人慢性疼痛发病与季节和职业有关

人体的内分泌和神经调节活动会随季节、气候变换而改变，使慢性疼痛的发作和缓解有明显的季节性，多发于春季和冬季。慢性疼痛与职业密切相关，重体力劳动者，如搬运工、农民、煤矿工人等出现慢性疼痛的占69.01%，而非重体力劳动者，如教师、会计、售货员等则占8.5%。

（三）慢性疼痛对老年人的影响

疼痛是一个复杂的生理心理反应，严重影响老年人的生活质量。在生理方面，慢性疼痛不同程度地制约着老年人，影响其生活起居。老年人因慢性疼痛而在沐浴、穿衣、如厕、行走、爬楼等日常生活方面的自理能力均有所降低。慢性疼痛亦可能导致老年人意外事件的发生。研究证实，慢性疼痛是老年人发生跌倒的一个重要危险因素，无论其疼痛部位和程度如何，均较无疼痛的老年人发生跌倒的概率大，其中最易引发跌倒的是多发性关节炎引起的慢性疼痛。患有慢性疼痛的老年人心理健康状况也不容乐观。除上述影响外，慢性疼痛导致老年人滥用药物。慢性疼痛还会显著影响老年人的家庭、社会关系，导致老年人常常伴有疲乏、睡眠障碍、全身功能降低、社会功能下降等。

三、疼痛的评估工具

疼痛是一种主观体验，受病理生理、心理、文化修养、生活环境等诸多因素的影响，对疼痛患者进行定性和定量评估是复杂和困难的。但测量患者的疼痛强度、范围及其变化直接关系到对患者进行诊断分级、选择治疗方法、观察病情变化、评定治疗效果，所以对这种主观感受进行定量分析是必需的。

常用的方法有视觉模拟评分法、面部表情评估法和麦—吉疼痛问卷等。

1. 视觉模拟评分法

视觉模拟评分法（Visual Analogue Scale，VAS）也称直观类比标度法，有线性图和脸谱图两类，是最常用的疼痛评估工具（图 8 – 1）。

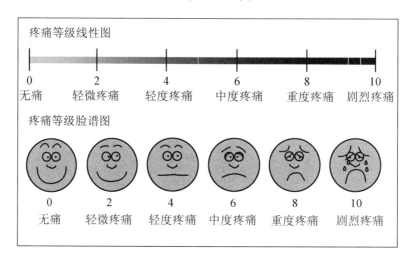

图 8 – 1 视觉模拟评分法

① 线性图：国内临床上通常采用中华医学会疼痛学分会监制的 VAS 卡。这是一个线形图，分为 10 个等级，数字越大，表示疼痛强度越大。评估疼痛时用直尺量出疼痛强度数值，即为疼痛强度评分。

② 脸谱图：以 VAS 标尺为基础，在标尺旁边标有易于理解的笑或哭的脸谱。通过该评估方法，评比人员可以较为准确地掌握疼痛的程度，有利于评估控制疼痛的效果。

视觉模拟评分法简单、易行、有效、相对比较客观而且敏感，在表达疼痛强度时，较少受其他因素影响。临床治疗前后使用同样的方法，可较为客观地评价疼痛治疗的效果。该方法一般用于 8 岁以上、能够正确表达自己感受和身体状况的患者。视觉模拟评分法的最大不足是仅对疼痛强度进行测量，而忽略了疼痛内含的其他问题。

2. 面部表情评估法

面部表情量表（Wong-Banker）采用 6 种面部表情（从微笑至悲伤和哭泣）来表达疼痛程度。其中，0 为全无痛；1 为轻微疼痛；2 为中度疼痛；3 为严重疼痛；4 为更严重疼痛；5 为最剧烈疼痛（图 8 – 2）。

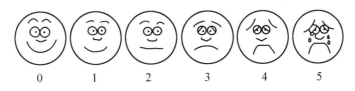

图 8 - 2　面部表情评估法

此法适用于任何年龄，没有特定的文化背景或性别要求。此法容易掌握，不需要任何附加设备。复制方便又经济。医务人员可在口袋中携带这种面部表情量表印刷品，以便及时使用。此法特别适用于老人、小儿、表达能力丧失者、认知功能障碍者以及急性疼痛者。

3. 麦—吉疼痛问卷

麦—吉疼痛问卷（McGill Pain Questionnaire，MPQ）是一种多因素疼痛调查评分方法，采用的是调查表形式，重点观察疼痛及其性质、特点、强度和伴随状态以及疼痛治疗后患者所经历的各种复合因素及其相互关系。麦—吉疼痛问卷设计精密，有效可靠，在不同文化程度的人群可以得到相对一致的结果，在临床使用中可测定有关疼痛的多种信息和因素，适用于临床科研工作或较为详细的疼痛调查工作。但 MPQ 所用词汇抽象且相对复杂，对患者要求高，较为费时，在实际临床应用中有一定局限性。

四、慢性疼痛的药物治疗原则

在慢性疼痛的诊疗过程中，必须坚持明确诊断、综合治疗、积极防治并发症以确保患者安全等原则。

老年人慢性疼痛的准确评估是明确诊断和正确治疗的前提。由于疼痛是一种主观感受，不同的个体对慢性疼痛的反应各不相同，因此，对老年人的慢性疼痛要进行多角度、多方面的综合评估，包括疼痛强度、性质、随时间和环境的变化情况、心理因素的影响程度以及老年人对疼痛的理解和认识、功能受限程度、采用的应对方式、对日常生活的影响等。

（一）癌痛的药物治疗原则和策略

癌痛治疗的最终目标是疼痛完全消失，持续无痛，白天能安静休息，夜间能平稳入睡，日常能自由活动，生活质量完全恢复正常，晚期肿瘤患者能在平静和尊严中逝去。

癌痛药物治疗的典型方案是世界卫生组织提出的三阶梯镇痛法，其在老年人慢性疼痛治疗中也有很好的指导作用。

1. 三阶梯镇痛原则

第一阶段，针对轻度疼痛主要采用非阿片类药物治疗，包括非甾体抗炎药、对乙酰氨基酚、三环类抗抑郁药等。非甾体抗炎药在治疗老年慢性疼痛方面有着不可或缺的作用，尤其对治疗多发性关节炎非常有效，是目前临床最常用的药物，但其明显的不良反应也不容忽视（包括肾脏衰竭、脑卒中、高血压、胃肠道并发症等）。因此，2009年美国老年协会的临床指导方针中提到要弱化非甾体抗炎药的应用。使用非甾体抗炎药时，年龄并非主要考虑因素，而患者的伴随疾病、有无消化性溃疡史、是否服用与之相互作用的药物等才是需要考虑的问题。

第二阶段，若疼痛持续或增强至中度疼痛时采用弱阿片类药物治疗，包括可待因、曲马多等。曲马多是治疗老年慢性疼痛的良好药物。

第三阶段，如果疼痛继续加强或者是难以控制的中度至重度疼痛，采用强阿片类药物，如吗啡、哌替啶等。有报道称阿片类药物用于患者自控镇痛，与间歇肌内注射给药法相比，镇痛效果更佳且用药量及不良反应少，对老年人镇痛很有帮助。

在每一级治疗时均可加用镇痛辅助药以加强镇痛效果，并且强调口服给药、按时给药、按阶梯给药、个体化给药（图8-3）。

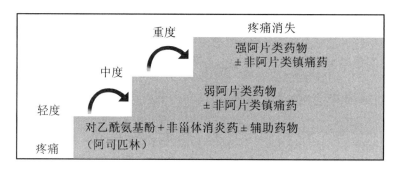

图8-3　癌痛的三阶梯镇痛原则

2. 改良后的阶梯镇痛原则

现在实行的三阶梯镇痛原则已经发生了很大改变，尤其是第二阶段中度疼痛的患者，可以使用一些新的强阿片类剂型（芬太尼透皮贴剂、羟考酮即释缓释片等）治疗，并以其方便、实用等优势得到医患双方的认可。处于中度疼痛的患者可根据病情需要被"分化"到第一阶段"非阿片类药物"及第三阶段"强阿片类药物"，可待因、双氢可待因等第二阶段药物用药量呈下降趋势，非甾体类解热镇痛药和强阿片类药物以及两者的配合用药已成为癌痛治疗的主流。

临床上遇到的癌痛情况复杂，且有10%～20%的患者仅用止痛药是无效的，因此有学者探讨出新的三阶梯镇痛治疗。这一新的治疗模式把癌痛分为轻度、重度及不能用无创给药方法解决的难治性癌痛三个阶段，对第三阶段的患者实施神经损毁、阻滞及封闭等有创性治疗（图8-4）。

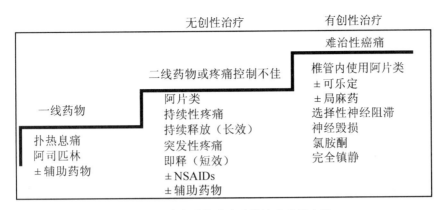

图 8-4 改良后的癌痛阶梯治疗建议方案

（二）慢性非癌性疼痛的药物治疗原则和策略

慢性非癌性疼痛的治疗药物包括抗阿片类药物、非甾体抗炎药、抗抑郁药、抗癫痫药、局部治疗药物。对于神经病理性疼痛，抗抑郁药和抗癫痫药应用广泛。抗抑郁药包括三环类抗抑郁药，如阿米替林、丙咪嗪、文拉法辛、度洛西汀等；选择性 5-羟色胺再摄取抑制剂，如舍曲林、氟西汀等。抗癫痫药包括加巴喷丁、普瑞巴林、苯妥英钠、卡马西平、奥卡西平、拉莫三嗪等。其中，加巴喷丁和普瑞巴林治疗慢性非癌性的神经病理性疼痛的疗效最为肯定。

五、慢性疼痛的治疗药物

1. 非处方药

（1）解热镇痛药。

① 对乙酰氨基酚。口服：成人一次 300 ~ 600 mg，6 ~ 12 岁儿童一次 300 ~ 500 mg 或 10 ~ 15 mg/kg，每 4 ~ 6 小时一次。成人一日不宜超过 4 g，老年人不超过 2 g。镇痛不宜超过 10 日。

② 布洛芬。布洛芬具有消炎、镇痛作用。口服：成人一次 200 ~ 400 mg，每 4 ~ 6 小时一次，一日最大剂量 2.4 g，儿童一次 5 ~ 10 mg/kg。

③ 双氯芬酸钠二乙胺乳胶剂。双氯芬酸钠二乙胺乳胶剂用于缓解肌肉、软组织和关节的轻至中度疼痛。外用：按照痛处面积大小，使用本品适量，轻轻揉搓，使本品渗透皮肤。一日 3 ~ 4 次。

（2）对紧张性头痛、神经痛、长期精神比较紧张者，推荐合并应用谷维素。谷维素口服：一次 10 ~ 30 mg，一日 3 次。维生素 B_1 口服：一次 10 mg，一日 3 次。

2. 处方药

（1）非甾体抗炎药用于缓解各种软组织急性发作期风湿性疼痛，如肩痛、腱鞘炎、滑囊炎、肌痛等；急性的轻、中度疼痛，如手术后、创伤后、劳损后及运动后损伤性疼痛，牙痛，头痛等。

① 双氯芬酸钠缓释片。口服。成人：本品推荐剂量为一日一次，每次 75 mg；最大剂量为 150 mg，分 2 次服用或遵医嘱。

② 塞来昔布。本品用于缓解骨关节炎的症状和体征的推荐剂量为 200 mg，每日一次，口服，或 100 mg，每日 2 次口服。

（2）紧张性头痛，如纠正导致头颈部肌肉紧张性收缩的异常姿势、伴随情绪障碍者可适当给予抗抑郁药；长期精神较紧张者，推荐应用地西泮片；对发作性紧张性头痛，可选阿司匹林、对乙酰氨基酚、罗通定、双氯芬酸、麦角胺咖啡因及 5 – 羟色胺 1B/1D 激动剂（如佐未曲坦）等；慢性紧张性头痛有较长的头痛史，常是心理疾病如抑郁、焦虑的表现之一，可适当选用抗抑郁药；伴有反复性偏头痛推荐应用抗偏头痛药，如麦角胺咖啡因、罗通定、苯噻啶；三叉神经痛首选卡马西平，如无效可继服苯妥英钠或氯硝西泮等药物。

（3）氨基葡萄糖是存在于机体内尤其是关节软骨中的氨基单糖，是人体关节软骨基质中合成蛋白聚糖所必需的重要成分，它选择性地作用于骨性关节，阻断骨性关节的病理过程，有直接抗炎作用，可缓解骨关节的疼痛症状，改善关节功能。硫酸氨基葡萄糖胶囊，口服，每次 500 mg，每日 3 次（早晨及进餐时）；连续用药 6 周，必要时可用 6 周以上。间隔 2 个月可以重复使用。

（4）解痉药阿托品肌内注射，一次 0.5 mg。严重疼痛者可选用可待因片或氨酚待因片。

（5）阿片类镇痛药。

① 吗啡。吗啡适用于严重创伤、烧伤、晚期癌症等引起的剧痛。口服，一次 5～15 mg，一日 15～60 mg。极量：一次 30 mg，一日 100 mg。成人每隔 12 小时按时服用一次，用量应根据疼痛的严重程度、年龄及服用镇痛药史决定，个体间可存在较大差异。最初应用本品者，宜从每 12 小时服用 10 mg 或 20 mg 开始，根据镇痛效果调整剂量，达到缓解疼痛的目的。

连用 3～5 天即产生耐药性，一周以上可成瘾，但对于晚期中重度癌痛病人，如果治疗适当，少见依赖及成瘾现象。其他不良反应有恶心、呕吐、呼吸抑制、嗜睡、眩晕、便秘、排尿困难、胆绞痛等，偶见瘙痒、荨麻疹、皮肤水肿等过敏反应。

本品急性中毒的主要症状为昏迷、呼吸极度抑制、瞳孔极度缩小、两侧对称或呈针尖样大、血压下降、发绀、尿少、体温下降、皮肤湿冷、肌无力，由于严重缺氧致休克、循环衰竭、瞳孔放大、死亡。

② 哌替啶。作用类似于吗啡，无吗啡的镇咳作用，但有轻微的阿托品作用，可引起心搏加快。本品为强效镇痛药，适用于各种剧痛，如创伤性疼痛、手术后疼痛，对于

内脏绞痛应与阿托品配伍应用。

成人常用量：一次 50 ~ 100 mg，一日 200 ~ 400 mg。极量：一次 200 mg，一日 600 mg。对于重度癌痛病人，首次剂量视情况可以大于常规剂量。

本品的耐受性和成瘾性程度介于吗啡与可待因之间，一般不应连续使用。治疗剂量时可出现轻度的眩晕、出汗、口干、恶心、呕吐、心动过速及直立性低血压等。超量中毒时，可出现呼吸减慢或呼吸浅表而不规则、发绀、嗜睡、昏迷、皮肤湿冷、肌无力、脉缓及血压下降。

③ 芬太尼。作用机制与吗啡相似，但强度为吗啡的 60 ~ 80 倍，起效快，维持时间短，对心血管功能影响小，呼吸抑制作用强于吗啡。芬太尼透皮贴剂适用于治疗中度到重度慢性疼痛以及那些只能依靠阿片类镇痛药治疗的难消除的疼痛。

外用贴剂：每 3 日一贴，按反应调整剂量。

不良反应一般为眩晕、视物模糊、恶心、呕吐、低血压、胆道括约肌痉挛、喉痉挛及出汗等，偶有肌肉抽搐。严重者为呼吸抑制、窒息、肌肉僵直及心动过缓，进而发生呼吸停止、循环抑制及心脏停搏等。有成瘾性。

六、疼痛的用药指导与健康提示

药物疗法是治疗老年人疼痛非常有效的一个方法，也是最常用的治疗手段。只有仔细了解镇痛药的作用机制、药理作用、潜在不良反应，才能安全有效地为老年患者选择药物。老年人比年轻人更易发生药物相关不良反应，所以一定要谨慎权衡用药益处与风险。

（1）无论何种疾病引起的疼痛，均须先找出病因，进行对症治疗。在不影响对症治疗的同时，可选用抗炎镇痛药，尤其是非处方药。初感疼痛的患者，绝不要轻易用药，以免掩盖病情，耽误治疗。

（2）解热镇痛药用于镇痛一般不超过 5 天，如症状未缓解，或伴有发热、嗜睡、复视、血压或眼压升高、手脚冰凉、神志不清，应去医院诊治。

（3）为避免药物对胃肠道的刺激，解热镇痛药宜在餐后服用，或与食物同服，不宜空腹服用；同时不宜饮酒或饮用含酒精的饮料，老年人应适当减量。

（4）以口服给药为主，尽量避免有创给药方式。尽量使用最低有效剂量，避免过量用药及同类药物重复或叠加使用。应用外用制剂的解热镇痛药时应注意按药品说明书规定的剂量使用，避免长期大面积使用；在破损皮肤或感染性创口上禁用。

（5）布洛芬对胃肠道的刺激小，不良反应的总发生率较低，在各种非甾体抗炎药中属耐受性最好的一种。常见的不良反应为恶心、呕吐；其次是腹泻、便秘、胃灼热、上腹部痛，偶见有头晕、头昏、头痛和斑丘疹性红斑或麻疹性皮炎及全身瘙痒的报道，并可发生尿潴留和水肿，故有心功能不全史的患者应慎用，肾功能明显障碍的患者使用本药有发生急性肾衰竭的报道，故肾功能不良者应慎用，并作严密监护。

（6）阿司匹林、对乙酰氨基酚、布洛芬均通过对环氧酶的抑制而减少前列腺素的合成，由此减轻组织充血、肿胀，降低神经痛觉的敏感性，具有中等程度的镇痛作用，对慢性钝痛如牙痛、头痛、神经痛、肌肉痛、关节痛等有较好的镇痛效果，而对创伤性剧痛和内脏平滑肌痉挛引起的绞痛几乎无效。但由于仅对疼痛的症状有缓解作用，不能解除疼痛的致病原因，也不能防止疾病的发展和预防并发症的发生，故不宜长期服用。另有消化道溃疡病史、骨髓功能减退病史、支气管哮喘、心功能不全、高血压、血友病或其他出血性疾病的患者慎用。

（7）双氯芬酸钠缓释片须整片吞服，用液体送下，不可分割或咀嚼。宜与食物同服。

（8）硫酸氨基葡萄糖胶囊宜在饭时或饭后服用，以减少胃肠道不适，特别是有胃溃疡的患者。同时服用非甾体抗炎药的患者可能需降低本品的服用剂量，或降低非甾体抗炎药的服用剂量。

（9）吗啡、哌替啶和芬太尼，易产生耐受性，易成瘾。成瘾后，如突然停用，可于最后一次用药后24~48小时内出现戒断反应。因此，用药期间应密切观察病情。发现成瘾的早期症状，如焦虑不安、渴求用药等，应立即报告医生，及时采取措施。用药期间不可饮酒、吸烟，亦不可自用其他中枢神经抑制药，以免加强中枢神经不良反应。

（10）皮肤温度升至40℃时，血清芬太尼的浓度可能提高大约1/3，因此，发热的患者使用本品时应监测其阿片类药物副作用，必要时调整剂量。应避免贴用部位直接与热源接触，如加热垫、电热毯、加热水床、烤灯、强烈的日光浴、热水瓶、热水袋、蒸汽浴及热锅矿泉浴等。芬太尼与哌替啶化学结构相似，两药有交叉敏感性。

知识链接

透皮贴剂使用注意

1. 应贴于躯干或上臂未受刺激及未受辐射的平整皮肤表面。选择干燥、无毛发部位，如有毛发，应在使用前剪除（勿用剃须刀剃除）。

2. 粘贴部位用清水洗净，肥皂和洗洁精可能影响药物吸收。

3. 开封后立即使用，使用时需用手掌用力按压2分钟。

4. 第一次更换应在医护人员的指导下完成。原则上72小时更换一次，间隔时间不应短于48小时。

5. 换贴时应更换贴敷位置，以减少对皮肤的刺激和防止毛囊炎的发生。

第三节　咳嗽

咳嗽是老年患者就诊常见主诉症状。老年人咳嗽常伴多系统疾病，并兼老年期疾病诊断的不典型性，其咳嗽原因复杂，诊断较困难。

咳嗽和咳痰是呼吸道疾病（感冒、肺炎、肺结核、支气管炎、哮喘或鼻窦炎）最常见的症状，它是人体清除呼吸道分泌物和有害因子的正常生理反射，但咳嗽次数频繁，会造成胸痛、腹痛，严重者影响休息和睡眠。剧烈咳嗽还可能造成晕厥，或者引起肺泡破裂，导致气胸而危及生命。由于咳嗽是人体的一种保护性生理功能，通过咳嗽、咳痰能有效清除呼吸道内的分泌物或进入气道的异物（如黏痰、细菌体、纤维），以保持呼吸道的清洁和通畅，有时亦见于健康人体。一般情况下，对轻度而不频繁的咳嗽，只要将痰液或异物排出，就可自然缓解，无须应用镇咳药。但对无痰而剧烈的干咳，或有痰而过于频繁的剧咳，在对因治疗的同时，要合理使用镇咳药和祛痰药。

一、咳嗽的病因及临床表现

呼吸道感染是引起咳嗽、咳痰最常见的原因。各种原因所致的胸膜炎、胸膜间皮瘤、自发性气胸或胸腔穿刺等均可引起咳嗽和咳痰。急性左心衰竭所致肺水肿时，因肺泡及支气管内有浆液性或血性渗出物，也可引起咳嗽和咳痰。神经精神因素如皮肤受冷刺激、鼻黏膜或咽峡部黏膜受刺激时均可反射引起咳嗽。慢性咳嗽既可由明显的器质性病变如慢性阻塞性肺病、肺癌、肺结核等引起；也可由下列疾病引起，如鼻后滴流综合征、咳嗽变异型哮喘、胃—食管反流综合征和嗜酸细胞性支气管炎；还可能是某些药物（如血管紧张素转换酶抑制剂）的不良反应。

咳嗽可持续数日甚至数周或数月。急性呼吸道感染所伴随的咳嗽可持续数日，在炎症控制后多可消失；而由慢性支气管炎、咳嗽变异型哮喘、鼻后滴流综合征、胃—食管反流综合征和嗜酸细胞性支气管炎、吸烟等引起的咳嗽，常可持续3周以上，可认为是慢性咳嗽。

咳痰是一种病理现象，正常气管、支气管腺体和杯状细胞只分泌少量黏液，以保持呼吸道的湿润。当呼吸道反复受到感染、异物、过热过冷的空气、刺激性气体、香烟或过敏因素的刺激时，黏膜充血、水肿，黏液分泌增多，毛细血管壁通透性增加，浆液渗出。此时含红细胞、白细胞、巨噬细胞和纤维蛋白等的渗出物与黏液、吸入的尘埃和某些组织坏死物等混合成痰，随咳嗽动作排出。

1. 感冒伴随咳嗽

多为轻咳或干咳，有时可见少量的薄白痰，伴有背痛、发高热、头痛、咽喉痛。

2. 支气管病变伴随咳嗽

支气管哮喘发作引起反复性喘息、呼吸困难、胸闷、连续性咳嗽、呼气性困难、哮喘并有哮鸣音，继而咳痰。痰液多为白色、黄色或淡黄色。支气管扩张常引发慢性咳嗽，有大量脓痰及反复咯血。

3. 各型肺结核

各型肺结核可出现低热或高热、消瘦、轻咳、胸痛、盗汗、心率加快、食欲减退等症状，少数人有呼吸音减弱，偶可闻及干性或湿性啰音，有黄绿色痰液。

4. 肺炎伴随咳嗽

起病突然，伴随高热、寒战、胸痛、吐铁锈色痰。

5. 药品不良反应所致的咳嗽

老年人心脑血管及高血压、糖尿病的患病率较高，使用血管紧张素转换酶抑制剂（ACEI）/卡托普利类降压药较普遍。ACEI 类降压药可引起干咳。其他可引起咳嗽的药物有抗心律失常药胺碘酮、抗凝血药肝素和华法林、利尿药氢氯噻嗪、抗菌药呋喃妥因、抗结核药对氨基水杨酸钠和部分抗肿瘤药，此时应用镇咳药无效。宜格外警惕。

二、咳嗽的治疗原则

（一）一般治疗原则

咳嗽是秋冬季节的常见病症。患者平时应多进行户外活动，提高机体抗病能力；适时增减衣服，防止过冷或过热；注意适当休息，加强饮食调护；注意食补养肺等。应用祛痰药时应注意痰的排出，结合湿化气道、体位引流，鼓励患者排痰，特别是在应用反射性引起呼吸道分泌增多的稀释性祛痰药时，更应注意有效地咳嗽以排出痰液。术后患者要注意止痛，防止因伤口疼痛、不敢咳嗽而影响排痰。对痰液难于咳出者，必要时可用吸引器或纤维支气管镜吸出痰液。

（二）药物治疗原则

镇咳药和祛痰药仅为对症治疗，应注重对因治疗。病因明确时，要设法去除病因；病因不明，只用镇咳药，不仅效果不好，还会延误病情；只有在病因明确的基础上，为减轻患者痛苦和防止剧咳并发症（咯血、气胸、晕厥、肺气肿和支气管扩张等）而适当应用；镇咳祛痰兼顾，痰多者慎用。多数咳嗽者同时有咳痰。有痰咳嗽时，应以祛痰为主，只用镇咳药效果不佳，而且痰多虚弱患者易出现痰液壅塞气道，重者窒息死亡。

三、咳嗽的治疗药物

(一) 非处方药

咳嗽的病因、时间、性质、并发症或表现不尽相同。应根据咳嗽的不同症状和咳嗽的不同类型选择适宜的药物。

1. 咳嗽症状

以刺激性干咳或阵咳症状为主者宜首选苯丙哌林 (中枢性镇咳药)。

2. 咳嗽的频率或程度

剧咳者宜选苯丙哌林 (非麻醉性镇咳药，镇咳效力比可待因强 2~4 倍)；次选右美沙芬 (中枢性镇咳药，与同剂量可待因大体相同或稍强)；咳嗽较弱者选用喷托维林 (松弛支气管、降低气道阻力)。镇咳强度：苯丙哌林 > 右美沙芬 > 喷托维林。

3. 咳嗽发作时间

白天咳嗽宜选用苯丙哌林；夜间咳嗽宜选用右美沙芬。右美沙芬可引起嗜睡反应，有效时间较长，能抑制夜间咳嗽，保证睡眠。

4. 对感冒伴随的咳嗽

常选用右美沙芬复方制剂，可选服酚麻美敏、美酚伪麻、双酚伪麻、美息伪麻、伪麻美沙芬等制剂。

(二) 处方药

(1) 对频繁、剧烈无痰干咳及刺激性咳嗽，可考虑应用可待因。可待因镇咳作用强大而迅速，其强度约为吗啡的 1/4，尤其适用于胸膜炎伴胸痛的咳嗽患者。注意可待因有成瘾性。

(2) 呼吸道有大量痰液并阻塞呼吸道引起气急、窒息者，可应用司坦类黏液调节剂 (如羧甲司坦) 或祛痰剂 (如氨溴索)，以降低痰液黏度，使痰液易于排出。

(3) 应用镇咳药的同时，宜注意控制感染和炎性因子 (对因治疗)，对合并气管炎、支气管炎、肺炎和支气管哮喘者，凭医师处方或遵医嘱服用抗感染药物 (抗生素类、磺胺类、氟喹诺酮类)，消除炎症，或对抗过敏原 (抗组胺药、肾上腺糖皮质激素)，才能使镇咳药收到良好的效果。

四、咳嗽的用药指导与健康提示

(1) 咳嗽分为干咳或湿咳，对干咳可单用镇咳药；对痰液较多的咳嗽应以祛痰为主，不宜单纯使用镇咳药，应与祛痰剂合用，以利于痰液排出和加强镇咳效果。对痰液特别多的湿性咳嗽如肺脓疡，应该慎重给药，以免痰液排出受阻而滞留于呼吸道内或加重感染。

（2）对持续一周以上的咳嗽，并伴有反复或发热、皮疹、哮喘及肺气肿症的持续性咳嗽，应及时去医院明确诊断或咨询医师。镇咳药连续口服一周，症状未缓解或消失，应向医生咨询。

（3）患支气管哮喘时的咳嗽：因呼气阻力增加使肺膨胀，肺牵张感受器接受刺激增强，反射性引起咳嗽，同时因支气管阻塞而排痰更加困难。此时宜适当合并应用平喘药，以缓解支气管痉挛，并辅助止咳和祛痰。

（4）注意药品的不良反应

右美沙芬：可引起嗜睡，驾车、高空作业或操作机器者应慎用；妊娠期妇女、严重高血压者、有精神病史者禁用。

苯丙哌林：对口腔黏膜有麻醉作用，产生麻木感觉，需整片吞服，不可嚼碎。

喷托维林：青光眼患者、肺部淤血的咳嗽患者、心功能不全者、妊娠及哺乳期妇女均慎用。

可待因：过敏者、多痰者、婴幼儿、未成熟新生儿禁用；孕妇、哺乳期妇女慎用。

（5）除用药外应注意休息，戒除饮酒，忌吸烟，忌刺激辛辣食物。

第四节　消化不良

消化不良是一组慢性或复发性上腹疼痛或不适，如上腹饱胀、早饱、烧灼感、嗳气、食欲缺乏、恶心、呕吐等。消化不良根据病因不同可分为功能性消化不良和器质性消化不良。

消化不良是常见的病症，半数以上人群在其生命过程中曾因消化不良而就诊；我国普通人群中有消化不良症状者达20%～30%，老年人中最高发。

一、消化不良的病因和临床表现

1. 功能性消化不良

功能性消化不良是临床常见消化系统疾病之一，约占消化专科门诊病例的30%以上。功能性消化不良发病的原因可能与胃肠动力障碍、内脏感觉过敏、幽门螺杆菌感染、黏膜炎症、心理障碍等有关。老年功能性消化不良患者随着年龄的增长，胃黏膜防御功能逐渐减退，加上常因心脑血管疾病服用非甾体类药、精神因素及不良生活习惯等，其往往症状明显。老年功能性消化不良反复发作，迁延不愈，治疗不易。

功能性消化不良定义为具有由胃十二指肠功能紊乱引起的症状，至少6个月持续或间断发作，主要表现为上腹痛、上腹胀、早饱、嗳气、食欲缺乏、恶心、呕吐等上腹不适症状，排便后不缓解（除肠易激综合征），并经检查不能找到可以解释这些症状的器质性或代谢性疾病的临床综合征。

功能性消化不良按其临床表现可分为餐后不适综合征和上腹痛综合征两大类。

（1）餐后不适综合征：正常量餐后上腹胀、早饱、嗳气。

（2）上腹痛综合征：以与进餐相关的上腹疼痛、烧灼感为主。

功能性消化不良常可与非糜烂性胃食管返流病、肠易激综合征、便秘等功能性胃肠病重叠。

大多数成年人做胃镜检查都会有慢性浅表性胃炎，少数为慢性萎缩性胃炎。慢性胃炎与消化不良从不同角度描述了同一组临床表现，两者有重叠。在治疗上主要是短期对抗处理。对于萎缩性胃炎依据病理改变情况确定系统复查周期。尚无证据能够逆转中重度萎缩性胃炎。

2. 器质性消化不良

器质性消化不良由消化性溃疡病、胃癌等胃部病变，肝（肝炎、脂肪肝、肝硬化）、胆囊（慢性胆囊炎）、胰腺（慢性胰腺炎）等腹腔器官病变，以及全身性疾病（儿童缺锌、糖尿病、贫血、甲状腺功能减退、抑郁等）所致。对于中老年人要注意排除外器质性病变。

偶然、短期的消化不良可能与饱餐、油腻食物、饮酒、药物、上呼吸道感染等有关，可以寻找病因，对症处理，等待观察。

二、消化不良的治疗原则

少食多餐；因胃底容受性扩张能力下降，进餐时不要摄入过多液体，每天分 6 ~ 8 次饮水；低脂饮食，减少蔬果摄入；避免服用非甾体抗炎药（如阿司匹林等药物）等胃黏膜损害药物、聚乙二醇 4 000（影响胃排空）和影响消化道蠕动的药物。

按需服药，避免长期服用对症药物。针对原发病治疗如抗抑郁治疗。

三、消化不良的治疗药物

根据功能性消化不良分型给药。

①上腹痛综合征：抑酸药和抗酸药。抑酸药根据症状出现的时间给药，如白天出现症状，在早餐前服药。抗酸药在症状出现前30分钟，或餐前1小时，或必要时给药；胆汁反流者可用铝碳酸镁；对于近期幽门螺杆菌阳性患者出现的上腹痛综合征可考虑根除幽门螺杆菌感染治疗。

② 餐后不适综合征：促动力剂、消化酶、微生态制剂。

（一）非处方药

国家非处方药目录收载的助消化药的活性成分和制剂有干酵母（酵母片）、乳酶生、胰酶（或多酶片）、胃蛋白酶、复合消化酶胶囊、龙胆碳酸氢钠、地衣芽孢活杆菌胶囊、复合乳酸菌胶囊、双歧三联杆菌胶囊、多潘立酮。

（1）食欲减退者可服用增加食欲药，如口服维生素 B_1、维生素 B_6，一次 10 mg，一日 3 次；或口服干酵母片，一次 0.5~2 g，一日 3~4 次。

（2）胰腺分泌功能不足或由胃肠、肝胆疾病引起的消化酶不足者可选用胰酶片，成人一次 0.3~1 g，5 岁以上儿童一次 0.3 g，一日 3 次，进餐中服用。多酶片每片含淀粉酶 0.12 g、胃蛋白酶 0.04 g、胰酶 0.12 g，用于治疗消化不良和增进食欲；口服，成人一次 2~3 片，一日 3 次，儿童酌减。

（3）偶然性消化不良或进食蛋白食物过多者选乳酶生、胃蛋白酶合剂。乳酶生一次 0.3~1 g，一日 3 次；胃蛋白酶一次 0.2~0.4 g，一日 3 次，餐前服用。

（4）对餐后不适综合征可选用胃动力药，其能增加胃肠平滑肌张力及蠕动，增加胃排空速率。伴有恶心或呕吐者可选用甲氧氯普胺（老年人慎用）或多潘立酮。多潘立酮成人一次 10 mg，儿童一次 0.3 mg/kg，一日 3 次，于餐前 0.5~1 小时服用。

（二）处方药

（1）消除病因是治疗消化不良的前提，然后进行药物治疗。对由精神因素导致疾病者应予以解释和安慰，并评估有无心理情感问题，做相关治疗。

（2）餐后不适综合征宜选用莫沙必利，其通过兴奋胃肠道胆碱能中间神经元及肌间神经丛的 5-HT4 受体，促进乙酰胆碱的释放，增强胃肠道运动，改善功能性消化不良症状。剂量为一次 5 mg，一日 3 次，餐前服用。

（3）由胆汁分泌不足或消化酶缺乏引起的症状，可服用复方阿嗪米特肠溶片（每片含阿嗪米特 75 mg、胰酶 100 mg、纤维素酶 10 mg、二甲硅油 50 mg），一次 1~2 片，一日 3 次，餐后服用。

（4）对上腹痛综合征可口服抑酸药和胃黏膜保护药，常用抑酸剂包括 H_2 受体拮抗剂（H_2RA）和质子泵抑制剂（PPI）两大类。H_2RA 的常用药物有雷尼替丁（非处方药）和法莫替丁，一般成人一次 1 粒，一日 2 次，于清晨和睡前服用。小剂量 PPI 能有效治疗功能性消化不良，常用 PPI 制剂有奥美拉唑、兰索拉唑、泮托拉唑、雷贝拉唑和埃索美拉唑等。通常每天 1 次，每次 1 片，早餐前服用。若伴有腹部疼痛、发热、尿色深等症状，可能意味着患者有慢性胆囊炎、胃溃疡或肝炎，应及时去医院就诊。

四、消化不良的用药指导与健康提示

（1）消化不良的治疗目的在于迅速缓解症状，提高患者的生活质量，去除诱因，恢复正常生理功能，预防复发；帮助患者认识、理解病情，指导其改善生活方式，调整饮食结构和习惯，去除可能与症状发生有关的发病因素。

（2）消化酶和微生态制剂可作为治疗消化不良的辅助用药。复方消化酶和益生菌制剂可改善与进餐相关的腹胀、食欲缺乏等症状，但性质不稳定，故应根据药品说明书的要求正确贮存，另外送服时不宜用热水。

（3）抗菌药可抑制或杀灭助消化药中活菌制剂的活性，使效价降低；吸附剂可吸附药物，降低疗效，如必须合用，应间隔 2～3 小时。

（4）干酵母和乳酶生不良反应较少，但不可过量，过量可能发生腹泻；胰酶所致的不良反应偶见腹泻、便秘、恶心及皮疹，其在酸性条件下易被破坏，故须用肠溶衣片，并且口服时不可嚼碎，应整片吞下。

（5）多潘立酮。欧洲药物管理局（European Medicines Agency，EMA）于 2014 年 3 月 7 日在官网上发布信息，提示多潘立酮可能引起心脏相关风险，建议限制使用。EMA 称，只有患者出现恶心和呕吐时，才建议使用多潘立酮进行治疗，不建议用它来缓解腹胀、胃灼热（烧心）等症状。但国内目前暂无报告要求调整。

EMA 建议成人口服单次推荐剂量减少为 10 mg，每日最多 3 次。虽然可能出现不良反应，但只要限制适应证和推荐剂量，缩短疗程，就可预防。

目前多潘立酮在国内属于非处方药，可自行购买使用，但若有心脏病，服药前最好咨询医生。如果正在服用酮康唑、克拉霉素等可能影响多潘立酮代谢，或有心脏毒性的药物，应先咨询医生或药师该如何用药。患者服用多潘立酮期间，如果出现心率异常或心律失常的症状或体征，如头晕、心悸、晕厥或痉挛，应当立刻停用多潘立酮，并及时到医院就诊。

多潘立酮对乳腺癌、嗜铬细胞瘤、机械性肠梗阻、胃肠出血者禁用；对心律失常、接受化疗的肿瘤者、妊娠期妇女慎用；同时在服用期间排便次数可能增加。

第五节　腹泻

腹泻是临床常见的消化道症状。腹泻是指排便次数明显超过平日习惯的次数，粪质稀薄，水分增加，或含未消化食物或脓血、黏液。腹泻有利于清除胃肠道内有害物质或异物而起保护作用，但过度的腹泻也可引起脱水及酸碱、电解质紊乱，因此须合理应用

止泻药。

随着年龄的增长，人体的消化功能减弱，免疫能力逐渐降低，细菌容易乘虚而入；老年人患中风、糖尿病、动脉硬化等病容易导致胃肠道动力减缓，给细菌繁殖创造条件；很多患有慢性病的老年人长期服药，特别是抗生素类药物，抑制了肠道中有益菌群的生长，使原来就存在于肠内、毒力强的细菌大量繁殖，其毒素引起腹泻。

腹泻对老年人的身体损害较大，若处理不当，可能会出现脱水、电解质和酸碱平衡紊乱等严重病症，甚至可引发低血糖、心脑血管意外或休克。腹泻时一般食欲下降、摄入食物不足，需要分解体内贮存的肝糖原来维持血糖稳定。而老年人没有足够的肝糖原贮存物转化为糖，当血糖降低时，老年人就容易出现疲软、出汗、心悸、面色苍白及晕厥等一系列低血糖症状。老年人腹泻时大量水分丧失，会使身体处于脱水状态，导致血容量减少，血液黏稠度增加，血流缓慢，容易形成血栓并堵塞血管。钠、钾、钙、镁等元素，可维持血液酸碱平衡、神经传导功能和心跳节律。腹泻会造成这些元素的缺乏和流失，可能会引起严重的心律紊乱，这对患有心血管疾病的老年人尤为不利。所以，老年人一旦出现腹泻，切莫掉以轻心，应及时就医。

一、腹泻的病因

腹泻作为一种症状，病因很多。

急性腹泻常见于肠道感染引起的肠炎、变态反应性肠炎、急性中毒和全身性感染，如败血症、伤寒或副伤寒等。

慢性腹泻常见于：

（1）消化系统疾病，如慢性萎缩性胃炎、肠道感染、肠道肿瘤、胰腺疾病和肝胆疾病等。

（2）内分泌与代谢性疾病，如尿毒症、肝性昏迷、糖尿病酮症、甲亢危象、肾上腺皮质功能减退等。

（3）药物（洋地黄类、抗生素等）和神经精神因素等（肠易激综合征、神经功能性腹泻等）。

二、腹泻的临床表现

腹泻的发生机制相当复杂，从病理生理角度可归纳为分泌性腹泻、渗透性腹泻、渗出性腹泻、动力性腹泻和吸收不良性腹泻。临床表现如下：

1. 起病及病程

急性腹泻起病急，病程短，多为感染或食物中毒所致。慢性腹泻起病缓慢，病程较长，多见于慢性感染、非特异性炎症、吸收不良、肠道肿瘤或神经功能紊乱等。

2. 腹泻次数及粪便性质

急性感染性腹泻，每天排便次数可多达10次以上，如为细菌感染，常为黏液血便或脓血便。慢性腹泻，可为稀便，也可带黏液或脓血。粪便呈稀薄水样且量多，为分泌性腹泻；脓血便或黏液便可见于感染性腹泻、炎症性肠病等；暗红色果酱样便见于阿米巴痢疾；血水或洗肉水样便见于嗜盐菌性食物中毒和急性出血坏死性肠炎；黄水样便见于沙门菌属或金葡菌性食物中毒；米泔水样便见于霍乱或副霍乱；脂肪泻和白陶土色便见于胆道梗阻；黄绿色混有奶瓣便见于儿童消化不良。动力性腹泻时多为水便，伴有粪便的颗粒，下泻急促，同时腹部有肠鸣音、腹痛剧烈。

3. 腹泻与腹痛的关系

急性腹泻常有腹痛，尤其以感染性腹泻较为明显。分泌性腹泻往往无明显腹痛。小肠疾病的腹泻疼痛常在脐周，便后腹痛缓解不明显；而结肠疾病疼痛多在下腹，且便后腹痛常可缓解。

4. 腹泻伴随的症状

伴有发热、腹痛、呕吐等常提示急性感染；伴大便带血、贫血、消瘦等需警惕肠癌；伴腹胀、食欲差等需警惕肝癌；伴水样便则需警惕霍乱弧菌感染。

腹泻是指原来的排便习惯发生了改变，它不是一种独立的疾病，而是很多疾病的一个共同表现，同时可伴有呕吐、发热、腹痛、腹胀、黏液便、血便、贫血、消瘦、脱水等症状。

病程超过2个月者称为慢性腹泻。慢性腹泻可在多种疾病中出现。长期的腹泻可导致营养不良，危害很大。慢性腹泻的症状为腹痛胀气，排气排便后疼痛或消失，稀便与硬便交替出现。其中肠功能紊乱引起的腹泻可并见过敏体质、情绪压抑或暴躁、失眠。

三、腹泻的治疗原则

腹泻急性期需暂时禁食，使肠道完全休息，必要时由静脉输液，以防失水过多而脱水。慢性腹泻患者应根据病情调整饮食结构和次数。胃肠道感染应根据病原体选择抗生素治疗。在进行病因治疗的同时应积极对症治疗，加强支持治疗，纠正水、电解质紊乱。

四、腹泻的治疗药物

（一）止泻药的分类

（1）阿片制剂：如复方樟脑酊和阿片酊为有效的止泻药，被广泛应用。多用于较严重的非细菌感染性腹泻。

（2）地芬诺酯：哌替啶同类物，对胃肠道的影响类似于阿片类，具有收敛及减少肠蠕动的作用。可用于急、慢性功能性腹泻。不良反应轻，有厌食、恶心、呕吐、皮肤变态反应等，长期大量应用可成瘾。

（3）鞣酸蛋白：收敛药，在肠道中释放出鞣酸，鞣酸与肠黏膜表面蛋白质形成沉淀，附着在肠黏膜上，形成保护膜，以减少炎性渗出物，发挥收敛止泻作用。用于急性胃肠炎及各种非细菌性腹泻、小儿消化不良等。

（4）次碳酸铋：能与肠道中的毒素结合，保护肠道免受刺激，起收敛止泻作用。常用于腹泻、慢性胃炎的治疗。近年来多用于治疗幽门螺杆菌感染的胃、十二指肠溃疡。

（5）蒙脱石和药用炭：因其颗粒小，总面积大，能吸附肠内液体、毒物等，起止泻和阻止毒物吸收的作用。

（二）腹泻的常用药物

1. 非处方药

（1）急、慢性胃肠炎腹泻。如果患者大便次数不是很多，腹痛也不是很明显，就不急于应用止泻药物治疗，这样有利于引起腹泻的致病菌的排出，腹泻就会很快好转。然后患者可以逐渐食用一些易消化、清淡的食物。

对于大便次数一天在 5 次以上的急性腹泻或慢性腹泻急性发作，一方面要适当补液以纠正脱水和电解质紊乱，另一方面要进行病因治疗和对症治疗。治疗药物包括控制肠道内外感染药物、胃肠黏膜保护剂和肠道微生态制剂。

对痢疾、大肠杆菌感染的轻度急性腹泻，应首选小檗碱（黄连素），成人一次 0.1 ~ 0.4 g，每日 3 ~ 4 次；或口服胃肠黏膜保护剂或鞣酸蛋白。

胃肠黏膜保护剂：

① 药用炭（或蒙脱石）。保护胃肠黏膜，凝固杀死肠道的细菌与病毒，起到止泻作用。药用炭成人一次 1 ~ 3 g，一日 3 次，餐前服用。

② 鞣酸蛋白。减轻炎症，保护肠道黏膜。成人一次 1 ~ 2 g，一日 3 次，空腹服用。

微生态制剂主要为肠道活菌制剂，以双歧杆菌和嗜酸乳杆菌为主，这类活菌均为正常人体肠道中固有的有益菌群，服用后可直接在肠道定植，恢复微生态平衡，对肠道起重要的保护和营养作用，抑制肠道有害细菌生长，达到止泻目的。

腹泻次数多应及时补充生理盐水和葡萄糖，口服补液盐（ORS）。ORS III 的渗透压比 ORS II 低，为腹泻治疗首选药。低渗 ORS 有助于缩短腹泻持续时间，减少静脉补液约 33%，减少粪便排出量约 20%，减少呕吐次数约 30%。低渗 ORS 可同时用于预防脱水和纠正脱水。ORS II 粉剂，每袋加 500 ml 温水溶解后随时口服，每日服用 3 000 ml,

直至腹泻停止。

（2）因胰腺功能不全所致消化不良性腹泻应服用胰酶；对摄食脂肪过多者可服用胰酶和碳酸氢钠；对摄食蛋白而致消化不良者宜服胃蛋白酶；对同时伴腹胀者可选用乳酶生或二甲硅油。

（3）对于化学刺激引起的腹泻，可供选用的有蒙脱石。蒙脱石可覆盖消化道，与黏膜蛋白结合后增强黏液屏障，防止酸、病毒、细菌、毒素对消化道黏膜的侵害。口服，成人一次 1 袋（首剂加倍），一次 3 次。对肠易激综合征性腹泻，应注意腹部保暖，控制饮食（少食生冷、油腻、辛辣食物），轻症患者可选用吸附剂蒙脱石。部分患者可能存在菌群失调，可口服乳酶生或微生态制剂等。

（4）肠道菌群失调性腹泻。补充微生态制剂。双歧杆菌通过与肠黏膜上皮细胞作用而结合，与其他厌氧菌一起占据肠黏膜表面，形成一道生物屏障，阻止致病菌的侵入；复方嗜酸乳杆菌片（乳杆菌）含嗜酸乳杆菌，在肠内可抑制腐败菌的生长，防止肠内蛋白质的发酵，减少腹胀和止泻。双歧三联活菌胶囊含有双歧杆菌、乳酸杆菌和肠球菌，可在肠内补充正常的生理细菌，维持肠道正常菌群的平衡，达到止泻的目的。

> **知识链接**
>
> 　　肠易激综合征又称结肠功能紊乱，是一种功能性的疾病，主要表现为腹痛、腹部不适、腹胀、腹泻或患者可间歇性地出现腹泻，腹泻时可伴有腹痛、便意急、排便后腹痛减轻等表现。本病患者的一般情况良好，预后较好，并有自动缓解的表现，经过胃肠调理与治疗，可以好转或痊愈。

> **知识链接**
>
> 　　正常人体肠道内有 400～500 种菌群共同生长，它们相互依赖和制约。许多有益的细菌（益生菌）可制约致病菌的生长繁殖，减少肠内毒素的生成，维持肠道正常菌群的平衡，同时促进人体对营养物质的吸收。

2. 处方药

（1）感染性腹泻。根据不同的感染细菌选用不同的抗生素，成人可选用庆大霉素、诺氟沙星、氨苄西林，甚至头孢类抗生素。庆大霉素每次 40～80 mg，一日 3～4 次。24～48 小时仍未见明显改善者可服用诺氟沙星或氧氟沙星，每次 0.2 g，一日 3～4 次。不能口服者可静脉给药，一般用药 3～8 天。腹痛者口服山莨菪碱 10～20 mg 或颠茄片 8～16 mg，腹痛剧烈者可皮下注射阿托品 0.5 mg 或山莨菪碱 10 mg，以缓解疼痛。

如果发病急，腹泻次数大于 10 次以上，或引起急性脱水、酸中毒者，可短期服用复方地芬诺酯，每次 1 片，或洛哌丁胺 2 mg，一日 1~3 次，一般不超过 1 周。

（2）肠易激综合征腹泻。严重腹泻伴腹痛，其他药物效果不佳时可选用吗啡衍生物，如地芬诺酯。

（3）病毒性腹泻。此时应用抗生素或微生态制剂基本无效，可选用抗病毒药，如阿昔洛韦、泛昔洛韦。

（4）腹痛较重者或反复呕吐腹泻者。腹痛剧烈时可服山莨菪碱片，一次 5 mg，一日 3 次，或痛时服用。

（5）非感染性的急、慢性腹泻。抗动力药可缓解急性腹泻症状。首选洛哌丁胺，其能抑制肠蠕动，延长肠内容物的滞留时间，抑制大便失禁和便急，减少排便次数，增加大便的稠度。

四、腹泻的用药指导与健康提示

1. 实施对因治疗

因为腹泻是由多种不同病因所致，所以在应用止泻药治疗的同时，实施对因治疗不可忽视。

2. 及时补充水和电解质

长期或剧烈腹泻时，体内水、盐的代谢发生紊乱，常见的为脱水症和钠、钾代谢的紊乱，严重者可危及生命。因此，在针对病因治疗的同时，应及时补充水和电解质，以调整不平衡状态。特别注意补充钾盐。腹泻常可致胃肠液中钾离子的过量丢失，低血钾可影响心脏功能。

3. 关注脑血液循环

腹泻时由于大量排出水分，可使全身血容量下降、血液黏稠度增加和流动缓慢，导致脑血液循环恶化，诱发脑动脉闭塞、脑血流不足、脑梗死，故应给予关注。

4. 胰酶替代疗法

对消化和吸收不良综合征、因胰腺功能不全引起的消化不良性腹泻患者，应用胰酶替代疗法。

5. 鞣酸蛋白

鞣酸蛋白不宜与盐酸小檗碱（黄连素）合用。大量服用鞣酸蛋白可能会引起便秘。鞣酸蛋白也不宜与铁剂同服。

6. 微生态制剂

微生态制剂主要用于肠道菌群失调引起的腹泻，或由寒冷和各种刺激所致的肠易激综合征性腹泻。但对由细菌或病毒引起的感染性腹泻早期不用，此时应用无效；在应用抗感染药和抗病毒药后期，可辅助给予，以帮助恢复菌群的平衡。微生态制剂多为活菌制剂，不宜与抗生素、药用炭、黄连素和鞣酸蛋白同时应用，以避免效价的降低。如须合用，至少应间隔2~3小时。

7. 药用炭

药用炭不宜与维生素、抗生素、生物碱、乳酶生及各种消化酶同时服用。这是因为药用炭能吸附上述药物，影响它们的疗效。严重腹泻时应禁食。

第六节 便秘

便秘系指肠蠕动减少，大便过于干燥、量少，排便困难、费力。量化指标为便次＜3次/周，或比以前减少。一般成人2日以上不排大便者为便秘，长期经常便秘者称为习惯性便秘。

便秘是很多疾病发生与加重的诱因。大多数老年患者卧床时间较长，活动能力较弱，自身的抵抗力较低，等等这些因素综合起来便是引起便秘的主要原因。患者一般2天以上无排便，可提示便秘存在。患者一旦发生便秘，便易导致心脑血管疾病的发生，会造成血压升高，诱发心肌梗死、脑出血、脑梗死等病，是引起各种老年并发症的主要原因之一，需引起注意。

一、便秘的病因

功能性便秘是指以排便次数减少、伴排便困难或排便不尽感、粪便干结为主诉的肠道功能性疾病。随年龄增长，功能性便秘发生率逐渐上升，且随时间推移，症状逐步加重，部分便秘严重者的正常生活已受到影响。

功能性便秘的原因：

（1）不良的饮食习惯。由于进食量不足或食物过于精细，没有足够的食物纤维以致食物残渣太少。

（2）饮水不足及肠蠕动过缓，导致从粪便中持续再吸收水分和电解质。

（3）缺乏锻炼，使体内的肠蠕动不够。

（4）排入直肠的粪便产生的压力达不到刺激神经末梢感受器兴奋的正常值，形成不了排便反射。

（5）结肠低张力，肠运行不正常。

（6）长期滥用泻药。

（7）生活不规律和不规则的排便习惯。

器质性便秘多见于：

（1）直肠与肛门病变。

（2）局部病变导致排便无力。

（3）结肠完全或不完全梗阻。

（4）腹腔或盆腔内肿瘤压迫。

（5）全身性疾病导致肠肌松弛。

（6）药物不良反应。

二、便秘的临床表现

便秘仅是一种症状，不一定是疾病，是由于粪便在肠内停留过久、水分太少所致，表现为排便次数减少、粪便干硬和（或）排便困难。排便次数减少指每周排便少于3次。排便困难包括排便费力、排出困难、排便不尽感、排便费时以及需手法辅助排便。

严重程度的判断：根据便秘和相关症状轻重及其对生活影响的程度分为轻度、中度、重度。轻度指症状较轻，不影响日常生活，通过整体调整、短时间用药即可恢复正常排便。重度指便秘症状重且持续，严重影响工作、生活，需用药物治疗，不能停药或药物治疗无效。中度则介于轻度和重度之间。

三、便秘治疗原则

（一）一般治疗原则

治疗的目的是缓解症状，恢复正常肠道动力和排便功能。因此总体原则是个体化的综合治疗，包括推荐合理的膳食结构，建立正确的排便习惯，调整患者的精神心理状态。缺乏运动、因慢性病服用多种药物是老年人发生便秘的重要原因，应尽量停用导致便秘的药物。对粪便嵌塞者，应首先清除嵌塞的粪便。

（二）药物治疗原则

对有明确病因者进行病因治疗；需长期应用通便药维持治疗者，应避免滥用泻药。老年人通便药可首选容积性泻药和渗透性泻药。对严重便秘患者，可短期适量应用刺激性泻药。

四、便秘的治疗药物

（一）治疗便秘药物的分类

1. 泻药

泻药按作用机制可分为容积性泻药、渗透性泻药、刺激性泻药和润滑性泻药。

容积性泻药（膨松药）：通过滞留粪便中的水分，增加粪便含水量和粪便体积，从而起通便作用。主要用于轻度便秘患者。服药时患者应补充足够的液体。常用容积性泻药包括欧车前、聚卡波非钙、麦麸等。

渗透性泻药：可在肠内形成高渗状态，吸收水分，增加粪便体积，刺激肠道蠕动，适用于轻、中度便秘患者。药物包括聚乙二醇、不被吸收的糖类（如乳果糖）和盐类泻药（如硫酸镁）。聚乙二醇口服后不被肠道吸收、代谢，其含钠量低，不引起肠道净离子的吸收或丢失，不良反应少。乳果糖在结肠中可被分解为乳酸和乙酸，促进生理性细菌的生长。过量应用盐类泻药可引起电解质紊乱，老年人和肾功能减退者应慎用。

刺激性泻药：作用于肠神经系统，增强肠道动力和刺激肠道分泌，包括比沙可啶、酚酞、蒽醌类药物和蓖麻油等。短期按需服用比沙可啶安全有效。因科研人员在动物实验中发现酚酞可能有致癌作用，该药已被撤出市场。动物实验显示，长期使用刺激性泻药可能导致不可逆的肠神经损害，长期使用蒽醌类泻药可致结肠黑变病，后者与肿瘤的关系尚存争议。建议短期、间断使用刺激性泻药。

润滑性泻药：这类泻药口服或灌肠后，可包于粪团块外，使之易于通过肠道；可减少肠道水分的吸收；能促进结肠蠕动，具有温和的通便作用。适用于粪便特别干燥，或年老体弱、排便动力减弱者。

2. 促动力药

促动力药作用于肠神经末梢，释放运动性神经递质、拮抗抑制性神经递质或直接作用于平滑肌，增加肠道动力。有研究表明，高选择性5－羟色胺4受体激动剂能缩短结肠传输时间，安全性和耐受性良好。

3. 灌肠药和栓剂

灌肠药和栓剂通过肛内给药，润滑并刺激肠壁，软化粪便，使其易于排出；可供粪便干结、粪便嵌塞患者临时使用。便秘合并痔者可用复方角菜酸酯制剂。

4. 微生态制剂

微生态制剂越来越广泛地用于临床许多疾病的防治，尤其对肠道疾病如急、慢性肠炎以及腹泻和便秘等的疗效确切。这些制剂有助于缓解慢性便秘的症状，主要有培菲康（粪链球菌、乳酸杆菌、双歧杆菌）、金双歧、乳酸菌素片等。

5. 中药

中医主张辨证施治、随机应变，不主张偏执一方一法或一味攻下。常用治则有：泻下通腑、扶正攻下、补中益气、益气润肠、养血润燥、滋阴润燥、清肝泻火、清肺泻火等。也有一些可供选择的常用成药，如牛黄上清丸、补脾益肠丸、莫家清宁丸、通便灵

（芦荟胶囊）、邦消安、大黄苏打片、新清宁片等。大黄、芦荟等中药也含有蒽醌类成分。若长期使用某种中药，应注意中药内的成分和含量，防止发生副作用。

（二）常用非处方药

1. 乳果糖

乳果糖是常用的渗透性缓泻剂，为人工合成的双糖，在小肠不吸收，被结肠内细菌分解为小分子有机酸。其酸性代谢产物具有渗透作用，可保留水分，使粪便容量增大，刺激肠道蠕动，从而发挥缓泻作用，并有利于氨和其他含氮物质排出，同时促进生理性细菌的生长。

乳果糖安全性较好，老年人可服用，特别适用于便秘伴肝功能失代偿患者，可以预防和治疗肝性脑病。本品宜在早餐时一次服用，一至两天可取得效果。如两天后仍未有明显效果，可考虑加量。但因其分解过程产生二氧化碳和水，可引起腹胀，以及肠道内有效的高渗性物质逐渐减少，疗效随时间延长而降低，故不适合长期服用。

2. 比沙可啶

比沙可啶是常用的刺激性泻药，通过与肠黏膜接触，刺激肠壁的感受神经末梢，引起肠反射性蠕动增强而排出柔软成形的粪便。睡前整片吞服，但在服后 6~12 小时才生效。使用阿片类镇痛药的癌症患者，对本品耐受性差，可能会造成腹痛、腹泻和大便失禁，因此不宜使用。本品不应与抗酸药同时使用。

对长期慢性功能性便秘者，不宜长期大量使用刺激性泻药，因为药物可损伤肠壁神经丛细胞，造成进一步便秘。

3. 甘油栓

甘油栓是常用的润滑性泻药。甘油制剂如开塞露可润滑并刺激直肠，软化粪便，使粪便易于排出。其作用温和，对于出口梗阻性便秘有效，尤其适用于年老体弱者。一次一枚，塞入肛门，一日 1~2 次，多于给药后 30 分钟见效。

4. 硫酸镁

硫酸镁是常用渗透性泻药。该类物质因含阳离子和阴离子，口服不易吸收，停留在肠腔内，可提高肠内的渗透压，阻止肠腔内水分的吸收，增加肠内水分含量，促进排便。镁离子还可刺激胆囊收缩素的释放，促进小肠和大肠运动，缩短粪便通过时间。

硫酸镁的作用强烈，患者可排出大量水样便。本品既可单独使用，又可与山梨醇或甘油配伍。成人一次 5~20 g。同时应大量饮水。

过量或反复应用硫酸镁可引起高镁血症，故常用于结肠检查前的肠道准备或中毒后导泻。镁盐慎用于消化道出血及消化性溃疡患者，以免增加吸收，引起中毒。肾功能不全的便秘患者也应慎用。

5. 聚乙二醇 4000

聚乙二醇 4000（福松）是常用的渗透性泻药，是一种长链高分子聚合物。因肠道内缺乏降解聚乙二醇的酶类，故聚乙二醇不能被肠道吸收，也不能被肠道内的细菌分解。其分子结构间的氢键能吸附水分，增加粪便内的液体含量，使粪便软化，易于排出，但粪便量无明显增加。

其特点为：纯渗透作用，无结肠胀气；不影响电解质平衡；不影响肠黏膜的完整性；不改变肠道内正常菌群；不含糖分，糖尿病患者可用；疗效作用持久，耐受性良好，是容积性轻泻剂疗效差的便秘患者的较好选择。患者有腹胀、肠鸣、稀便等不良反应，且多能耐受。

处方中无机盐成分与服用的适量水分，保证了肠道与体液之间的水、电解质交换平衡。成人每次服用 125 ml 溶液，一日 2 次；老年人开始时一日 1 次，必要时同成人剂量。

6. 微生态制剂

微生态制剂直接补充人体正常生理细菌，调整肠道菌群平衡，抑制并清除肠道中对人具有潜在危险的细菌。口服，一次 4 片，一日 2～3 次。温开水或温牛奶冲服。保存时注意冷藏。

（三）常用处方药

1. 莫沙必利

莫沙必利是一种促动力剂，为选择性 5 - 羟色胺受体激动药，是目前治疗慢性便秘较常用的药物，主要刺激肠肌间神经元，促进胃肠平滑肌蠕动，同时作用于胃肠器官壁内肌神经丛神经节后末梢，促进乙酰胆碱的释放和增强胆碱能作用，从而增强上消化道（胃和小肠）运动。成人通常量为一日 3 次，每次 1 片（5 mg），饭前或饭后口服。

2. 欧车前

主要成分为欧车前亲水胶，常用容积性泻药；来源于植物，作用类似于膳食纤维；通过在肠道内吸收水分，增加肠道容积，轻度刺激肠蠕动，引起缓和的通便作用；还可以在结肠被肠道内的细菌酵解，增加肠内的渗透压，阻止肠道内的水分吸收，增强导泻作用。

服用后一至数天内即可起效，口服不吸收，无全身作用，可长期使用。服用时应多喝水。对严重的慢传输型便秘患者，应逐渐加量。有肠道狭窄时慎用。欧车前制剂为天然纤维素，可被细菌降解，引起产气增加，导致腹胀。部分患者还可发生变态反应。

四、便秘的用药指导与健康提示

（1）找准病因进行针对性治疗。便秘形成的原因很多，各种急、慢性病均可引起便秘，一时解决便秘并非根治。应找准病因进行针对性治疗，或增加运动量；改变不良的饮食习惯，多食用蔬菜和水果，尽量少用或不用缓泻药；积极治疗原发病和伴随病，减少药物因素造成的便秘，避免滥用泻药。

（2）口服缓泻药只是临时的措施，一旦便秘缓解，就应停用。缓泻药连续使用不宜超过 7 天，若还未缓解应及时就医。

（3）一般缓泻药在睡前给药。外用药物甘油栓，每晚 1 枚，插入肛门内即可。使用时将容器顶端剪开成钝口，涂上少许油脂，徐徐插入肛门，再将药液挤入直肠内，引起排便。一般即时应用。

（4）注意缓泻药适应证不同。对长期慢性便秘者，不宜长期大量使用刺激性泻药，因为药物可损伤肠壁神经丛细胞，造成进一步便秘。对结肠低张力所致的便秘，于睡前服用刺激性泻药，以达次日清晨排便，或用开塞露。对结肠痉挛所致的便秘，可用膨胀性或润滑性泻药，并增加食物中纤维的数量。对需要刺激肠道蠕动时，使用刺激性泻药或促胃肠动力药。

（5）乳果糖适用于肝性脑病患者及长期卧床的老年患者。需长期规律应用，最好不要间断，以维持正常排便，预防粪便嵌塞。乳果糖对糖尿病患者慎用；对有乳酸血症患者禁用。乳果糖在开始服用时常会引起胃肠胀气和绞痛，一般为暂时性的。剂量过大，可引起水样腹泻。

（6）比沙可啶有较强刺激性，应避免吸入或与眼睛、皮肤黏膜接触。服药时不得嚼碎。服药前后 2 小时不要喝牛奶、口服抗酸剂或刺激性药。妊娠期妇女慎用；急腹症者禁用。

（7）硫酸镁在清晨空腹服用，并配合大量饮水，以加速导泻和防止脱水。在排便反射减弱引起腹胀时，应禁用硫酸镁导泻，以免突然增加肠内容物而不能引起排便。老年人应慎用硫酸镁。

（8）痉挛性和功能性便秘者选用微生态制剂，其成分为乳酸菌、双歧杆菌，在繁殖中会产生有机酸，使肠管水分的分泌增加，同时肠道的酸性降低，促使大便中水分含量增多而使粪便易于排出。缓泻药对伴有阑尾炎、肠梗阻、不明原因的腹痛、腹胀者禁用；妊娠期妇女慎用。

（9）长期服用番泻叶、芦荟、大黄等含蒽醌类泻药会发生结肠黑变病。结肠镜下大肠黏膜色素沉着，呈蛇皮或豹斑样改变。长期服用刺激性泻剂可能引起泻剂性肠病。

钡灌肠显示，结肠袋的形状消失，末端回肠和结肠扩张，产生泻剂依赖。上述两种与泻剂相关的并发症在停药后均可逐渐恢复。

（10）糖尿病患者：便秘是糖尿病患者最常见的消化道症状，虽然控制血糖可能对糖尿病患者的便秘治疗有益，但糖尿病便秘仍少有特异性治疗措施。可尝试使用容积性泻药、渗透性泻药和刺激性泻药。

（11）终末期患者：终末期患者发生便秘与运动和进食减少、使用阿片类药物等有关。预防性使用泻药极为重要。推荐刺激性泻药或联合渗透性泻药或润滑性泻药。有文献报道，外周 μ-阿片受体拮抗剂甲基纳曲酮和促分泌药鲁比前列酮对阿片类药物引起的便秘有效。

第七节　皮肤瘙痒症

一、皮肤瘙痒症病因

皮肤瘙痒症是指具有瘙痒症状而无原发性皮肤损害的一种皮肤病，属于神经性皮肤病，是一种皮肤神经官能症疾病，分为全身性瘙痒症和局限性瘙痒症。

1. 全身性瘙痒症

最常见的因素是皮肤干燥。各种神经功能障碍或器质性病变以及情绪紧张、焦虑、恐惧、激动和忧郁等神经精神因素；尿毒症、胆汁性肝硬化、甲状腺功能亢进或减退、糖尿病、淋巴瘤、白血病以及其他恶性肿瘤等系统性疾病；妊娠，药物或食物；温度、湿度等气候改变；工作和居住环境；清洁护肤化妆品、贴身衣物的选择使用等生活习惯，均可能引起全身性瘙痒症。

2. 局限性瘙痒症

病因有时与全身性瘙痒症相同，某些原发皮肤病可引起局限性瘙痒症；而真菌、滴虫、阴虱等感染，衣物刺激、药物刺激等，可引起的女阴瘙痒症和阴囊瘙痒症；痔瘘、肛裂、蛲虫感染等，可引起的肛周瘙痒症。

二、皮肤瘙痒症的临床表现

1. 全身性瘙痒症

全身性瘙痒最初局限于一处，继而扩散至全身。多为阵发性，多在睡前易发；皮肤无原发损害，可因长期搔抓导致感染；瘙痒程度因人而异。全身性瘙痒症包括老年性瘙痒和季节性瘙痒两种类型。

老年性瘙痒是影响老年人生活质量的常见疾患，给患者造成极大的痛苦。此症一年四季都能发生，尤以秋冬为甚，春暖逐渐减轻或消失。此症多见于60岁以上的老年群体，男性患者通常多于女性患者。瘙痒一般表现为阵发性，尤其以夜间为重，其主要病症为皮肤干燥、变薄，出现糠状脱屑，对其进行长期搔抓会出现严重的血痂和抓痕，也可能出现色素沉着、苔藓样变、湿疹样变等，严重的会出现皮肤感染。因此必须及时对其病因进行治疗。

2. 局限性瘙痒症

局限性瘙痒只局限于一个或几个部位，多发生于肛门、女性阴部、男性阴囊、头部、小腿等部位。

三、皮肤瘙痒症治疗原则

1. 非药物治疗

积极寻找并消除病因。避免外界各种刺激因素，注意皮肤卫生，劳逸结合，力求生活规律，限制烟、酒、浓茶、咖啡及辛辣等刺激性食物。

2. 药物治疗

（1）外用药物。外用药物可选择苯酚（常用1%酚甘油），以及麝香草、苯海拉明樟脑、达克罗宁、辣椒碱、多塞平、水合氯醛、苯甲醇、苦参、野菊花、蛇床子等制成的擦剂、乳剂、软膏等。

（2）内服药物。内服药物主要为抗组胺药，如苯海拉明、氯苯那敏、异丙嗪、酮替芬氯雷他定、西替利嗪、特非那定、阿伐斯汀、咪唑斯汀、美喹他嗪、桂利嗪等。

在服用药物时需要注意：第一代抗组胺药常见不良反应有中枢神经抑制，如头晕、嗜睡、乏力、口干等，驾驶员、高度思维集中作业者应慎用。咪唑斯汀禁与酮康唑等抗真菌药及克拉霉素等大环内酯类药同时服用；青光眼及前列腺增生患者慎用。

思考题

一、单选题

1. 下列关于解热药的使用叙述错误的是（　　）。

A. 退热属对症治疗，可能会掩盖病情

B. 应严格掌握用量，避免滥用，老年人应减量

C. 多数宜在餐前服用

D. 解热镇痛药大多有交叉过敏反应

2. 缓泻药连续使用不宜超过（　　　）天。

A. 1　　　　　　　B. 3　　　　　　　C. 5　　　　　　　D. 7

3. 下述服用微生态制剂的注意事项中，正确的是（　　　）。

A. 宜与抗生素合用

B. 对由细菌或病毒引起的感染性腹泻早期有效

C. 主要用于肠道菌群失调引起的腹泻

D. 宜与黄连素联合使用

4. 镇咳药连续口服一般不应超过（　　　）天。

A. 1　　　　　　　B. 3　　　　　　　C. 5　　　　　　　D. 7

5. 解热镇痛药用于解热一般使用应不超过（　　　）天。

A. 1　　　　　　　B. 3　　　　　　　C. 5　　　　　　　D. 7

6. 解热镇痛药用于退热属于对症治疗，两次用药的间隔时间应该是（　　　）小时。

A. 2～4　　　　　B. 3～5　　　　　C. 4～6　　　　　D. 5～7

7. 可作为首选退热药，尤其适合老年人服用的药品是（　　　）。

A. 安乃近　　　B. 布洛芬　　　C. 阿司匹林　　　　D. 对乙酰氨基酚

8. 以下药物中，治疗细菌感染性腹泻应首选（　　　）。

A. 维生素　　　B. 谷维素　　　C. 抗生素　　　　D. 小檗碱（黄连素）

9. 服用胃动力药多潘立酮治疗消化不良，最佳用药时间是（　　　）。

A. 空腹　　　B. 餐前10分钟　　C. 餐前1小时　　　D. 餐后1小时

10. 以下治疗咳嗽的药物中，白天工作的驾驶员可以选用的非处方药是（　　　）。

A. 氨溴索　　　B. 可待因　　　C. 苯丙哌林　　　D. 右美沙芬

11. 下列治疗便秘的药物中，属于处方药的是（　　　）。

A. 乳果糖　　　B. 硫酸镁　　　C. 山梨醇　　　　D. 欧车前亲水胶

12. 下列用于治疗咳嗽的药物中，属于祛痰剂的药物是（　　　）。

A. 可待因　　　B. 氨溴索　　　C. 苯丙哌林　　　D. 右美沙芬

13. 特异体质者应当慎用解热镇痛药，其机制是用药后可能发生（　　　）。

A. 出血　　　B. 虚脱　　　C. 惊厥　　　　D. 过敏反应

14. 以下所列治疗咳嗽的药物中，属于处方药的是（　　　）。

A. 可待因　　　B. 美酚伪麻　　　C. 苯丙哌林　　　D. 右美沙芬

15. 关于消化不良的非处方药治疗，对食欲缺乏者可服用非处方药（　　　）。

A. 胰酶片　　B. 维生素 B_1　　C. 胃蛋白酶合剂　　D. 多潘立酮

16. 关于消化不良的非处方药治疗，对由于胃肠、肝胆疾病引起的消化酶不足者可选用（　　　）。

　　A. 胰酶片　　　　B. 维生素 B_1　　　　C. 多潘立酮　　　　　D. 胃蛋白酶合剂

17. 关于消化不良的非处方药治疗，对进食蛋白食物过多者可用（　　　）。

　　A. 胰酶片　　　　B. 维生素 B_1　　　C. 胃蛋白酶合剂　　　　D. 多潘立酮

18. 感染性腹泻宜选用的处方药是（　　　）。

　　A. 小檗碱　　　B. 氧氟沙星　　　C. 双歧三联活菌制剂　　D. 蒙脱石

19. 激惹性腹泻宜选用的非处方药是（　　　）。

　　A. 小檗碱　　　B. 氧氟沙星　　　C. 双歧三联活菌制剂　　D. 蒙脱石

20. 用于肠道菌群失调性腹泻的非处方药是（　　　）。

　　A. 小檗碱　　　B. 氧氟沙星　　　C. 双歧三联活菌制剂　　D. 蒙脱石

二、问答题

1. 发热常用的治疗药物有哪些？

2. 改进的治疗疼痛的阶梯治疗原则与原有的三阶梯治疗原则有哪些不同？

3. 咳嗽的药物治疗原则是什么？

4. 消化不良的用药指导与健康提示有哪些？

5. 常用的缓泻药有哪几类？各有什么特点？

6. 急、慢性胃肠炎腹泻的治疗会用到哪些非处方药？

参考答案：

一、1. C　2. D　3. C　4. D　5. B　6. C　7. D　8. D　9. C　10. C　11. D　12. B
13. D　14. A　15. B　16. A　17. C　18. B　19. D　20. C

第九章　老年人群心血管系统疾病的药物治疗

学习目标

掌握：抗高血压药、降血脂药及抗动脉粥样硬化药的分类及代表药。

熟悉：各类抗高血压药、降血脂药及抗动脉粥样硬化药的主要适应证及主要不良反应。

了解：抗高血压药、降血脂药及抗动脉粥样硬化药的概念及主要治疗方法和原则。

导　言

导言：心血管病是威胁老年人健康甚至生命的常见疾病之一，由老年人心血管系统退变和病变所致，且随年龄增大，发病率呈上升趋势。引起老年人死亡的心血管病主要有冠心病、原发性高血压、脑出血、心律失常及心率衰竭等。本章主要介绍高血压、高脂血症、冠状动脉硬化性心脏病的基本概念和药物治疗。

第一节　高血压

一、高血压的概念

高血压定义为：在未使用抗高血压药的情况下，收缩压≥140 mmHg 和（或）舒张压≥90 mmHg。根据血压升高水平，又进一步将高血压分为 1 级、2 级和 3 级。一般需要非同日测量 2~3 次来判断血压升高及其分级，尤其是轻、中度血压升高。它是最常见的慢性病，是我国人群脑卒中及冠心病发病及死亡的主要危险因素控制高血压可遏制心脑血管疾病发病及死亡的增长态势。我国是脑卒中高发区。高血压的主要并发症是脑卒中。国内外的实践证明，高血压是可以预防和控制的疾病，降低高血压患者的血压水平，可明显减少脑卒中及心脏病事件，显著改善患者的生存质量，有效降低疾病负担。

二、我国人群高血压发病的重要危险因素

我国人群高血压发病的重要危险因素有：高钠、低钾膳食；超重和肥胖；饮酒；精神紧张以及吸烟、血脂异常、糖尿病等。

三、高血压的治疗目标

治疗高血压的主要目的是最大限度地降低心脑血管并发症发生和死亡的总体危险。防治策略应当基于心血管总体危险的评估（危险因素、靶器官损害、伴随临床疾患）。一般高血压患者的降压目标是 <140/90 mmHg；老年高血压患者的血压应降至 150/90 mmHg 以下，如能耐受可降至 140/90 mmHg 以下。对于 80 岁以上高龄老年人的降压的目标值为 < 150/90 mmHg。但目前尚不清楚老年高血压降至 140/90 mmHg 以下是否有更大获益；糖尿病、肾脏病和冠状动脉性心脏病的降压目标为 <130/80 mmHg；对高危患者管理应个体化。

四、高血压的治疗

问题与思考

对老年人而言，血压是降得越低越好吗？

（一）非药物治疗（生活方式干预）

非药物治疗主要包括：减少钠盐摄入，增加钾盐摄入；控制体重；不吸烟；不过量饮酒；参加体育运动；减轻精神压力，保持心理平衡。

（二）药物治疗

对高血压患者实施降压药物治疗的目的是：通过降低血压，有效预防或延迟脑卒中、心肌梗死、心力衰竭、肾功能不全等心脑血管并发症；有效控制高血压的疾病进程；预防高血压急症、亚急症等重症高血压发生。

常用降压药物包括钙通道阻滞剂、血管紧张素转换酶抑制剂、血管紧张素受体阻滞剂、利尿剂和 β 受体阻滞剂五类。降压治疗药物应用应遵循以下四项原则，即小剂量开始、优先选择长效制剂、联合应用及个体化。

（三）常用药物

1. 钙通道阻滞剂

钙通道阻滞剂（Calcium Channel Blockers，CCB）包括二氢吡啶类钙拮抗剂和非二氢吡啶类钙拮抗剂。前者如硝苯地平、尼群地平、拉西地平、氨氯地平和非洛地平等。

此类药物可与其他四类药物联合应用。常见不良反应包括反射性交感神经激活导致心跳加快、面部潮红、脚踝部水肿、牙龈增生等。二氢吡啶类钙通道阻滞剂没有绝对禁忌证,但心动过速与心力衰竭患者应慎用,如必须使用,则应慎重选择特定制剂,如氨氯地平等分子长效药物。急性冠脉综合征患者一般不推荐使用短效硝苯地平。非二氢吡啶类钙拮抗剂主要包括维拉帕米和地尔硫卓两种药物,也可用于降压治疗。常见副作用包括抑制心脏收缩功能和传导功能,有时也会出现牙龈增生。老年患者血压容易波动,所以选择长效钙通道阻滞剂更为适宜。

2. 血管紧张素转化酶抑制剂

常用药包括卡托普利、依那普利、贝那普利、雷米普利、培哚普利等。此类药物对于高血压患者具有良好的靶器官保护和心血管终点事件预防作用,对糖脂代谢无不良影响,尤其适用于伴慢性心力衰竭、心肌梗死后伴心功能不全、糖尿病肾病、非糖尿病肾病、代谢综合征、蛋白尿或微量白蛋白尿患者。最常见不良反应为持续性干咳,多见于用药初期,症状较轻者可坚持服药,不能耐受者可改用血管紧张素受体拮抗剂。其他不良反应有低血压、皮疹,偶见血管神经性水肿及味觉障碍。

3. 血管紧张素受体阻滞剂

常用药包括氯沙坦、缬沙坦、厄贝沙坦、替米沙坦等。ARB 可降低高血压患者心血管事件危险;降低糖尿病或肾病患者的蛋白尿及微量白蛋白尿,尤其适用于伴左室肥厚、心力衰竭、心房颤动预防、糖尿病肾病、代谢综合征、微量白蛋白尿或蛋白尿患者,以及不能耐受 ACEI 的患者。不良反应少见,偶有腹泻,长期应用可升高血钾,应注意监测血钾及肌酐水平变化。

4. 利尿剂

用于控制血压的利尿剂主要是噻嗪类利尿剂。在我国,常用的噻嗪类利尿剂主要是氢氯噻嗪和吲达帕胺。小剂量噻嗪类利尿剂(如氢氯噻嗪 6.25 ~ 25 mg)对代谢影响很小,与其他降压药物(尤其是 ACEI 或 ARB)合用可显著增加后者的降压作用。此类药物尤其适用于老年和高龄老年高血压、单独收缩期高血压或伴心力衰竭患者,也是难治性高血压的基础药物之一。其不良反应与剂量密切相关,故通常应采用小剂量。噻嗪类利尿剂可引起低血钾,长期应用者应定期监测血钾,并适量补钾。痛风者禁用。

5. β 受体阻滞剂

常用药包括美托洛尔、比索洛尔、卡维地洛和阿替洛尔等。β 受体阻滞剂尤其适用于伴快速性心律失常、冠心病心绞痛、慢性心力衰竭、交感神经活性增高以及高动力状态的高血压患者。常见的不良反应有疲乏、肢体冷感、激动不安、胃肠不适等,还可能影响糖、脂代谢。高度心脏传导阻滞、哮喘为禁忌证。慢性阻塞型肺病、运动员、周围血管病或糖耐量异常者慎用;必要时也可慎重选用高选择性 β 受体阻滞剂。长期应用者突然停药可发生反跳现象,即原有的症状加重或出现新的表现,较常见血压反跳性升高,伴头痛、焦虑等,称为撤药综合征。

此外,尚有 α 受体阻滞剂,如哌唑嗪、特拉唑嗪、多沙唑嗪等,但一般不作为高血压治疗的首选药,适用于高血压伴前列腺增生患者,也用于难治性高血压患者。开始用药应在入睡前,以防直立性低血压发生,使用中注意测量坐立位血压,最好使用控释制剂。直立性低血压者禁用。心力衰竭者慎用。表 9-1 为抗高血压药简介。

表 9-1 抗高血压药简介

类别	常用药物	主要特点	不良反应	禁用或慎用
钙通道阻滞剂	硝苯地平、尼群地平、拉西地平、氨氯地平和非洛地平等	降压效果确切,对脂质代谢影响小,可改善心、脑、肾血供且有抗血小板聚集、防止动脉粥样硬化、保护血管内膜的作用	反射性交感神经激活导致心跳加快、面部潮红、脚踝部水肿、牙龈增生等	心动过速与心力衰竭患者应慎用
血管紧张素转化酶抑制剂	卡托普利、依那普利、贝那普利、雷米普利、培哚普利等	具有良好的靶器官保护和心血管终点事件预防作用,对糖脂代谢无不良影响,尤其适用于伴慢性心力衰竭、心肌梗死后伴心功能不全、糖尿病肾病、非糖尿病肾病、代谢综合征、蛋白尿或微量白蛋白尿患者	持续性干咳,其他不良反应有低血压、皮疹,偶见血管神经性水肿及味觉障碍	双侧肾动脉狭窄、妊娠妇女、高钾血症患者禁用
血管紧张素受体阻滞剂	氯沙坦、缬沙坦、厄贝沙坦、替米沙坦等	适用于伴左室肥厚、心力衰竭、心房颤动预防、糖尿病肾病、代谢综合征、微量白蛋白尿或蛋白尿患者,以及不能耐受 ACEI 的患者	偶有腹泻,长期应用可升高血钾	
利尿剂	氢氯噻嗪、吲达帕胺	对代谢影响很小,与其他降压药物合用可显著增加后者的降压作用,适用于老年和高龄老年高血压、单独收缩期高血压或伴心力衰竭患者	噻嗪类利尿剂可引起低血钾	痛风者禁用

续表

类别	常用药物	主要特点	不良反应	禁用或慎用
β受体阻滞剂	美托洛尔、比索洛尔、卡维地洛和阿替洛尔等	适用于伴快速性心律失常、冠心病心绞痛、慢性心力衰竭、交感神经活性增高以及高动力状态的高血压患者	常见的不良反应有疲乏、肢体冷感、激动不安、胃肠不适等，还可能影响糖、脂代谢	高度心脏传导阻滞、哮喘患者禁用，慢性阻塞型肺病、运动员、周围血管病或糖耐量异常者慎用
α受体阻滞剂	哌唑嗪、特拉唑嗪、多沙唑嗪	一般不作为高血压治疗的首选药，适用于高血压伴前列腺增生患者，也用于难治性高血压患者	直立性低血压	直立性低血压者禁用。心力衰竭者慎用

问题与思考

1. 抗高血压药的用量是一成不变的吗？

2. 抗高血压药分哪几大类？每一类有何特点？

(四) 抗高血压药的联合应用

联合应用抗高血压药已成为降压治疗的基本方法。许多高血压患者，为了达到目标血压水平需要应用两种或两种以上抗高血压药。Ⅱ级高血压和（或）伴有多种危险因素、靶器官损害或临床疾患的高危人群，往往初始治疗即需要应用两种小剂量抗高血压药，如仍不能达到目标水平，可在原药基础上加量，或可能需要 3 种甚至 4 种以上抗高血压药。固定配比复方制剂是常用的一组高血压联合治疗药物。通常由不同作用机制的两种小剂量抗高血压药组成，也称为单片固定复方制剂。与分别处方的降压联合治疗相比，其优点是使用方便，可改善治疗的依从性，是联合治疗的新趋势。

学习提示

1. 老年人患高血压常合并其他疾病，请注意不同并发症适用的、禁忌的药物。

2. 请注意抗高血压药的服用时间。

第二节 高脂血症

一、高脂血症的概念

血脂是血浆中的胆固醇（Total Cholesterol，TC）、甘油三酯（Triglyceride，TG）和类脂（如磷脂）等的总称。临床上血脂的检测项目主要为 TC、TG、高密度脂蛋白胆固醇（HDL－C）和低密度脂蛋白胆固醇（LDL－C）。血脂异常通常指血浆中的 TC、TG 及 LDL－C 等异常。血脂异常与冠心病和其他动脉粥样硬化性疾病的患病率和死亡率密切相关。及早发现血脂异常并及时干预能够有效降低冠心病及其等危症的发生率。另外，目前公认高密度脂蛋白胆固醇的降低也是心血管疾病发生发展的危险因素之一，故文献中多以血脂异常的概念取代高脂血症。

问题与思考

血脂包含哪些成分？各成分的数值都是越低越好吗？

二、危险因素

血脂异常本身的临床表现不多，明显的高甘油三酯血症可引起急性胰腺炎。脂质在血管内皮沉积，导致动脉粥样硬化，引起冠心病、脑血管病和外周血管病等。治疗血脂异常最主要的目的是防治冠心病。多数老年冠心病患者常合并高血压、糖尿病等多种危险因素，故积极的降脂治疗很有必要。

血脂水平受人群的生活方式及饮食习惯影响较大，也与性别、年龄等有关。

TC 正常范围 < 5.18 mmol/L，TC 5.18 ~ 6.19 mmol/L 为边缘升高，TC ≥ 6.22 mmol/L 为升高。

TG 正常范围 < 1.7 mmol/L，TG 1.70 ~ 2.25 mmol/L 为边缘升高，TG ≥ 2.26 mmol/L 为升高。

LDL－C 正常范围 < 3.37 mmol/L，LDL－C 3.37 ~ 4.12 mmol/L 为边缘升高，LDL－C ≥ 4.14 mmol/L 为升高。

HDL－C 合适范围 ≥ 1.04 mmol/L，HDL－C < 1.04 mmol/L 为降低。应对不同人群确定不同的治疗目标。

三、治疗目标

调脂治疗以降低 LDL – C 作为首要目标。临床上根据是否已有冠心病或冠心病等危症以及有无心血管危险因素，结合血脂水平决定治疗措施及血脂调控的目标水平。在决定药物治疗时需全面了解患者的伴随危险因素，对于不同危险人群，目标值不同。按照危险分层方案，低危患者治疗目标为 TC < 6.22 mmol/L，LDL – C < 4.14 mmol/L；中危患者治疗目标为 TC < 5.18 mmol/L，LDL – C < 3.37 mmol/L；高危患者治疗目标为 TC < 4.14 mmol/L，LDL – C < 2.59 mmol/L；极高危患者治疗目标为 TC < 3.11 mmol/L，LDL – C < 2.07 mmol/L。对重度高胆固醇血症，即空腹血 TC ≥ 7.76 mmol/L 或 LDL – C ≥ 5.18 mmol/L，无论患者是否有冠心病或危险因素，都应积极进行治疗。

学习指导

请了解危险分层方案的意义，即对不同危险人群，血脂的目标值不同。

四、治疗方法

（一）非药物治疗主要有饮食治疗和改善生活方式

无论哪一型的高脂血症，饮食治疗都是首要治疗措施，应长期坚持。基本原则是低胆固醇、低脂、低热量、低糖、高纤维素，限制总热量。膳食纤维含量丰富的食物主要是杂粮、米糠、麦麸、干豆类、海带、蔬菜、水果等。

规律的有氧运动（如慢跑、快走、游泳、爬山等）能够增加能量消耗，降低血浆中胆固醇和 TG 的水平，提高高密度脂蛋白的水平，防止和减缓胆固醇在动脉管壁的沉积。

提倡戒烟、限酒。烟草中的多种化合物能影响脂类代谢，长期酗酒也可干扰血脂代谢，使血脂异常。

减轻体重除了能使 LDL – C 水平降低和提高 HDL – C 水平外，还能降低高血压及糖尿病发生的机会。

问题与思考

1. 高脂血症的危害有哪些？
2. 调血脂药何时服用？

（二）药物治疗

临床上供选用的调血脂药可分为他汀类、贝特类、烟酸及其衍生物、胆酸螯合剂、胆固醇吸收抑制剂和其他降脂药物。

1. 他汀类

这类药物是细胞内胆固醇合成限速酶即 HMG－CoA 还原酶的抑制剂，能够显著降低 TC、LDL－C，也能降低 TG 水平和轻度升高 HDL－C，此外还有抗炎、保护血管内皮、稳定斑块等作用，从而降低冠心病、脑血管病等危险事件的发生率，因此是当前防治动脉粥样硬化性疾病非常重要的药物。对于 LDL－C 水平增高的患者宜首选他汀类药物治疗。目前常用的有辛伐他汀、阿托伐他汀、洛伐他汀、普伐他汀、氟伐他汀、瑞舒伐他汀等。此类药物的不良反应主要有转氨酶升高和肌病，包括肌痛、肌炎和横纹肌溶解。治疗开始时应检测肝转氨酶和肌酸激酶（CK），并在治疗期间定期监测。

2. 贝特类

贝特类能增强脂蛋白脂酶的活性，适用于高甘油三酯血症或以 TG 升高为主的混合型高脂血症和低 HDL－C 血症。贝特类药物有非诺贝特、苯扎贝特、吉非贝齐等。常见不良反应为消化不良、胆石症等，也可引起肝酶升高和肌病。

3. 烟酸及其衍生物

烟酸及其衍生物属 B 族维生素，当用量超过作为维生素作用的剂量时，可有明显的降脂作用，适用于高甘油三酯血症、低 HDL－C 血症或以 TG 升高为主的混合型高脂血症。常用的有阿昔莫司。常见不良反应有颜面潮红、皮肤瘙痒和消化道症状。

4. 胆酸螯合剂

这类药物主要为碱性阴离子交换树脂，本类药物可使血浆 TC、LDL－C 水平降低，但对 TG 无降低作用，故仅适用于单纯高胆固醇血症，或与其他降脂药物合用治疗混合型高脂血症。

5. 胆固醇吸收抑制剂

例如，依折麦布与他汀类合用，对 LDL－C、HDL－C 和 TG 的作用进一步增强。

6. 其他降脂药物

其他降脂药物还有普罗布考、鱼油制剂等，主要用于高甘油三酯血症。医生应根据病人脂异常的类型及其冠心病等危险因素，选择合适的降脂药物。

以 TC 升高为主可选用他汀类、普鲁布考、烟酸，其中以他汀类为最佳选择。以 TG 升高为主可选用贝特类、烟酸及其衍生物、鱼油制剂。对于家族性高胆固醇血症患者，能有效降低胆固醇的药物首推普罗布考。对于严重的高脂血症患者，单用一种调脂药，可能难以达到理想的调脂效果，这时可考虑采用联合用药，但需注意不良反应增强的可能。表 9－2 为调血脂药简介。

表 9 - 2　调血脂药简介

类别	常用药物	主要特点	不良反应	禁用或慎用
他汀类	辛伐他汀、阿托伐他汀、洛伐他汀、普伐他汀、氟伐他汀、瑞舒伐他汀等	能够显著降低 TC、LDL - C，也能降低 TG 水平和轻度升高 HDL - C。还有抗炎、保护血管内皮、稳定斑块等作用	不良反应主要有转氨酶升高和肌病，包括肌痛、肌炎和横纹肌溶解	肌病患者、有活动性肝病或转氨酶升高者禁用
贝特类	非诺贝特、苯扎贝特、吉非贝齐等	增强脂蛋白脂酶的活性，适用于高甘油三酯血症或以 TG 升高为主的混合型高脂血症和低 HDL - C 血症	常见不良反应为消化不良、胆石症等，也可引起肝酶升高和肌病	严重肝、肾病患者禁用
烟酸及其衍生物	烟酸、阿昔莫司	广谱调血脂药，适用于混合型高脂血症，减少冠心病的发病率和死亡率	常见不良反应有颜面潮红、皮肤瘙痒和消化道症状	严重消化溃疡及肾功能不全者禁用
胆酸螯合剂	考来烯胺	适用于单纯高胆固醇血症，或与其他降脂药物合用治疗混合型高脂血症	恶心、呕吐等胃肠道反应，少见胆石症、胰腺炎胃肠出血等	对本品、磺胺、磺酰脲类过敏者禁用；胆道完全闭锁者禁用
胆固醇吸收抑制剂	依折麦布	选择性胆固醇吸收抑制剂，适用于原发性高胆固醇血症，可与他汀类合用	可见关节痛、肌痛、头痛、乏力、恶心、呕吐等不良反应	活动性肝病或不明原因的持续性转氨酶患者禁用

知识链接

血脂检查化验单上的主要项目

TC：总胆固醇。

TG：甘油三酯。

LDL - C：低密度脂蛋白—胆固醇，是目前最受重视的血脂指标。

HDL - C：高密度脂蛋白—胆固醇，此值过低会增加心血管病的危险性。

第三节 冠状动脉粥样硬化性心脏病

一、冠状动脉粥样硬化性心脏病的概念

冠状动脉粥样硬化性心脏病是冠状动脉血管发生动脉粥样硬化病变而引起血管腔狭窄或阻塞，造成心肌缺血、缺氧或坏死而导致的心脏病，常常被称为冠心病。但是冠心病的范围可能更广泛，还包括炎症、栓塞等导致的管腔狭窄或闭塞。世界卫生组织将冠心病分为5大类：无症状心肌缺血（隐匿性冠心病）、心绞痛、心肌梗死、缺血性心力衰竭（缺血性心脏病）和猝死。临床中冠心病常分为稳定性冠心病和急性冠状动脉综合征。

二、发病原因

本病病因尚未完全研究清楚，一般认为与下列因素有关：

（1）高血压。140～149 mmHg的收缩压比90～94 mmHg的舒张压更能增加冠心病的死亡危险。

（2）高脂血症。脂质代谢紊乱是冠心病最重要的预测因素。

（3）年龄与性别。40岁以后冠心病发病率升高，女性绝经期前发病率低于男性，之后与男性相等。

（4）吸烟。吸烟是冠心病重要的危险因素。

（5）糖尿病。

（6）肥胖症。

（7）生活方式。如久坐等。

（8）其他。如遗传、环境等。

三、冠心病的类型

根据临床症状，冠心病可分为5型：隐匿型、心绞痛型、心肌梗死型、心力衰竭及心律失常型、猝死型。

问题与思考

1. 导致冠心病的因素有哪些？
2. 冠心病分为哪几种类型？

四、治疗方法

冠心病的治疗方法主要有药物治疗、介入治疗、搭桥手术。药物治疗是基础。治疗原则是改善冠状动脉的供血和心肌耗氧，从而缓解症状，减少心绞痛的发作及心梗、猝死等心血管不良事件的发生，延缓冠状动脉病变的发展。

常用药物包括硝酸酯类、抗栓（凝）药物、β受体阻滞剂、钙离子拮抗剂、他汀类药物、血管紧张素转化酶抑制剂、血管紧张素受体拮抗剂等。下面主要介绍硝酸酯类、抗栓（凝）药物、β受体阻滞剂、钙离子拮抗剂、血管紧张素转换酶抑制剂和调脂治疗。

1. 硝酸酯类

硝酸酯类主要有硝酸甘油、硝酸异山梨酯等。前者为老年人常备抗心绞痛药，发作时含于舌下，起效迅速，但作用时间短。其他剂型尚有喷雾剂、软膏或药膜。优点是疗效持续稳定。此类药物连续使用 48 ~ 72 小时可发生耐药，药效降低，但停药一段时间后耐药性会消失。

2. 抗栓（凝）药物

血液中的凝血酶和血小板的作用是血栓形成中相互促进的两个主要环节，因此抗栓治疗主要针对这两个环节，分别称为抗凝治疗和抗血小板治疗。

抗血小板药物主要有阿司匹林、氯吡格雷（波立维）、阿昔单抗、前列环素、前列腺素 E1 等，主要用于稳定型和不稳定型心绞痛。其可以抑制血小板聚集，避免血栓形成而堵塞血管。

抗凝药物主要有肝素和低分子肝素、华法林等，主要用于不稳定型心绞痛和急性心肌梗死。另外，溶血栓药（链激酶、尿激酶、组织型纤溶酶原激活剂等）可溶解冠脉闭塞处已形成的血栓，用于急性心肌梗死发作时的及时治疗。

3. β受体阻滞剂

β受体阻滞剂是稳定型心绞痛病人的一线用药。对于不稳定型心绞痛病人，β受体阻滞剂可以降低急性心肌梗死的发生率，是非抗血小板治疗的首选药物，与硝酸酯类药物合用效果更佳。急性心肌梗死病人使用可以降低死亡率。β受体阻滞剂也是心肌梗死后及介入治疗后应长期坚持服用的药物。常用药物有美托洛尔、阿替洛尔、比索洛尔等。

4. 钙离子拮抗剂

钙离子拮抗剂可用于稳定型心绞痛的治疗和冠脉痉挛引起的心绞痛。一般认为它们与β受体阻滞剂具有相似的效果，特别适用于某些有β受体阻滞剂禁忌的情况，如哮喘、慢性气管炎及外周血管疾病等。常用药物有维拉帕米、硝苯地平及其缓、控释制剂等。

5. 血管紧张素转换酶抑制剂

此类药物具有心血管保护作用，能够减轻冠状动脉内皮损伤，具有抗炎作用，以及促进血管扩张、抗血栓、抗凝集等效用。适用于急性心肌梗死或近期发生心肌梗死合并心功能不全的患者，尤其是使用 β 受体阻滞剂和硝酸甘油不能控制缺血症状的高血压患者。常用药物有依那普利、贝那普利、雷米普利、福辛普利等。此类药物常见的不良反应为干咳等。

6. 调脂治疗

调脂治疗目的是稳定冠状动脉病变处的脂质斑块，适用于所有冠心病患者。建议患者在改变生活习惯的基础上进行调脂治疗。常用药物有洛伐他汀、普伐他汀、辛伐他汀、氟伐他汀、阿托伐他汀等他汀类药物及吉非贝齐、烟酸等。

学习指导

1. 请注意硝酸甘油的正确使用方法。
2. 请注意阿司匹林的正确服用时间及最重要的禁忌证。

表 9 – 3 为抗动脉粥样硬化药简介。

表 9 – 3　抗动脉粥样硬化药简介

类别	常用药物	主要特点	不良反应	禁用或慎用
硝酸酯类	硝酸甘油、硝酸异山梨酯等	治疗心绞痛的一线药，可用于老年心绞痛伴急性呼吸衰竭及肺动脉高压者。持续应用易出现耐受。	多数不良反应为血管舒张作用所继发，如搏动性头痛、直立性低血压等	禁用于急性循环衰竭、严重低血压、急性心梗、肥厚梗阻型心肌病、严重贫血和硝基化合物过敏等
抗栓(凝)药物	阿司匹林、氯吡格雷（波立维）、阿昔单抗、前列环素、前列腺素 E1 等	抗血小板药物主要有阿司匹林、氯吡格雷（波立维）、阿昔单抗、前列环素、前列腺素 E1 等，主要用于稳定型和不稳定型心绞痛；抗凝药物主要有肝素和低分子肝素、华法林等，主要用于不稳定型心绞痛和急性心肌梗死	主要为出血，停用肝素后有心绞痛反复	出血性疾病、活动性溃疡、恶性高血压、近期做过外科大手术及严重心、肝、肾功能不全者禁用

续表

类别	常用药物	主要特点	不良反应	禁用或慎用
β受体阻滞剂	美托洛尔、阿替洛尔、比索洛尔等	稳定型心绞痛病人的一线用药，对于不稳定型心绞痛病人，β受体阻滞剂可以降低急性心肌梗死的发生率，是非抗血小板治疗的首选药物，与硝酸酯类药物合用效果更佳	常见头晕、心率减慢、神志模糊；可诱发或加重支气管哮喘、充血性心衰	禁用于支气管哮喘、心源性休克、心脏传导阻滞、低血压、窦性心动过缓者
钙离子拮抗剂	维拉帕米、硝苯地平及其缓、控释制剂等	对冠状动脉痉挛及变异性心绞痛最有效，也可用于稳定型和不稳定型心绞痛	主要有头痛、面部潮红、头晕、脚踝水肿等	禁用于严重心衰及中、重度房室传导阻滞
血管紧张素转换酶抑制剂	依那普利、贝那普利、雷米普利、福辛普利等	具有心血管保护作用，能够减轻冠状动脉内皮损伤，具有抗炎作用，以及促进血管扩张、抗血栓、抗凝集等效用。适用于急性心肌梗死或近期发生心肌梗死合并心功能不全的患者，尤其是使用β受体阻滞剂和硝酸甘油不能控制缺血症状的高血压患者	主要有干咳、首剂低血压、高钾血症、低血糖、血管神经性水肿等	

思考题

一、单选题

1. 以下（　　）不是抗高血压药物治疗原则。

A. 从小剂量开始　　　　　　　B. 优先选择长效制剂

C. 联合应用及个体化　　　　　D. 血压降至正常即可马上停药

2. 以下关于高脂血症的描述错误的是（　　）。

A. 血脂是血浆中的胆固醇（TC）、甘油三酯（TG）和类脂（如磷脂）等的总称

B. 血脂异常与冠心病和其他动脉粥样硬化性疾病的患病率和死亡率密切相关

C. 血脂中各项指标越低越好

D. 非药物治疗主要有饮食治疗和改善生活方式

3. 以下关于冠心病药物治疗的描述正确的是（　　）。

A. 冠心病的治疗方法有药物治疗、介入治疗、搭桥手术

B. 硝酸酯类药物长期使用无耐药性

C. 冠心病的发生与高血压、高血脂及糖尿病无关

D. 硝酸甘油片剂最佳给药途径为口服给药

4. 我国人群高血压发病的重要危险因素不包括（　　）。

A. 高钠、低钾膳食　　　　　　　B. 运动

C. 饮酒、精神紧张　　　　　　　D. 超重和肥胖

5. β受体阻滞剂禁用于（　　）。

A. 哮喘　　　　B. 高血压　　　　C. 冠心病　　　　D. 心律失常

二、问答题

1. 抗高血压药分为几类？最常见的不良反应包括哪些？

2. 高血压治疗的主要目标是什么？

3. 他汀类药物主要降低血脂中的何种成分？主要不良反应是什么？

参考答案：

1. D　　2. C　　3. A　　4. B　　5. A

第十章　老年人群神经系统疾病的药物治疗

学习目标

　　掌握：治疗脑血管病、阿尔茨海默病、帕金森病以及抗焦虑与抗抑郁、催眠镇静的主要药物及分类。

　　熟悉：各类疾病的最主要临床表现。

　　了解：常用药物的不良反应。

导　言

　　脑缺血、脑出血等脑血管意外常见于老年人。缺血及出血会引起能量代谢障碍、炎症、细胞凋亡等病变。焦虑、抑郁、失眠、中枢神经退行性病变（如阿尔茨海默病、帕金森病等）也是老年人常见病，这类疾病多涉及重要神经功能损伤。本章主要介绍上述疾病的定义、分类以及药物治疗方面的知识。鉴于老年人中枢神经系统疾病用药的特点，在药物选择、用药量、疗程及不良反应方面须格外注意并谨慎用药。

第一节　脑血管病

一、脑血管病的定义及分类

　　脑血管病是指由各种原因引起的脑血管系统病理性的改变，可导致脑血液循环障碍、脑细胞功能紊乱或不可逆性损害，从而引起各种脑部疾病。脑血管病是威胁老年人健康的常见病、多发病。我国约三分之二脑血管病患者的首次发病年龄在 60 岁以上，65～74 岁比 35～44 岁发病率高 26.6 倍；75 岁以上发病率是 45～55 岁的 5～8 倍。50～59 岁脑出血发病率最高。脑血管病已经成为危害老年人身体健康的主要疾病之一，其高发病率、致残率、死亡率及复发率使脑血管病的防治显得尤为重要。

脑血管病大体上可以分为三大类:

1. 出血性脑血管病

出血性脑血管病是由非外伤性脑内动脉、静脉或毛细血管破裂引的起脑实质内的一种自发性出血性脑血管病,又称脑出血或出血性脑卒中,包括高血压性脑出血、蛛网膜下腔出血、硬脑膜外及硬脑膜下出血等。

2. 缺血性脑血管病

颅内或颅外动脉由于各种原因发生狭窄或闭塞,使得动脉供血区脑组织缺血、缺氧、软化、坏死,如脑梗死、短暂性脑缺血发作、动脉粥样硬化性脑梗死、高血压小动脉硬化性脑梗死等。

3. 其他

其他脑血管病有脑动脉硬化、各种脑动脉炎、脑动脉缺血性综合征、颅内静脉窦或静脉血栓等。从病程上可分为急性和慢性脑血管病。

问题与思考

脑血管病分为几类?

二、脑血管病的危害及危险因素

该病发病率、致残率和死亡率均很高,城市居民脑血管病死亡率已上升至第一位,其中以60岁以上老年人为最高。危险因素分为可干预和不可干预两类。年龄和性别属后者。随年龄增长,脑卒中的危险性持续增加,发病率男性高于女性。此外种族和家族遗传因素也不可干预。可干预因素包括高血压、心脏病、糖尿病、吸烟、酗酒、血脂异常、颈动脉狭窄等。

三、治疗方法

治疗方法包括综合治疗、药物治疗、加强护理、防治并发症等。其中药物治疗占重要地位。目前,临床常用的药物包括溶栓药、抗凝药、降低颅内压缓解脑水肿药及神经保护药等。鉴于老年人的病理生理特点,老年人应用药物的不良反应和药源性疾病的发生率都比年轻人高。对患者家属来说,及时就医格外关键。对于短暂性脑缺血,绝不可因其发作历时短、可自行恢复而掉以轻心。

(一) 缺血性脑血管病的药物治疗

治疗缺血性脑血管病的药物主要包括改善缺血区血液供应和防治缺血性脑水肿的药

物、神经保护药等。

1. 改善缺血区血液供应的药物

改善缺血区血液供应的药物包括抗凝血药、纤维蛋白溶解药、抗血小板药、血液稀释药、钙通道阻滞剂、血管扩张药等。

使用抗凝药时应注意：重度高血压、糖尿病、肝肾功能不全者禁用，且治疗过程中要监测凝血时间，如华法林片剂、肝素钠注射液等。溶栓药主要有链激酶、尿激酶等。

抗凝药包括肝素、巴曲酶、链激酶、尿激酶、组织纤溶酶原激活物、阿司匹林、噻氯吡啶等，主要以阻止凝血或血栓形成为目的，预防血栓扩展和复发。伴有创伤、肾功能不全、严重高血压和糖尿病者禁用。

2. 防治缺血性脑水肿的药物

脑水肿的处理原则包括降低颅内压、维持脑血流灌注、预防脑疝。治疗时应限制液体，5% 葡萄糖液可能加重脑水肿，故应慎用。颅内压升高是代偿反应，此时应禁用抗高血压药，尤其是扩张脑血管的抗高血压药。可以给予过度通气、高渗利尿，常用药物为甘露醇或果糖甘油、呋塞米等。急性期高渗葡萄糖无氧代谢可加重酸中毒，因此急性期不宜使用。

3. 神经保护药

神经元保护在分子水平上发挥作用，通过药物或其他手段，阻止细胞坏死，延长细胞生存能力，也可用于高危患者的预防。常用药物包括脑血液循环促进剂、脑细胞代谢激活剂、自由基清除剂等。脑血液循环促进剂包括双氢麦角碱、倍他司汀、银杏叶制剂、吡拉西坦、脑蛋白水解物等。

问题与思考

颅内压升高应该使用抗高血压药吗？

表 10－1 为缺血性脑血管病用药简介。

表 10－1　缺血性脑血管病用药简介

类　　别	常用药物	主要特点	不良反应	禁用或慎用
改善缺血区血液供应	抗凝药	肝素、华法林	阻止凝血、血栓形成	主要为出血	术后、创伤、肝肾功能不全、重度高血压、糖尿病患者禁用

类　　别		常用药物	主要特点	不良反应	禁用或慎用
改善缺血区血液供应	纤维蛋白溶解药	巴曲酶、链激酶、尿激酶、组织型纤溶酶原激活物	降解血栓蛋白、抑制血栓形成、溶解血栓	主要为出血	近期有活动性出血、术后、严重高血压、糖尿病患者禁用
	抗血小板药	阿司匹林、噻氯匹定、氯吡格雷等	降低血小板聚集和血液黏度，是最重要的血栓防治药	胃肠道反应、出血	近期有活动性出血、术后、溃疡、肝肾功能损害者禁用
	血液稀释剂	右旋糖酐	提高血浆胶体渗透压，补充血容量，防止血栓形成，利尿	主要为类变态反应	肝肾功能损害、血小板减少及出血性疾病患者禁用
	钙通道阻滞剂	尼莫地平、氟桂利嗪等	防治血栓形成和蛛网膜下腔出血引起的脑血管痉挛	血压下降、中枢系统不良反应、消化道反应	脑出血急性期、帕金森病及锥体外系疾病抑郁症患者禁用
	血管舒张药	罂粟碱	直接扩张脑血管、外周血管、冠状动脉、松弛平滑肌，适用于脑卒中恢复期、慢性脑血管病、肺栓塞等	过量可致房室传导阻滞、室颤	服用硝酸酯类药物患者禁用
防治缺血性脑水肿		甘露醇或果糖甘油、呋塞米等	可降低颅内压、维持脑血流灌注	甘露醇可加重受损脑组织水肿、颅内压反跳，有肾毒性	急性肺水肿、活动性颅内出血、充血性心衰、进行性肾衰、严重失水者禁用
神经保护药	脑血液循环促进剂	双氢麦角碱、倍他司汀、银杏叶提取物	改善脑循环、改善缺氧状态，用于慢性脑血管病和卒中后遗症	偶有口干、胃部不适、头痛、哮喘	消化道溃疡、支气管哮喘、嗜铬细胞瘤患者禁用

续表

类　　别		常 用 药 物	主 要 特 点	不 良 反 应	禁用或慎用
神经保护药	脑细胞代谢激活剂	吡拉西坦、茴拉西坦等	促进脑细胞代谢、保护细胞，用于脑血管意外所致的记忆思维障碍、老年痴呆等	偶见胃肠道反应	严重肝肾功能不全、锥体外系病患者禁用

（二）出血性脑血管病

老年患者以脑出血为多见，临床常用的药物有脱水药、利尿药、止血药及抗高血压药。

1. 脱水药

脱水药又称渗透性利尿药，是一类非电解质物质，能显著增加血浆渗透压、肾小球滤过率和肾小管内液量，且具有以下特点：易经过肾小球滤过；不易被肾小管重吸收；体内不被代谢，不易从血管透入组织液，主要通过脱水作用发挥疗效。主要包括20%甘露醇、25%山梨醇、复方甘油、50%高渗葡萄糖等。

2. 利尿药

利尿药可抑制钠离子进入脑皮质和脑脊液，减轻脑水肿；并可通过利尿作用提高血尿蛋白浓度，使其渗透压增高，起到渗透性脱水作用。主要包括呋塞米等。

3. 止血药

止血药对高血压引起的脑出血作用不显著，但对点状出血、渗血，特别是并发消化道出血或伴有凝血障碍及出血倾向有一定作用。故对脑出血患者可适当使用，但勿盲目使用，以免使患者转而再患缺血性脑卒中或心梗。应用止血药期间应定期检查凝血功能，用药时间不宜过长。常用药物包括6-氨基己酸和氨甲苯酸等。

4. 抗高血压药

脑出血患者，尤其老年人，常伴随血压升高。除原发高血压外，由脑出血引发的代偿是血压升高的主要原因。常用药物包括硝普钠等。表10-2为出血性脑血管病用药简介。

表10-2　出血性脑血管病用药简介

类别	常 用 药 物	主 要 特 点	不 良 反 应	禁用或慎用
脱水药	甘露醇、山梨醇、复方甘油、高渗葡萄糖	增加血浆渗透压、利尿脱水、降低颅内压	甘露醇可加重受损脑组织水肿、颅内压反跳，有肾毒性	急性肺水肿、活动性颅内出血、充血性心衰、进行性肾衰、严重失水者禁用

类别	常用药物	主要特点	不良反应	禁用或慎用
利尿药	呋塞米	减轻脑水肿	主要为电解质紊乱	低钾血症、肝性脑病者禁用
止血药	6-氨基己酸、氨甲环酸等	对高血压引起的脑出血作用不明显，但对点状出血、渗血伴凝血障碍者有效。根据出血情况使用，不可盲目	消化道反应等	血液高凝期、有血栓形成倾向或血栓病史者禁用
抗高血压药	硝普钠	速效血管扩张药，主要用于高血压脑病	消化道反应、头痛、不安等	脑血管或冠状动脉供血不足、颅内压增高者慎用

问题与思考

如何预防脑卒中？有几种主要方式？

第二节　阿尔茨海默病

一、阿尔茨海默病的定义

阿尔茨海默病（Alzheimer Disease，AD）是老年痴呆中最常见的类型。痴呆是指由神经退行性病变、脑血管病变、感染、外伤、肿瘤、营养代谢障碍等多种原因引起的，以认知功能缺损为主要临床表现的一组综合征。临床表现包括定向、记忆、学习、语言理解、思维等多种认知功能损害，多数患者还表现有行为异常。老年痴呆的患病率高、致残治死率高。阿尔茨海默病中，65岁以前发病者为早发型，65岁以后发病者为晚发型；有家族发病倾向的称为家族性阿尔茨海默病，无家族发病倾向的称为散发性阿尔茨海默病。

二、病因及损害

阿尔茨海默病是痴呆的最常见病因。其起病隐匿、进展缓慢，通常从轻度至重度需8~10年。出血性、缺血性脑血管病引起的脑损害所致的痴呆（血管性痴呆）为老年痴呆的第二大病因。其起病急，主要表现为局限性神经系统症状和痴呆综合征，认知功能呈阶梯状下降。患者通常有高血压、动脉粥样硬化等高危险因素及卒中史。

三、治疗方法

阿尔茨海默病患者认知功能衰退不可逆，是公认的顽疾之一，因而其治疗仍旧是未能解决的问题。加之老年人自身的病理特点（常常伴有多系统多种疾病），临床用药相对复杂而困难。治疗目标包括：改善认知功能、延缓或阻止病情发展、抑制和逆转早期部分关键性病理过程、提高日常生活能力、改善生活质量、减少并发症、延长生存期。治疗方法包括：

（一）生活护理

生活护理包括使用某些特定的器械等。有效的护理能延长患者的生命及改善患者的生活质量，并能防止摔伤、外出不归等意外的发生。生活护理包括职业训练、音乐治疗和群体治疗等。

（二）药物治疗

1. 胆碱酯酶抑制剂

胆碱酯酶抑制剂为治疗轻、中度阿尔茨海默病的一线药物。中枢胆碱能系统与学习、记忆相关。乙酰胆碱（Ach）是重要的神经递质。胆碱能神经元的变化是痴呆的重要病理因素。拟胆碱能药物可改善学习和记忆功能，对延缓病情进程、改善临床症状有效。目前临床应用的主要为多奈哌齐、卡巴拉汀和加兰他敏、石杉碱甲。另外，有部分研究证实，多奈哌齐和卡巴拉汀对中、重度阿尔茨海默病也有一定治疗效果。胆碱酯酶抑制剂除可改善阿尔茨海默病患者的认知功能和全面功能外，对阿尔茨海默病患者的精神行为异常（特别是淡漠）也有一定效果，其对易激惹疗效相对较差。不良反应主要为胃肠道不适，如恶心、呕吐、腹泻，另外还可降低血压、减慢心率，因此应用此类药物时应监测患者心率、血压情况。多数不良反应，如恶心等，多在用药 2 ~ 4 天后逐渐减轻，通常不影响治疗。

应用此类药物时应注意：有哮喘史或阻塞性肺病患者慎用；因此类药物可对心率产生迷走样作用（如心动过缓），故病态窦房结综合征或其他室上性心脏传导疾病患者应慎用；胆碱能神经兴奋可引起胃酸分泌过多，有胃溃疡病史或服用非甾体抗炎药患者应慎用；过量服用本品的症状与拟胆碱药相似，表现为肌无力、严重呕吐、流涎、流泪、惊厥等。应从小剂量开始服用，逐渐增至有效量。

2. 谷氨酸受体拮抗剂

谷氨酸系统与学习和记忆相关，兴奋谷氨酸递质系统可形成阿尔茨海默病病理的老年斑和神经纤维缠结，故阻断谷氨酸受体对神经元有保护作用，可用于中、重度阿尔茨海默病。代表药物为美金刚，其对中、重度阿尔茨海默病疗效确切，可有效改善患者的认知功能、全面能力，还对妄想、激越等精神症状效果明显。

美金刚耐受性较好，偶有幻觉、意识模糊、头晕、头痛、疲倦等不良反应。此外应特别注意，癫痫患者、有惊厥病史或癫痫易感体质者慎用。

3. 抗氧化剂

神经细胞膜含大量易被氧化的物质，在衰老过程中，脑组织物质和能量代谢异常可导致大量自由基产生。而自由基可损害线粒体，导致阿尔茨海默病的发生。抗氧化剂和自由基清除剂能保护神经细胞免受侵害。此类药物主要有维生素 E 和司来吉兰。后者为单胺氧化酶抑制剂。应用时应注意，与左旋多巴合用时，甲状腺功能亢进、肾上腺髓质瘤、青光眼患者应禁用；不稳定高血压、心律失常及严重心绞痛患者，以及排尿困难的前列腺增生患者应慎用；本品可致失眠，不宜在下午或晚间服用。

4. 脑血管扩张剂

本类药物可松弛小动脉血管平滑肌，舒张血管，增加脑部血流量，改善脑组织供血、供氧；可用于血管性痴呆和混合性痴呆，延缓认知功能障碍的发展，降低血管性不良事件的发生。本类药物主要有钙离子拮抗剂如尼莫地平、氟桂利嗪、桂利嗪等，用于脑血栓形成、脑动脉硬化、脑出血回复期、脑外伤后遗症等。应注意，尼莫地平禁与 β 受体阻滞剂或其他钙拮抗剂合用，本品可导致假性肠梗阻。利福平、苯巴比妥、苯妥英钠、卡马西平可显著降低本品疗效，应避免联用。氟桂利嗪、桂利嗪可能会引发锥体外系症状、抑郁症及帕金森综合征，有上述疾病患者应慎用。

5. 脑代谢复活剂

本类药物主要促进脑皮质细胞对氨基酸、磷脂及葡萄糖的利用，从而增强患者的记忆力、反应性和兴奋性，改善和消除精神症状。本类药物包括麦角碱衍生物（如二氢麦角碱、尼麦角林）、酪氨酸衍生物（如吡拉西坦、茴拉西坦）、维生素 B_6 衍生物等，可改善阿尔茨海默病患者的认知、情感及生活自理能力。二氢麦角碱主要用于血管性痴呆、改善精神退化的症状和体征。应注意，麦角衍生物应禁用于冠心病、严重心动过缓、低血压患者。吡拉西坦用于接受抗凝治疗的患者时，应特别注意凝血时间，防止出血，必要时应调整抗凝药物的剂量。

6. 其他药物

其他药物还有阿米三嗪/萝巴新、银杏叶制剂等，可改善脑循环、记忆和学习能力，并具有保护神经的作用。表10－3为治疗阿尔茨海默病的药物简介。

问题与思考

1. 促进认知的药物为何服药后效果不明显?

2. 维生素E可以抗衰老吗? 可长期大量服用吗?

3. 老年痴呆能治愈吗?

表 10 - 3 治疗阿尔茨海默病的药物简介

类 别	常用药物	主要特点	不良反应	禁用或慎用
胆碱酯酶抑制剂	多奈哌齐、卡巴拉汀和加兰他敏、石杉碱甲	为治疗轻、中度阿尔茨海默病的一线药物。除可改善阿尔茨海默病患者认知功能和全面功能外,对阿尔茨海默病的精神行为异常(特别是淡漠)也有一定效果	胃肠道不适,如恶心、呕吐、腹泻,另外还可降低血压、减慢心率	有哮喘史或阻塞性肺病患者、病态窦房结综合征或其他室上性心脏传导疾病患者、胃溃疡病史或服用非甾体抗炎药患者慎用
谷氨酸受体拮抗剂	美金刚等	对中、重度阿尔茨海默病疗效确切,可有效改善患者的认知功能、全面能力,还对妄想、激越等精神症状效果明显	偶有幻觉、意识模糊、头晕、头痛、疲倦等	癫痫患者、有惊厥病史或癫痫易感体质者慎用
抗氧化剂	维生素 E 和司来吉兰等	抗氧化剂和自由基清除剂能保护神经细胞免受侵害	本品可致失眠,不宜在下午或晚间服用	与左旋多巴合用时,甲状腺功能亢进、肾上腺髓质瘤、青光眼患者应禁用;不稳定高血压、心律失常及严重心绞痛患者,以及排尿困难的前列腺增生患者应慎用
脑血管扩张剂	主要有钙离子拮抗剂如尼莫地平、氟桂利嗪、桂利嗪等	改善脑组织供血、供氧;可用于血管性痴呆和混合性痴呆,延缓认知功能障碍的发展,降低血管性不良事件的发生	本品可导致假性肠梗阻	氟桂利嗪、桂利嗪可能会引发锥体外系症状、抑郁症及帕金森综合征,有上述疾病患者应慎用

续表

类　别	常用药物	主要特点	不良反应	禁用或慎用
脑代谢复活剂	包括麦角碱衍生物（如二氢麦角碱、尼麦角林）、酪氨酸衍生物（如吡拉西坦、茴拉西坦）、维生素 B_6 衍生物等	促进脑皮质细胞对氨基酸、磷脂及葡萄糖的利用，从而增强患者的记忆力、反应性和兴奋性，改善和消除精神症状	口干、呕吐、纳差、头晕、失眠等	麦角衍生物应禁用于冠心病、严重心动过缓、低血压患者

第三节　帕金森病

一、帕金森病的定义

帕金森病（Parkinson's Disease，PD）又称震颤麻痹，是发生于中老年人群的进展性神经系统变性疾病。60 岁以上的老年人中帕金森病患病率约为 1%。主要病理改变为黑质部位的多巴胺能神经元的进行性丢失以及残存神经元内路易包涵体的形成。主要临床特征为静止性震颤、肌强直、运动迟缓和姿势反射障碍。疾病病程的不同阶段可出现各种非运动症状，包括自主神经症状（顽固性便秘、出汗异常、性功能障碍、脂溢性皮炎、直立性低血压），认知、情感和行为症状（抑郁、幻觉妄想、谵妄、认知障碍或痴呆），睡眠障碍等。

二、分类及分型

按世界卫生组织推荐的 ICD – DA 分类标准，帕金森病可分为 5 种类型：典型型、少动型、震颤型、姿势不稳步态障碍型、半身型。但目前临床上常采用更简化的分型方法，即根据帕金森病的临床表现分为 3 型。

（1）混合型：同时有肢体震颤和肌肉强直的表现，即震颤—强直型或强直—震颤型占大多数。

（2）震颤型：主要有肢体震颤，而肌肉强直很轻或不明显。

（3）强直型：仅有肌肉僵硬表现。

三、诊断与治疗方法

诊断主要依靠临床症状，无特异性的影像学（CT、MRI）和生物学指标改变。药物治疗为首选。坚持"剂量滴定""以最小剂量达到满意效果"。遵循一般治疗和个体化治疗相结合的原则。帕金森病治疗目标：改善症状，延缓病程，提高生活质量。

问题与思考

1. 帕金森病诊断的主要依据什么？
2. 帕金森病能否治愈？治疗目标是什么？

四、常用药物

常用药物按药理作用分为以下 6 类。

（一）抗胆碱药

抗胆碱药如盐酸苯海索等，主要用于震颤患者，对震颤的效果较好，对肌肉强直及运动迟缓效果欠佳。不良反应主要源于对周围副交感神经的抑制，如口干、唾液和汗液分泌减少、视物模糊、便秘、尿潴留等；尚有不安、幻觉、精神错乱等中枢症状。故青光眼及前列腺肥大患者禁用，70 岁以上患者慎用。长期应用可影响认知功能。

（二）多巴胺释放促进剂

金刚烷胺可促进神经末梢释放多巴胺和减少多巴胺的再摄取，可改善患者的震颤、肌强直和运动迟缓等症，适用于轻症患者。有癫痫病史、精神错乱、幻觉、充血性心衰、肾功能不全、外周血管性水肿或直立性低血压患者，应在严密监护下使用。不可突然停药。用药期间不宜驾驶车辆。每日最后一次用药应在下午 4 点前，以免引起失眠。本品与中枢神经兴奋药合用时可加强后者的作用，严重者可导致惊厥或心律失常。

（三）多巴制剂

多巴制剂包括左旋多巴和复方左旋多巴，如多巴丝肼、卡比多巴—左旋多巴。左旋多巴为多巴胺的前体，在体内脱羧转化为多巴胺；苄丝肼为外周脱羧酶抑制剂。使用本类药物应注意：常年使用，常发生"开关"现象；运动性消化道溃疡患者慎用；应于餐前 1 小时或餐后 1.5 小时服用，并从最小剂量开始，逐渐增至有效量。本品起效需较长时间，故欲以本品替代其他药物时，不应立即停用后者，而应逐渐减量。

（四）多巴胺受体激动剂

多巴胺受体激动剂分为麦角衍生物制剂和非麦角衍生物制剂。前者如溴隐亭等，能选择性激动中枢神经系统黑质纹状体突触后多巴胺 D2 受体，疗效优于金刚烷胺及苯海索，对震颤、僵直、活动迟缓效果较好，可用于帕金森病的任何阶段，可单独或与其他类治疗帕金森病的药物合用。非麦角衍生物有吡贝地尔等，可选择性激动多巴胺 D2、D3 受体，改善帕金森患者肌强直、静止性震颤、认识功能受损等症状。对于年龄在 65 岁以下、认知功能正常的患者，常首选多巴胺受体激动剂。应注意：麦角类多巴胺受体激动剂均与纤维化反应有关，应用前应检查患者红细胞沉降率、血肌酐及胸片。用药过程中应监测有无呼吸困难、持续咳嗽、胸痛、心衰等症，并监测肺功能。

（五）单胺氧化酶抑制剂

单胺氧化酶抑制剂如司来吉兰，能选择性抑制单胺氧化酶 B，使多巴胺代谢中断，抑制多巴胺降解，延长多巴胺的作用。

（六）儿茶酚胺氧位甲基转移酶抑制剂

儿茶酚胺氧位甲基转移酶抑制剂如恩托卡朋、托卡朋等，能抑制儿茶酚胺氧位甲基转移酶的活性，减慢多巴胺等单胺类神经递质的代谢，增强后者的效应。表 10 - 4 为治疗帕金森病的药物简介。

表 10 - 4 治疗帕金森病的药物简介

类 别	常用药物	主 要 特 点	不 良 反 应	禁用或慎用
抗胆碱药	盐酸苯海索等	主要用于震颤患者，对震颤的效果较好，对肌肉强直及运动迟缓效果欠佳	对周围副交感神经的抑制，如口干、唾液和汗液分泌减少、视物模糊、便秘、尿潴留等；尚有不安、幻觉、精神错乱等中枢症状	青光眼及前列腺肥大患者禁用
多巴胺释放促进剂	金刚烷胺	促进神经末梢释放多巴胺和减少多巴胺的再摄取，可改善患者的震颤、肌强直和运动迟缓等症，适用于轻症患者。不可突然停药	焦虑、幻觉、嗜睡等	有癫痫病史、精神错乱、幻觉、充血性心衰、肾功能不全、外周血管性水肿或直立性低血压患者应在严密监护下使用
多巴制剂	左旋多巴和复方左旋多巴	对原发症作用明显，对症状性帕金森病疗效欠佳	消化道反应、心律失常、"开关"现象、精神行为改变	运动性消化道溃疡患者慎用

续表

类　　别	常用药物	主　要　特　点	不　良　反　应	禁用或慎用
多巴胺受体激动剂	溴隐亭、吡贝地尔等	激动中枢神经系统黑质纹状体突触后多巴胺 D2 受体，可用于帕金森病的任何阶段，可单独或与其他类治疗帕金森病的药物合用。对于年龄在 65 岁以下、认知功能正常的患者，常首选多巴胺受体激动剂	恶心呕吐、直立性低血压、运动障碍等	严重心绞痛、严重精神病史、肝肾疾病、周围血管病患者禁用
单胺氧化酶抑制剂	司来吉兰	不可逆的单胺氧化酶抑制剂，抑制多巴胺降解，延长多巴胺的作用	本身不良反应少，脑内代谢物有精神兴奋作用，可引起失眠	胃溃疡者慎用
儿茶酚胺氧位甲基转移酶抑制剂	恩托卡朋、托卡朋等	抑制儿茶酚胺氧位甲基转移酶的活性，减慢多巴胺等单胺类神经递质的代谢，增强后者的效应	主要为多巴胺能的运动障碍及胃肠道反应	

学习指导

1. 对于治疗帕金森病的几类药物，应注意服药时间及如何合理停药或更换药物。

2. 注意每类药物的不良反应。

第四节　抑郁与焦虑

一、抑郁

（一）定义

抑郁障碍是一种常见的心境障碍，可由各种原因引起，以显著而持久的心境低落为主要临床特征，且心境低落与其处境不相称。临床表现可以从闷闷不乐到悲痛欲绝，甚至发生木僵；部分病例有明显的焦虑和运动性激越；严重者可出现幻觉、妄想等精神病性症状。多数病例有反复发作的倾向，每次发作大多数可以缓解，部分可有残留症状或转为慢性。抑郁障碍主要包括抑郁症、恶劣心境、心因性抑郁症、脑或躯体疾病患者伴发抑郁、精神活性物质或非成瘾物质所致精神障碍伴发抑郁、精神病后抑郁等。至少有10%的抑郁症患者可出现躁狂，此时应诊断为双相障碍。

（二）治疗目标

（1）提高抑郁障碍的临床治愈率，最大限度减少病残率和自杀率。成功治疗的关键在于彻底消除临床症状，减少复发风险。长期随访发现，症状完全缓解的患者复发率为13%，部分缓解的患者复发率为34%。

（2）提高生存质量，恢复社会功能，达到真正意义的治愈，而不仅是症状的消失。

（3）预防复发。抑郁为高复发性疾病（复发率＞50%）。据报道，环境、行为和应激可以改变基因表达。抑郁复发可影响大脑生化过程，增加对环境应激的敏感性和复发的风险。药物虽非病因治疗，却可通过减少发作和降低基因激活的生化改变而减少复发，尤其是对既往有发作史、家族史、女性、产后、慢性躯体疾病、生活负担重、精神压力大、缺乏社会支持和物质依赖的高危人群。

学习指导

抑郁症是高复发性疾病。学习以下内容时应注意抗抑郁药的用量及停药、换药原则。

（三）药物治疗

治疗抑郁症的药物分为以下几类：

1. 选择性5-HT再摄取抑制剂（SSRIs）

代表药物有氟西汀、帕罗西汀、舍曲林、氟伏沙明、西酞普兰；本类药物选择性抑制5-HT再摄取，增加神经突触间隙5-HT含量，增强5-HT神经传递而发挥抗抑郁作用。起效时间为2~3周，与经典的三环类及单胺氧化酶抑制剂相比，药效无显著提高，但不良反应少而轻，耐受良好，临床使用率高。

2. 5-HT和NE再摄取抑制剂（SNRIs）

代表药物有文拉法辛，分速释和缓释两种剂型；双重再摄取抑制剂，适用于各种抑郁症，包括伴焦虑者。

3. NE和特异性5-HT能抗抑郁药（NaSSAs）

代表药物有米氮平；双重再摄取抑制剂，适用于各种抑郁症，包括伴发焦虑者。

4. 三环类及四环类抗抑郁药

代表药物有丙咪嗪、氯米帕明、阿米替林及多赛平、马普替林等；本类药物属于非选择性单胺摄取抑制药，抑制递质再摄取作用即刻发生，并同时作用于其他递质系统（多巴胺、组胺、乙酰胆碱），从而增加不良反应。

5. 单胺氧化酶抑制剂（MAOI）

代表药物有吗氯贝胺；减少单胺类递质的降解，增强单胺类神经递质的功能；分为可逆性和不可逆性两类。

其他抗抑郁药有安非他酮、瑞波西汀、曲唑酮、尼法唑酮、噻奈普汀等，它们均有较好的抗抑郁作用。

抗抑郁药的治疗原则：

（1）全面考虑患者的症状特点、躯体情况、药物耐受性、有无合并症等，做到个体化合理用药。

（2）剂量逐步递增，尽可能使用最低有效剂量，减少不良反应，提高药物依从性；停药时应逐渐减量，不要骤停，避免出现"撤药综合征"。

（3）小剂量疗效不佳时，根据不良反应和耐受情况逐渐增至足量和足疗程（>4～6周）。

（4）仍无效时，可考虑换用同类另一种药或作用机制不同的另一类药；应注意氟西汀需停药5周才能换用MAOIs，其他SSRIs需2周；MAOIs停用2周后才能换用SSRIs。

（5）尽可能单一用药，足量、足疗程治疗。换药无效时可考虑两种抗抑郁药联用，但一般不主张联用两种以上抗抑郁药。

（6）治疗前向患者及家人阐明药物性质、作用和可能发生的不良反应及对策，争取他们主动配合；患者能遵医嘱按时按量服药；治疗期间密切观察病情变化和不良反应并及时处理。

（7）倡导全程治疗。全程治疗分为急性期治疗、巩固期治疗和维持期治疗。

（8）抗抑郁药治疗过程中应密切关注诱发躁狂或快速循环的可能，对双相情感障碍的抑郁发作，同时作用于5－HT和NE的抗抑郁药应慎用，其他抗抑郁药要与心境稳定剂联合使用。

各种抗抑郁药的疗效大体相当，又各有特点。药物选择主要取决于以下因素：

（1）考虑抑郁症状、特点：伴有明显激越的抑郁发作可优先选用有镇静作用的抗抑郁药；伴有强迫症状的抑郁发作可优先选用SSRIs和氯米帕明；非典型抑郁可选用MAOIs或SSRIs；伴有精神病性症状的抑郁发作不宜选用安非他酮。

（2）既往用药史：如既往用药有效则继续使用，除非有禁忌证。

（3）药理学特征：如镇静作用较强的药物对明显焦虑激越的患者可能较好。

（4）药物间相互作用：有无药效学或药动学配伍禁忌。

（5）患者躯体状况和耐受性。

（6）治疗获益及药物价格。

一般推荐 SSRIs、SNRIs、NaSSAs 作为一线用药。但由于价格因素，在我国不少地区阿米替林、氯米帕明、马普替林等仍作为治疗抑郁发作的首先药物。表 10-5 为抗抑郁药简介。

表 10-5　抗抑郁药简介

类　别	常用药物	主要特点	不良反应	禁用或慎用
选择性 5-HT 再摄取抑制剂	氟西汀、帕罗西汀、舍曲林、氟伏沙明、西酞普兰	选择性抑制 5-HT 再摄取，起效时间为 2~3 周，耐受良好	胃肠道反应、头晕、失眠或嗜睡、性功能障碍等	严重肝肾功能不全者禁用，饮酒者慎用
5-HT 和 NE 再摄取抑制剂	文拉法辛等	双重再摄取抑制剂，适用于各种抑郁症，包括伴焦虑者	恶心、嗜睡、头痛、性欲改变	有躁狂、癫痫史者、高血压、甲状腺病患者、血液病患者、肝肾功能不全者慎用
NE 和特异性 5-HT 能抗抑郁药	米氮平等	适用于各型抑郁，包括重度抑郁、伴发焦虑者、复发短暂抑郁、惊恐障碍等	口干、嗜睡、食欲增加	精神分裂症及其他精神病患者、抑郁期的躁狂患者、有自杀倾向者慎用
三环类及四环类抗抑郁药	丙咪嗪、氯米帕明、阿米替林及多赛平、马普替林等	非选择性单胺摄取抑制药，抑制递质再摄取作用即刻发生	源于阻断交感、副交感神经；多汗、口干、视物模糊、嗜睡、震颤等	严重心血管疾病、严重肝肾损害、癫痫、急性青光眼、肠麻痹、前列腺增生者禁用
单胺氧化酶抑制剂	吗氯贝胺	减少单胺类递质的降解，增强单胺类神经递质的功能，起效快，停药后 MAO 活性恢复快	恶心、口干、头痛、头晕、出汗、心悸等	意识障碍者、嗜铬细胞瘤患者禁用；癫痫及严重肝肾功能不全者慎用

二、焦虑

(一) 定义

焦虑是一种以焦虑情绪为主要表现的神经症,包括急性焦虑和慢性焦虑两种临床相,常伴有头晕、胸闷、心悸、呼吸困难、口干、尿频、尿急、出汗、震颤和运动性不安等。焦虑并非由实际威胁引起,其紧张程度与现实情况不符。

(二) 治疗目标

(1) 焦虑障碍是慢性病程,其复发率高。患者社会功能明显缺损,是严重影响生活质量的疾病。提高临床治愈率、使临床症状完全消失和恢复患者的社会功能,是焦虑障碍的治疗目标。

(2) 加强长期随访,减少焦虑障碍复发率。要达到最佳疗效,患者需要长期治疗,尤其是严重慢性患者,如广泛性焦虑患者,治疗至少持续 12 个月。许多患者需要长期的治疗以预防复发。

(3) 改善预后,减少社会功能缺损。应对焦虑障碍患者进行与治疗相关的教育及并发症的检查,需告知焦虑障碍患者药物治疗常见的不良反应,可能的疗程、疗效、费用及自行停药后果;在心理治疗中引导患者自己选择治疗方案,有助于增加依从性。许多焦虑障碍患者都合并抑郁或躯体疾病,抑郁症状或躯体疾病的症状改善也是焦虑障碍改善的重要指标。对早期的焦虑障碍根据循证医学进行及时治疗,有利于改善焦虑障碍患者的预后。焦虑障碍治疗有药物治疗、心理治疗或药物联合心理治疗。医生应根据焦虑障碍患者类型的不同、病期的不同症状,选择相应的治疗。

(三) 药物治疗

1. 治疗原则

(1) 诊断确切。根据焦虑障碍的不同亚型和临床特点选择用药。

(2) 考虑到患者可能合并躯体疾病、药物相互作用、药物耐受性、有无并发症等情况,应因人而异地施以个体化的合理用药。

(3) 注意苯二氮䓬类药物依赖,如反跳性失眠症、记忆受损和停药综合征,尤其是老年人服药后由于机体运动功能受损,很容易摔倒。与长半衰期药物相比,短、中半衰期药物更容易导致戒断反应、反跳和依赖。

(4) 一般不主张联用两种以上的抗焦虑药,应尽可能单一用药,进行足量、足疗程治疗。可联用两种作用机制不同的抗焦虑药。

(5) 治疗期间密切观察病情变化和不良反应。

（6）治疗前向患者及其家属告知药物性质、作用、可能发生的不良反应及对策。

（7）非典型抗精神病药被推荐用于焦虑障碍的二线或三线治疗，最好和一线抗抑郁药联用，同时权衡糖尿病、体重增加等不良反应与在焦虑障碍早期治疗过程中的疗效，尤其是氯氮平和奥氮平。

2. 注意事项

临床上仅被诊断为有焦虑症状而且生活功能受到影响的患者，如果药物治疗后焦虑症状消失，则可停药。不同亚型焦虑障碍的疗程也不尽相同。为预防焦虑障碍复发，近年来主张给患者进行为期 12 ~ 24 个月的长期治疗，个别患者可能需要终身治疗。

药物治疗应该从小剂量开始，1 ~ 2 周后加量。在治疗 1 周时评价患者的耐受性、对医嘱的依从性和治疗进展。4 ~ 6 周后可采用推荐剂量。通常希望用几周的时间就能达到治疗剂量水平，以增加患者治疗的依从性。此后，患者症状将明显减轻，同时可采用临床疗效总评量表（Clinical Global Impres - sion，CGI）在每次随访时评价疗效。此法简单、全面、容易掌握。一般每 2 周评估 1 次。

3. 治疗药物

临床上根据药物受体的不同，将治疗药物分为抗焦虑药和具有抗焦虑作用的药。目前使用最多的抗焦虑药有苯二氮䓬和 5 - HT1A 受体部分激动剂。具有抗焦虑作用的药包括化学结构不同的抗抑郁药等，主要有选择性 5 - 羟色胺再摄取抑制剂、5 - 羟色胺和去甲肾上腺素再摄取抑制剂、去甲肾上腺素及特异性 5 - 羟色胺能抗抑郁药、三环类抗抑郁药、单胺氧化酶抑制剂和可逆性单胺氧化酶 A 抑制剂。临床上常用的是选择性 5 - 羟色胺再摄取抑制剂、5 - 羟色胺和去甲肾上腺素再摄取抑制剂和去甲肾上腺素及特异性 5 - 羟色胺能抗抑郁药，相比三环类抗抑郁药和单胺氧化酶抑制剂，它们的安全性和耐受性更好。

苯二氮䓬类药物抗焦虑作用强、起效快、疗效好、副作用小、安全可靠，在临床中应用广泛，但容易产生耐药性，30% ~90% 的患者会出现戒断反应，因此不宜长期单一用药，且停药时需缓慢减量。

关于 5 - HT1A 受体部分激动剂，目前临床常用的有丁螺环酮和坦度螺酮。此类抗焦虑药的优点是镇静作用轻，不易引起运动障碍，无呼吸抑制作用，对认知功能影响小；缺点是起效相对较慢，需要 2 ~4 周，个别需要 6 ~7 周方能起效，持续治疗可增加疗效；常见的不良反应有头晕、头痛、恶心、不安等。孕妇及哺乳期妇女不宜使用，心、肝、肾功能不全者慎用。禁止与单胺氧化酶抑制剂联用。

问题与思考

抗焦虑药分为哪几类？哪类容易出现戒断症状？

第五节　睡眠障碍

一、定义

失眠是任何年龄个体均较为常见的一类睡眠问题。个体表现为入睡、睡眠维持和（或）晨间早醒方面的问题，进而对睡眠时长及质量不满意；上述造成精神痛苦及功能损害的情况每周至少发生 3 个晚上，持续至少 3 个月，即便有足够的睡眠机会仍是如此，且并非由另一种睡眠—觉醒障碍、酒药滥用、精神障碍或躯体疾病所造成。三分之一的成年人存在睡眠问题，这一比例随着年龄的增加而升高，在超过 65 岁的个体中已接近 50%。一种常见的错误观念是，睡眠问题是老化的自然结果。然而，对于老年人而言，睡眠问题可能造成严重的后果，包括跌倒及注意、记忆、驾驶等能力的损害，同时也是抑郁、自杀、高血压、卒中、心脏病、癌症、阿尔茨海默病、生活质量低、主观认知衰退及死亡的危险因素。诊断及有效治疗老年患者的睡眠问题与临床医生的关系愈发密切。

二、治疗目标及方法

临床治疗失眠的目标为：缓解症状；保持正常睡眠结构；恢复社会功能，提高患者的生活质量。应首先采取针对病因的治疗和培养健康的睡眠习惯等非药物治疗手段，必要时采取药物治疗。治疗方法主要有非药物治疗和药物治疗。

（一）非药物治疗

（1）心理治疗：通过解释、指导，使患者了解有关睡眠的相关知识，减少焦虑。

（2）行为治疗和行为干预：进行放松训练，帮助患者建立健康的睡眠习惯，保持有规律的作息制度，定时上床和起床；避免睡前饮用茶、咖啡等，并避免睡前剧烈的体育锻炼和大量进食；减少卧室噪声、亮度等。

（3）生物反馈：坚持自我放松训练，创造有利于睡眠的条件反射机制，如睡前淋浴等。

（二）药物治疗

首先应针对老年个体的躯体、精神及原发睡眠问题进行适宜的筛查、诊断及治疗；应回顾患者所使用的药物，尽可能减少可扰乱睡眠及可能发生相互作用的药物的使用。药物治疗在老年睡眠问题中的应用越来越广泛，遗憾的是，老年人使用镇静助眠药存在风险，包括药物相互作用、与年龄相关的药物代谢及清除变化、认知损害、药物副作用、跌倒及药物疗效耐受。年龄较大的患者因使用镇静助眠药发生认知损害的风险大约是年轻患者的 5 倍。因此如有可能，尽量使用非药物手段治疗老年人的睡眠问题。目前用于睡眠障碍的药物主要有苯二氮䓬类及非苯二氮䓬类药物。

针对老年人使用镇静助眠药时，药物动力及药代动力学因素均应纳入考虑。例如，对于入睡困难的失眠患者，宜使用快速起效的镇静助眠药；对于睡眠维持困难的患者，应考虑作用持续时间长的药物，但为了避免日间残留镇静症状，药物作用时间也不宜过长。其他考虑因素包括与年龄相关的 P450 同工酶代谢能力下降，这一变化可延长药物的半衰期及作用时间。与之类似，与其他药物联用时所产生的叠加效应也应纳入考虑。

1. 苯二氮䓬类药物

此类药物应用最为广泛，它具有镇静、肌松和抗惊厥三重作用；通过改变睡眠结构延长总睡眠时间，缩短睡眠潜伏期。常用药物包括艾司唑仑、地西泮、阿普唑仑、氯硝西泮等。此类药物不良反应明确，主要有日间困倦、认知和精神运动损害、失眠反弹及戒断综合征，长期大量使用易耐药并产生依赖性。老年患者使用时应注意：某些药物的代谢物仍有活性，它们可导致日间过度镇静，建议采取小剂量、短期治疗。更换其他类药物治疗时，本类药物不宜突然停药，应逐渐减量，同时另一种药物逐渐加量，替换时间宜在 2 周左右。

2. 非苯二氮䓬类药物

此类药物选择性拮抗 GABA – BZDA 复合受体，故仅有催眠而无镇静、肌松和抗惊厥作用，不影响健康者的正常睡眠结构，治疗剂量一般不产生失眠反弹和戒断症状。常用药物包括唑吡坦、佐匹克隆、扎来普隆等。本类药物代谢较快，不良反应比苯二氮䓬类药物少，更适合老年患者。

3. 其他类药物

其他类药物包括兼具镇静作用的抗抑郁药。

（1）三环类：如阿米替林，镇静和抗胆碱作用较强，对于重度抑郁症患者，镇静常规剂量可缓解失眠症状，对不明原因疼痛导致的失眠效果较好。

（2）选择性5－羟色胺再摄取抑制剂：大部分无特异性催眠作用，但可以通过治疗抑郁和焦虑而缓解失眠症状。

（3）其他抗抑郁药：米氮平、文拉法辛等可用于抑郁症伴发的焦虑和失眠症状。

使用药物治疗失眠时应注意：

（1）应了解药物的药动学特点，如半衰期超过3小时者可蓄积，使用2周以上可耐药，使用数月以上可产生心理或躯体依赖；半衰期短的药物，用药量大、用药时间长，突然停药可引发戒断症状。

（2）根据失眠特点选择药物。入睡困难者可于上床前15分钟服用短效药物，如唑吡坦、佐匹克隆、咪达唑仑等；醒后难以入睡者，可于醒后服短效药物；夜间易醒者，可服用硝西泮、艾司唑仑等可延长快速动眼期睡眠的药物；早醒者（多见于抑郁症患者），可服用中、长效药物，如地西泮、劳拉西泮、艾司唑仑等；对伴随焦虑的患者，可服用兼具抗焦虑、抑郁的药物。

（3）给药应从小剂量开始，达有效量后不宜轻易加减量。

（4）治疗失眠的药物可能影响服药次日的认知功能，故治疗周期宜短。当失眠症状缓解后应考虑逐渐减量至停药。

（5）停药步骤：切忌突然停药，应逐渐减量并关注患者状况。

思考题

一、单选题

1. 缺血性脑血管病应禁用以下（ ）药物。

A. 扩张血管的降压药　　　　　　　　B. 抗凝血药

C. 抗血小板药　　　　　　　　　　　D. 钙通道阻滞剂

2. 胆碱酯酶抑制剂慎用症不包括以下（ ）情况。

A. 有哮喘史或阻塞性肺病患者

B. 病态窦房结综合征或其他室上性心脏传导疾病患者

C. 有胃溃疡病史或服用非甾体抗炎药患者应慎用

D. 轻、中度阿尔茨海默病患者

3. 以下（ ）药属于多巴胺受体激动剂。

A. 金刚烷胺　　　　B. 溴隐亭　　　　C. 苯海索　　　　D. 司来吉兰

4. 帕罗西汀属于（ ）。

A. 三环类抗抑郁药　　　　　　　　　B. 单胺氧化酶抑制剂

C. 选择性5－羟色胺再摄取抑制剂　　D. 选择性去甲肾上腺素再摄取抑制剂

5. 地西泮的药理作用不包括（　　　）。

A. 抗抑郁　　　　　B. 镇静　　　　　　C. 肌松　　　　　　D. 抗惊厥

二、问答题

1. 脑血管病分为哪几大类？

2. 镇静催眠药是否可以随意减量或停药？

3. 帕金森病又称什么？主要临床特征是什么？

参考答案：

1. A　2. D　3. B　4. C　5. A

第十一章　呼吸系统疾病

学习目标

掌握：用于慢性阻塞性肺疾病、感冒、肺炎的药物分类。

熟悉：肺炎抗感染治疗中的常用药物。

了解：感冒、肺炎的常见致病微生物。

导　言

老年呼吸系统疾病中，慢性阻塞性肺疾病、肺炎、感冒是老年人多发的疾病。慢性阻塞性肺疾病是全球范围内普遍发生的慢性炎性疾病，它与衰老有关。老年人肺炎多数由细菌感染所致，感冒多数由病毒所致。本章主要介绍上述疾病的概念，并根据病因介绍其药物治疗相关内容。

第一节　慢性阻塞性肺疾病

一、定义

慢性阻塞性肺疾病（Chronic Obstructive Pulmonary Disease，COPD）是一组以气流受限为特征的肺部疾病。气流受限不完全可逆，呈进行性发展。COPD 是可以治疗和预防的疾病。COPD 主要累及肺部，但也可引起肺外各器官的损害。COPD 是呼吸系统疾病中的常见病和多发病，患病率和病死率均居高不下。COPD 主要由气道炎症、气道阻塞、黏膜纤毛功能障碍、气道结构改变所致。

二、预防

避免发病的高危因素、急性加重的诱发因素；戒烟，控制职业和环境污染，积极锻炼身体，增强体质，提高机体免疫力，"正气存内，邪不可干"；对于高危人群，要积极干预，定期检测肺功能，及早发现，及早治疗。

知识拓展

衰老与 COPD 的关系

有诸多证据表明：衰老和慢性炎性疾病之间有密切关系，如 COPD，进展缓慢，大部分患者为老年人。衰老过程中的氧化应激反应引起的肺衰老最终可发展为此症。在衰老的过程中，肺功能进行性恶化，炎症反应发生率增加，周围环境中的烟雾、污染物可通过炎症加速肺衰老，从而使 COPD 发展加速。

三、治疗目标

治疗目标主要包括缓解临床症状、防止疾病进展、改善患者的运动能力、改善患者的健康状况、防止和治疗其并发症、防止急性加重、降低患者的死亡率。

四、治疗方法

治疗方法主要包括非药物治疗和药物治疗。

（一）非药物治疗

非药物治疗主要包括康复治疗、对症支持治疗、机械通气、外科治疗等。

（二）药物治疗

目前的药物均不能扭转 COPD 肺功能的长期下降，因此 COPD 的药物治疗主要在于缓解症状和（或）并发症。治疗药物主要包括支气管扩张剂、糖皮质激素、祛痰药、抗感染药及其他药物。

1. 支气管扩张剂

支气管扩张剂主要包括抗胆碱能药物、β_2 受体激动剂、茶碱类。

（1）抗胆碱能药物。抗胆碱能药物通过阻断乙酰胆碱与 M3 型毒蕈碱受体结合而松弛气道平滑肌，是一种有效的支气管扩张剂。按其作用时间分短效和长效两种。前者常用异丙托溴铵，其起效时间比短效 β_2 受体激动剂慢，但维持时间稍长，长期吸入无明显不良反应。后者常用噻托溴铵，它是一种长效选择性 M3 型毒蕈碱受体拮抗剂，具有扩张支气管、降低 COPD 恶化率及改善患者生活质量等作用。该药作用比异丙托溴铵强，半衰期长达 36 小时以上，目前已被推荐为 COPD 维持治疗第一线用药。叔胺化合物如阿托品易通过血脑屏障，而季铵化合物如异丙托溴铵很难穿过细胞膜，不易通过血脑屏障，因而当吸入给药时全身不良反应少见；即使大剂量使用也不影响青光眼患者的眼内压和瞳孔大小，不影响老年病人的尿流动力学参数，不影响黏液纤毛清除率，也不改变痰量或痰黏度。

（2）β₂ 受体激动剂。第一代吸入型长效 β₂ 受体激动剂沙美特罗和福莫特罗，起效稍慢，但持续时间长，持续时间达 12 小时以上，可用于控制症状反复发作。此外长效 β₂ 受体激动剂还能抑制炎性细胞激活，促进水肿吸收，减轻微生物诱导的嗜酸粒细胞损伤，降低 COPD 恶化发生率。吸入型 β₂ 受体激动剂比口服剂型起效快、不良反应小。应注意：沙美特罗不作为缓解哮喘急性发作使用；福莫特罗用于缓解短程症状和预防运动诱发的支气管痉挛；长效 β₂ 受体激动剂多和标准剂量糖皮质激素联用，不能初始用于快速恶化的急性哮喘发作，而应低剂量使用。此外，尽可能避免使用选择性低的 β₂ 受体激动剂。

（3）茶碱类。长期口服小剂量茶碱，即使在较低血浆浓度（5～10 mg/L）时，对 COPD 患者的气促及肺功能改善亦有肯定疗效，并能增加 COPD 患者的呼吸驱动力。使用新型制剂如控释片作用更强。但本类药物血药浓度个体差异大，治疗窗狭窄，应用时应注意监测血清药物浓度。同时服用西咪替丁、大环内酯类药物（阿奇霉素等）、氟喹诺酮类药物可使茶碱血药浓度升高，应警惕。

2. 糖皮质激素

多数观点认为吸入型糖皮质激素联合 β₂ 受体激动剂可提高疗效，减少 COPD 急性加重的发作次数，提高患者的生存率和生活质量，但不能阻止疾病的发展，也不能降低 COPD 肺功能衰减率。研究证明，吸入性糖皮质激素规律治疗只适用于有症状并且吸入激素后肺功能有改善的 COPD 患者，或者适于那些 FEV1 < 50% 预计值和反复加重需要抗生素或口服激素治疗者。目前已有布地奈德/福莫特罗、氟替卡松/沙美特罗两种联合制剂。应注意：长期应用糖皮质激素可引起皮肤损害、糖尿病、骨质疏松和二重感染等不良反应；口咽局部的不良反应包括声音嘶哑、咽部不适和念珠菌感染，用药后应及时用清水含漱口咽部。

3. 祛痰药（黏液溶解剂）

慢性咳嗽和咳痰是 COPD 的最常见症状。痰量增多不仅阻塞气道，而且容易引起细菌反复感染。研究表明，黏液调节剂如半胱氨酸、氨溴索和 2 - 巯基乙磺酸等，不仅可以减轻症状，还可以减少急性发作次数和改善生活质量。

4. 抗感染药

COPD 急性加重多由细菌感染诱发，故抗感染治疗在本症加重期治疗中占有重要地位。应及时根据细菌培养及药敏结果选择抗感染药。常用的有 β - 内酰胺类及 β - 内酰胺类/酶抑制剂、大环内酯类、氟喹诺酮类等。

5. 其他药物

抗氧化剂 N - 乙酰半胱氨酸可抗氧化、促进痰液排出；流感疫苗、肺炎球菌疫苗可减少 COPD 病人的急性加重。对患有严重的遗传性 α_1 - 抗胰蛋白酶缺乏并有肺气肿的年轻人可给予 α_1 - 抗胰蛋白酶补充治疗。免疫增强剂可减少感染概率。COPD 稳定期不需应用抗菌药物。表 11 - 1 为治疗 COPD 的药物简介。

表 11 - 1 治疗 COPD 的药物简介

类　别		常用药物	主要特点	不良反应	禁用或慎用
支气管扩张剂	抗胆碱能药	异丙托溴铵	季铵盐，口服不易吸收，吸入给药，平喘作用明显，常与 β2 受体激动剂合用	较少，少数患者口干、有苦味感，咳嗽	对本品及阿托品过敏者、幽门梗阻者禁用；青光眼、前列腺增生者慎用
	β₂ 受体激动剂	沙美特罗、福莫特罗	扩张平滑肌，选择性强，作用持久，为哮喘急性发作一线药	肌肉震颤、心悸等	心功能紊乱、糖尿病者、肝功能不全、低钾血症、嗜铬细胞瘤者慎用
	茶碱类	氨茶碱、多索茶碱等	扩张及保护支气管平滑肌，用于支气管哮喘、心源性水肿所致哮喘	局部刺激，恶心、呕吐，头晕，心律失常	消化道溃疡、惊厥性疾病患者，心衰伴血压降低者禁用
糖皮质激素		布地奈德、氟替卡松等	吸入给药。抗炎，抗过敏，降低气道高反应	过敏、咽部轻微刺激、可逆性声音嘶哑、口咽部念珠菌感染	中、重度支气管扩张者禁用
祛痰药		半胱氨酸、氨溴索	稀释痰液，使痰液易于排出，减少急性发作次数，改善生活质量	主要为胃肠道反应	消化道溃疡者、对本类药物过敏者禁用
抗感染药		β - 内酰胺类及 β - 内酰胺类/酶抑制剂、大环内酯类、氟喹诺酮类等	根据细菌培养及药敏结果选用		

知识链接

COPD 患者用药时应注意什么？

本症患者以老年人为主，常伴心脑血管疾病、糖尿病、肾功能不全等症。青光眼和前列腺增生患者慎用抗胆碱药；茶碱、β_2 受体激动剂、万古霉素等治疗窗狭窄，应注意根据患者个体差异及血药浓度调整药量；多种药物同时使用，应注意相互作用。如茶碱类和大环内酯、氟喹诺酮等药物可影响茶碱的清除率。

第二节　感冒

一、定义

1. 普通感冒

病毒感染是其首要病因，或在病毒感染的基础上继发细菌感染。已知有 100 多种病毒可引起本病，最常见的是鼻病毒，其次是流感和副流感病毒、腺病毒、冠状病毒、柯萨奇病毒及黏液和副黏液病毒等。病毒传播方式主要是经呼吸道吸入，其次是通过被污染的物体或食物进入机体。机体在某些诱因影响下抵抗力下降，使病毒侵犯鼻腔黏膜。普通感冒是最常见的急性呼吸道感染性疾病。但普通感冒并不"普通"。据国内外资料显示，普通感冒可造成社会和经济负担，并可产生严重的并发症，甚至威胁患者生命。

2. 流行性感冒

流行性感冒（简称"流感"）是人类面临的主要公共健康问题之一。流感在流行病学上最显著的特点为：突然暴发，迅速扩散，从而造成不同程度的流行。流感具有一定的季节性（我国北方地区流行高峰一般在冬春季，而南方地区全年流行，高峰多在夏季和冬季），一般流行 3～4 周后会自然停止。本病发病率高但病死率低。重症病例的高危人群指伴有以下疾病或状况者：慢性呼吸系统疾病、心血管系统疾病（高血压除外）、肾病、肝病、血液系统疾病、神经系统及神经肌肉疾病、代谢及内分泌系统疾病、免疫功能抑制（包括应用免疫抑制剂或 HIV 感染导致免疫功能低下）及集体生活于养老院或其他慢性病疗养机构的被看护人员、年龄≥65 岁的老年人。因老年人常存有呼吸系统、心血管系统等原发病，因此老年人感染流感病毒后病情多较重，进展快，发生肺炎率高于青壮年。其他系统损伤主要包括流感病毒性心肌炎导致的心电图异常、心功能衰竭、急性心肌梗死，也可并发脑炎以及血糖控制不佳等。

普通感冒和流感有何区别？

二、治疗方法

治疗方法主要有非药物治疗和药物治疗。由于目前尚无特效的抗感冒病毒药物，故以对症治疗、缓解感冒症状为主。患者应注意休息，适当补充水分。保持室内空气流通，避免继发细菌感染。发热、病情较重或年老体弱患者应卧床休息，戒烟，多饮水，清淡饮食，保持鼻、咽及口腔卫生。

三、药物治疗

普通感冒的药物治疗应以对症治疗药物为主。临床常用的药物种类如下：

（一）减充血剂

该类药物可以使感冒患者肿胀的鼻黏膜和鼻窦的血管收缩，有助于缓解感冒引起的鼻塞、流涕和打喷嚏等症状。伪麻黄碱能选择性收缩上呼吸道血管，对血压的影响较小，是普通感冒患者最常用的减充血剂。其他收缩血管药物如麻黄素等如超量使用，可导致血压升高等，应特别注意。这类药物除口服外，还可直接滴鼻或喷鼻，但一般连续使用不宜超过 7 天。

（二）抗组胺药

该类药物具有抗过敏作用，通过阻断组胺受体，抑制小血管扩张，降低血管通透性，有助于消除或减轻普通感冒患者的打喷嚏和流涕等症状。该类药物的常见不良反应有嗜睡、疲乏等。

第一代抗组胺药，如马来酸氯苯那敏和苯海拉明等，具有穿过血脑屏障、渗入中枢神经细胞与组胺受体结合的能力，因其具有一定程度的抗胆碱作用，有助于减少分泌物，减轻咳嗽症状；第二代抗组胺药尽管具有非嗜睡、非镇静的优点，但因其无抗胆碱的作用，故不能镇咳。抗组胺的鼻喷剂局部作用较强，而全身不良反应较少。

（三）镇咳药

常用的镇咳药根据其药理学作用特点分为两大类。

1. 中枢性镇咳药

中枢性镇咳药为吗啡类生物碱及其衍生物。该类药物直接抑制延髓咳嗽中枢而产生镇咳作用。根据其是否具有成瘾性和麻醉作用又可分为依赖性和非依赖性两类。

（1）依赖性镇咳药：如可待因，可直接抑制延髓中枢，镇咳作用强而迅速，并具有镇痛和镇静作用。由于其具有成瘾性，故仅在其他治疗无效时短暂使用。

（2）非依赖性镇咳药：多为人工合成的镇咳药。例如，右美沙芬是目前临床上应用最广的镇咳药，作用与可待因相似，但无镇痛和镇静作用，治疗剂量对呼吸中枢无抑制作用，亦无成瘾性。多种非处方性复方镇咳剂均含有本品。

2. 周围性镇咳药

周围性镇咳药通过抑制咳嗽反射弧中的感受器、传入神经及效应器中的某一环节而起到镇咳作用。这类药物包括局部麻醉药和黏膜防护剂。

（1）那可丁：阿片所含的异喹啉类生物碱，作用与可待因相当，无依赖性，对呼吸中枢无抑制作用，适用于不同原因引起的咳嗽。

（2）苯丙哌林：非麻醉性镇咳药，可抑制外周传入神经，亦可抑制咳嗽中枢。

（四）祛痰药

祛痰治疗可提高咳嗽对气道分泌物的清除率。祛痰药的作用机制包括：增加分泌物的排出量，降低分泌物黏稠度，增加纤毛的清除功能。常用的祛痰药包括愈创木酚甘油醚、氨溴索、溴乙新、乙酰半胱氨酸、羧甲司坦等；其中愈创木酚甘油醚是常用的复方感冒药成分，可刺激胃黏膜，反射性引起气道分泌物增多，降低黏滞度，有一定的舒张支气管的作用，达到增加黏液排出的效果。常与抗组胺药、镇咳药、减充血剂配伍使用。

（五）解热镇痛药

解热镇痛药主要针对普通感冒患者的发热、咽痛和全身酸痛等症状。对乙酰氨基酚、布洛芬等是其中较为常用的药物。但应注意超量使用对乙酰氨基酚可能造成肝损伤甚至肝坏死。

使用本类药物应注意：目前市场上的感冒药大多为复方制剂，含有上述各类药物或其他药物中的两种或两种以上成分。尽管治疗感冒的药物品种繁多，名称各异，但其组方成分相同或相近，药物作用大同小异，因此复方抗感冒药应只选其中的一种。如同时服用两种以上药物，可导致重复用药、超量用药，增加上述药物不良反应的发生率。

由于感冒是一种自限性疾病，因此普通感冒用药不应超过 7 天。如果一周后上述症状仍未明显好转或消失，应及时去医院明确诊断，给予进一步治疗。

（六）抗感染药物

普通感冒是一种自限性疾病，多由病毒感染引起，抗菌药物不能杀灭病毒，故不建议用抗菌药物治疗普通感冒，且用抗菌药物预防感染是无效的。只有当合并细菌感染时，才考虑应用抗菌药物治疗，如鼻窦炎、中耳炎、肺炎等。

目前尚无专门针对普通感冒的特异性抗病毒药物，普通感冒无须使用抗病毒药物治疗。过度使用抗病毒药物有明显增加相关不良反应的风险。

（七）中药

常用中成药有疏风解毒胶囊、银翘解毒类、双黄连类口服制剂、连花清瘟胶囊等。

此外，治疗中应注意：

（1）肝肾功能不全、血小板减少、有出血症状者和（或）有溃疡病穿孔病史者应慎用含有对乙酰氨基酚、阿司匹林、布洛芬等成分的感冒药物。

（2）未控制的严重高血压或心脏病及同时服用单胺氧化酶抑制剂的患者，禁用含有伪麻黄碱成分的感冒药物，甲状腺功能亢进、糖尿病、缺血性心脏病及前列腺肥大的患者，慎用含有伪麻黄碱成分的感冒药物。青光眼患者不建议使用伪麻黄碱作为局部用药。

（3）慢性阻塞性肺疾病和重症肺炎、呼吸功能不全的患者，应慎用含有可待因和右美沙芬的感冒药物。因为可待因和右美沙芬的中枢镇咳作用可影响痰液的排出。

知识拓展

1. 流感疫苗能预防普通感冒吗？

首先，导致流感和普通感冒的病毒不同，流感疫苗只能针对流感病毒，并不能针对能够引起普通感冒的鼻病毒、冠状病毒、腺病毒等；其次，即使是流感病毒，也分为甲、乙、丙三种亚型，而每支流感疫苗只含有固定的流感灭活病毒或抗原组分，不能覆盖所有流感病毒；最后，有些病毒每隔一段时间，就会发生一次变异，原来的疫苗也就失去效力。所以注射流感疫苗并非一劳永逸的事情。流感疫苗注射后，一般只在当年有效。

2. 普通感冒会传染吗？

普通感冒具有传染性，但是不强，不在国家规定的传染病目录中；主要以空气传播为主，例如打喷嚏和咳嗽时就会喷出许多病毒，被健康人吸入后，在人的抵抗力低时，就会发展成感冒；也可以通过接触传染，如手在触摸粘有病毒的物品后，通过挖鼻孔等方式将病毒带入体内。

第三节　肺炎

一、定义

老年肺炎是由多种病原体所致的肺实质的炎症，分为感染性和非感染性两种。前者较多见，病原体多为细菌。老年肺炎是老年人的常见疾病之一。老年人口腔卫生状况差、呼吸功能减退以及各种慢性病（如心肺疾病、脑血管病、糖尿病等）均为诱发肺炎的常见因素。除病原微生物外，变态反应、药物、化学、物理及放射线等因素也可引起老年肺炎。

知识链接

肺炎是全球范围内的多发而严重的感染性疾病，肺炎为80岁以上老年人的第一位死因。老年肺炎的显著特点是并发症多，与老年人原有多种慢性基础病有关。常见的并发症有休克、严重的败血症和脓毒血症、心律失常和心衰、呼吸衰竭等，这些并发症是老年人死亡的主要原因。

二、临床特点

老年肺炎症状多不典型，病情进展快，易漏诊、误诊。根据患病的临床环境和状况，可分为社区获得性肺炎和医院获得性肺炎，特点如下：

（1）缺乏肺炎的典型症状。

（2）全身症状往往较肺部症状更为明显。

（3）患脑血管病、心血管病、呼吸系统疾病、恶性肿瘤及感染性疾病等基础疾病的老年人对肺炎的易感性增加。

（4）易并发多器官衰竭与休克，病情多较重。

（5）肺部体征以双肺底或局限性湿啰音、呼吸音减弱为多见，肺实变体征少见；辅助检查结果不典型。

（6）病灶吸收缓慢，病程较长。

（7）常为多种病原菌合并感染。对社区获得性肺炎而言，仅约50%的患者能找到明确的病原微生物，耐药多见。

三、药物治疗

（一）抗感染治疗

1. 原则

选药应考虑患者、致病菌、药物三方面。明确感染发生时间、地点；评估患者的免疫状态、基础疾病、临床表现；考虑患者是否存在特殊病原菌感染的因素；考虑老年人对药物的耐受性。一经诊断应立即给予抗感染治疗，在病原菌培养及药敏结果出来前，依据经验选择强效抗感染药控制感染，此后再根据病原菌及药敏结果予以修正。

2. 注意事项

老年肺炎治疗应及时；对重症社区获得性肺炎和医院获得性肺炎的治疗要选择广谱抗感染药；老年人常见肝肾功能不全，经肾排泄药物如氨基糖苷类及部分头孢菌素类抗感染药应慎用或减量；经肝脏代谢的抗感染药如红霉素、氯霉素、头孢哌酮等，应慎用或减量。用药剂量应充足，疗程应足够，不可过早停药，原则上应用至胸片的阴影基本或完全吸收。

3. 药物选择

对致病菌未明确的社区获得性肺炎的经验治疗首选青霉素或一代头孢菌素或β－内酰胺/β－内酰胺酶抑制剂或氟喹诺酮类。第三代头孢中头孢曲松和头孢噻肟钠对社区获得性肺炎亦有疗效。氟喹诺酮类中以环丙沙星和氧氟沙星最常用。重症患者可加用氨基糖苷类。社区获得性肺炎的病原菌可包括军团菌、支原体、衣原体，应加用大环内酯类。如疑为耐甲氧西林金黄色葡萄球菌感染，则可选择万古霉素和去甲万古霉素。

（二）全身支持治疗

在抗感染治疗的同时应充分关注患者全身状况和各器官功能的调整。应注意按需要补液及电解质，保持酸碱平衡，必要时给予胃肠外营养和维生素等。

（三）对症治疗

对症治疗包括降温、祛痰等。

问题与思考

1. 哪些人容易感染肺炎？

2. 为什么不能擅自服药？

思考题

一、单选题

1. 治疗 COPD 的药物的作用机制不包括（　　　）。

A. M 受体阻断　　　　B. 抗炎　　　　C. β_1 受体激动　　　　D. 松弛支气管平滑肌

2. 对于老年肺炎，正确的描述是（　　　）。

A. 老年肺炎均由病原体感染所致

B. 老年肺炎明显症状为初期高热

C. 社区获得性肺炎的病原体仅为细菌或病毒

D. 在抗感染治疗的同时应充分关注患者全身状况和各器官功能的调整

3. 关于感冒的描述，错误的是（   ）。

A. 流感的治病微生物为病毒

B. 普通感冒主要由细菌引起

C. 流感的发生有季节性

D. 普通感冒的治疗以对症治疗为主

4. 关于肺炎的抗感染治疗，描述错误的是（   ）。

A. 选药应考虑患者、致病菌、药物三方面

B. 应等待病原菌培养及药敏结果出来后再用药

C. 考虑患者是否存在特殊病原菌感染的因素

D. 考虑老年人对药物的耐受性

5. 高血压患者应禁用下列（   ）药物。

A. 含有伪麻黄碱成分的感冒药物   B. 钙通道阻滞剂

C. 肠溶阿司匹林   D. 祛痰药

二、问答题

1. 老年肺炎的主要特点有哪些？

2. 社区获得性肺炎的主要致病微生物有哪些？

3. 社区获得性肺炎的经验治疗主要选用哪几类药物？

参考答案：

1. C   2. D   3. B   4. B   5. A

第十二章　糖尿病

学习目标

掌握：治疗糖尿病的药物分类。

熟悉：各类调节血糖药物的主要特点、给药时间。

了解：糖尿病的发病原因。

导　言

糖尿病是由遗传和环境等因素所致的胰岛素绝对或相对不足，导致糖、脂肪、蛋白质代谢异常。除药物治疗外，生活方式对血糖的控制也有至关重要的影响。本章主要介绍糖尿病的概念及调节血糖药物的合理应用，并对生活管理提出了一些建议。

第一节　糖尿病的药物治疗

一、糖尿病的概念

糖尿病是一组以慢性血葡萄糖（简称血糖）水平增高为特征的代谢性疾病，是由于胰岛素分泌和（或）作用缺陷引起的。长期碳水化合物以及脂肪、蛋白质代谢紊乱可引起多系统损害，导致眼、肾、神经、心脏、血管等组织器官的慢性进行性病变、功能减退及衰竭；病情严重或应激时可发生急性严重代谢紊乱，如糖尿病酮症酸中毒（Diabetic Ketoacidosis，DKA）、高血糖高渗状态等。

二、分类

目前糖尿病按国际上的通用分型标准可分为：

（1）1型糖尿病（T1DM）：β细胞破坏，常导致胰岛素绝对缺乏。

（2）2型糖尿病（T2DM）：从以胰岛素抵抗为主伴胰岛素分泌不足，到以胰岛素分泌不足为主伴胰岛素抵抗。

（3）其他特殊类型糖尿病。

老年糖尿病的特点

1. 临床症状不典型，有些老年糖尿病患者症状很轻。老年人口渴中枢不敏感，不易出现烦渴、多饮等典型症状。因此老年人应定期检查尿糖，测定空腹或餐后血糖。

2. 慢性并发症多且严重。

3. 急性并发症病死率高。

三、并发症

并发症以心血管病多见，如高血压；老年糖尿病患者脑血管病及下肢血管病变发病率较无糖尿病者高；糖尿病患者常发生疖、痈等皮肤化脓性感染，且可反复发生，有时会引起败血症或脓毒血症。皮肤真菌感染如足癣、体癣也常见。真菌性阴道炎和巴氏腺炎是女性患者常见并发症，多为白念珠菌感染所致。糖尿病合并肺结核的发生率较非糖尿病者高，病灶多呈渗出干酪性，易扩展播散，形成空洞。肾盂肾炎和膀胱炎多见于女性患者，反复发作可转为慢性。慢性糖尿病并发症可遍及全身各重要器官，如大血管病变、微血管病变、神经系统并发症、糖尿病足以及视网膜黄斑病、白内障、青光眼、屈光改变、虹膜睫状体病变等其他眼部并发症。

四、治疗目标及方法

治疗目标为纠正代谢紊乱，消除症状，防止或延缓并发症的发生，维持健康和良好的学习、劳动能力，延长寿命，降低病死率，提高患者的生活质量。

糖尿病治疗的 5 个要点分别为医学营养治疗、运动疗法、血糖监测、药物治疗和糖尿病教育。

五、药物治疗

药物治疗分为口服药物治疗和非口服药物治疗。

（一）口服药物治疗

1. 磺脲类

第一代甲苯磺丁脲等已很少应用；第二代包括格列本脲、格列吡嗪、格列齐特、格列喹酮和格列美脲等。主要作用为刺激胰岛 β 细胞分泌胰岛素，作为单药治疗主要选择应用于新诊断的 T2DM 非肥胖患者、用饮食和运动治疗血糖不理想者。随着疾病的进展，磺脲类需与其他作用机制不同的口服降糖药或胰岛素联合应用。当 T2DM 晚期、β 细胞功能几乎消失殆尽时，磺脲类及其他胰岛素促分泌剂均不再有效，而必须采用外源性胰岛素替代治疗。T1DM、有严重并发症或晚期 B 细胞功能很差的 T2DM 不宜使用。

不良反应主要有：

（1）低血糖反应：最常见而重要，常发生于老年患者（60 岁以上）、肝肾功能不全或营养不良者。药物剂量过大、体力活动过度、进食不规则、进食减少、饮含酒精饮料等为常见诱因。

（2）体重增加：可能与刺激胰岛素分泌增多有关。

（3）皮肤过敏反应：皮疹、皮肤瘙痒等。

（4）消化系统：上腹不适、食欲减退等，偶见肝功能损害、胆汁淤滞性黄疸。

（5）心血管系统有关症状。

2. 格列奈类

格列奈类是一类快速作用的胰岛素促分泌剂，可改善早相胰岛素分泌。其降血糖作用快而短，主要用于控制餐后高血糖。低血糖症发生率低、程度较轻而且限于餐后期间。格列奈类较适合于 T2DM 早期餐后高血糖阶段或以餐后高血糖为主的老年患者。可单独或与二甲双胍、胰岛素增敏剂等联合使用。禁忌证与磺脲类相同。于餐前或进餐时口服。有两种制剂：瑞格列奈和那格列奈。

3. 双胍类

目前广泛应用的是二甲双胍。主要作用机制为抑制肝葡萄糖输出，也可改善外周组织对胰岛素的敏感性、增加对葡萄糖的摄取和利用。单独用药极少引起低血糖，与磺酰脲类或胰岛素合用则有可能出现低血糖。二甲双胍治疗 T2DM 尚伴有体重减轻、血脂谱改善、纤溶系统活性增加、血小板聚集性降低、动脉壁平滑肌细胞和成纤维细胞生长受抑制等，被认为可能有助于延缓或改善糖尿病血管并发症。

本类药物适用于：

（1）T2DM：尤其是无明显消瘦的患者以及伴血脂异常、高血压或高胰岛素血症的患者；作为一线用药，可单用或联合应用其他药物。

（2）T1DM：与胰岛素联合应用有可能减少胰岛素用量和血糖波动。

肾、肝、心、肺功能减退以及高热患者禁用，慢性胃肠病、慢性营养不良、消瘦者不宜使用本品；T1DM 不宜单独使用本品；T2DM 合并急性严重代谢紊乱、严重感染、外伤、大手术后等情况慎用。

不良反应主要有：

（1）消化道反应：进餐时服药、从小剂量开始、逐渐增加剂量可缓解。

（2）皮肤过敏反应。

（3）乳酸性酸中毒：为最严重的副作用，苯乙双胍用量较大或老年患者肝、肾、心、肺功能不好及缺氧等时易发生。二甲双胍极少引起乳酸性酸中毒，但须注意严格尊医嘱。老年患者慎用，若使用，药量酌减并监测肾功能。准备作静脉注射碘造影剂检查的患者应事先暂停服用本类药物。

知识拓展

双 胍 类

此类药物能明显降低糖尿病患者的血糖水平，但对正常人的血糖无影响，大剂量使用不会引起低血糖。因此此类药物属于抗高血糖药，而非降血糖药。其作用不是刺激胰岛细胞，而是促进组织对葡萄糖的摄取，减少葡萄糖经肠道的吸收，增加肌肉组织中糖的无氧酵解，减少肝内糖异生，抑制高血糖素的释放。

4. 噻唑烷二酮类（格列酮类）

噻唑烷二酮类主要有罗格列酮和吡格列酮，被称为胰岛素增敏剂，可明显减轻胰岛素抵抗，主要刺激外周组织的葡萄糖代谢，降低血糖；还可调节血脂，发挥器官保护作用，并能促进脂肪重新分布、从内脏组织转移至皮下组织。近年来科研人员发现它也可改善胰岛 β 细胞功能。

本类药物可单独或与其他降糖药合用治疗 T2DM 患者，尤其是肥胖、胰岛素抵抗明显者；不宜用于 T1DM 患者。

主要不良反应为水肿、体重增加，有心脏病、心力衰竭倾向或肝病者不用或慎用。单独应用不引起低血糖，但如与其他降糖药合用，仍可发生低血糖。

5. α 葡萄糖苷酶抑制剂

α 葡萄糖苷酶抑制剂主要有阿卡波糖、伏格列波糖。本类药物作为 T2DM 第一线药物，尤其适用于空腹血糖正常（或不太高）而餐后血糖明显升高者，可单独用药或与其他降糖药物合用。T1DM 患者在胰岛素治疗基础上加用本品，有助于降低餐后高血糖。

常见不良反应为胃肠反应，如腹胀了排气增多或腹泻。单用本药不引起低血糖，但如与磺酰脲或胰岛素合用，仍可发生低血糖，且一旦发生，应直接给予葡萄糖口服或静脉注射，进食双糖或淀粉类食物无效。本品肠道吸收甚微，通常无全身毒性反应，但肝肾功能不全者仍应慎用。不宜用于有胃肠功能紊乱者。服用时应注意：伏格列波糖主要抑制麦芽糖酶和蔗糖酶，每次应在进食第一口食物后服用。饮食成分中应有一定量的糖类，否则本品不能发挥作用。

（二）非口服药物治疗

非口服药物治疗为胰岛素治疗。

胰岛素治疗是控制血糖的重要手段。主要应用于胰岛 β 细胞被破坏的 1 型糖尿病及口服降糖药无效、严重慢性并发症的高血糖患者。

1. 分类及特点

按作用起效快慢和维持时间，胰岛素制剂可分为短（速）效、中效和长（慢）效三类。速效有普通岛素（RI），其经皮下注射后发生作用快，但持续时间短，是唯一可经静脉注射的胰岛素；中效胰岛素有低精蛋白锌胰岛素（NPH，中性精蛋白胰岛素）和慢胰岛素锌混悬液；长效制剂有精蛋白锌胰岛素注射液（PZI，鱼精蛋白锌胰岛素）和特慢胰岛素锌混悬液。速效胰岛素主要控制一餐饭后高血糖；中效胰岛素主要控制两餐饭后高血糖，以第二餐饭为主；长效胰岛素无明显作用高峰，主要提供基础水平胰岛素。胰岛素类似物指氨基酸序列与人胰岛素不同，但仍能与胰岛素受体结合，功能及作用与人胰岛素相似的分子，目前已有多种不同氨基酸序列及作用特性的胰岛素类似物，可提供更符合临床需要的速效及长效制剂。胰岛素治疗应在综合治疗基础上进行。胰岛素剂量决定于血糖水平、β 细胞功能缺陷程度、胰岛素抵抗程度、饮食和运动状况等。一般从小剂量开始，根据血糖水平逐渐调整。

2. 使用方法

（1）1 型糖尿病：用于病情相对稳定、无明显消瘦的患者，初始剂量为 0.5 ～ 1.0 U/（kg·d）。维持昼夜基础胰岛素水平需全天胰岛素剂量的 40% ～50%，剩余部分分别用于每餐前。例如，每餐前 20～30 分钟皮下注射速效胰岛素（或餐前即时注射速效胰岛素类似物），使胰岛素水平迅速增高，以控制餐后高血糖。

（2）提供基础胰岛素水平的方法。

① 速效胰岛素类似物：包括赖脯胰岛素、门冬胰岛素，其皮下注射后吸收快，通常 15 分钟起效，30～60 分钟达峰，持续 2～5 小时。速效胰岛素类似物可于进餐前注射，起效快，达峰快，作用时间短，更符合进餐时的生理需求。

② 长效胰岛素类似物：包括甘精胰岛素、地特胰岛素。本类胰岛素提供的基础胰岛素水平较稳定，血糖控制较好，低血糖发生减少。

3. 注意事项

当从用动物胰岛素制剂改为用人胰岛素制剂时，发生低血糖的危险性增加，应严密观察。胰岛素制剂类型、种类、注射技术、注射部位、患者反应性差异、胰岛素抗体形成等，均可影响胰岛素的起效时间、作用强度和维持时间。腹壁注射吸收最快，其次分别为上臂、大腿和臀部。胰岛素不能冰冻保存，应避免温度过高、过低（不宜 > 30 ℃ 或 < 2 ℃）及剧烈晃动，已开启的胰岛素可在室温下贮藏 4 ~ 6 周。我国常用制剂有每毫升含 40 U 和 100 U 两种规格，使用时应注意注射器与胰岛素浓度匹配。某些患者需要混合使用速、中效胰岛素。现有各种比例的预混制剂，最常用的是含 30% 短效和 70% 中效的制剂。胰岛素笔型注射器使用预先装满胰岛素的笔芯胰岛素，不必抽吸和混合胰岛素，使用方便且便于携带。表 12 - 1 为调节血糖药物简介。

表 12 - 1 调节血糖药物简介

类 别		常 用 药 物	主 要 特 点	不 良 反 应	禁用或慎用
口服降糖药	磺脲类	格列本脲、格列吡嗪、格列齐特、格列喹酮和格列美脲等	用于胰岛功能尚存、饮食控制无效的患者，也可降低正常人血糖；改善微循环，最适合糖尿病伴心、脑血管病的患者	第二代较第一代轻。常见胃肠道反应，老年、肝肾功能不全者可发生持久性低血糖	蛋白结合率高，与吲哚美辛等合用应警惕低血糖。外科手术、对磺胺及本品过敏、严重肝肾功能不全者、胰岛素依赖型糖尿病、非胰岛素依赖型糖尿病患者伴酮症酸中毒者禁用；体质虚弱、高热、甲状腺功能不全者慎用
	格列奈类	瑞格列奈、那格列奈	刺激胰岛分泌胰岛素，其作用依赖血糖水平，适用于降低餐后血糖	主要为低血糖，较磺酰脲类轻	肝功能不全者慎用
	双胍类	二甲双胍等	仅降低高血糖，对正常血糖无影响，促进组织利用葡萄糖，降血脂，延缓血管并发症。尤适用于胰岛素抵抗者及有代谢综合征者	一般不引起低血糖。常见胃肠道反应	肾排泄，故肾功能不全者慎用；慢性心功能不全、尿酮体阳性者禁用
	噻唑烷二酮类（格列酮类）	罗格列酮、吡格列酮	为胰岛素增敏剂，减轻胰岛素抵抗，降低血糖及甘油三酯。适用于有代谢综合征者	低血糖发生率低。主要有嗜睡、水肿、头痛、胃肠道反应	酮症酸中毒者、心功能不全者、活动性肝病患者禁用

类 别		常用药物	主要特点	不良反应	禁用或慎用
口服降糖药	α葡萄糖苷酶抑制剂	阿卡波糖、伏格列波糖、米格列醇等	口服吸收少，降糖作用弱，不作用于胰岛，抑制小肠内糖类分解，与其他降糖药合用，降低餐后血糖	全身不良反应少，主要为胃肠道反应。与其他降糖药合用可引起低血糖	胃肠道溃疡者慎用
胰岛素及其类似物	速效胰岛素	赖脯胰岛素、门冬胰岛素	起效快，作用时间短，餐前15分钟注射，而后进餐，常与中、长效胰岛素合用	注射后不进食或延迟进食将导致低血糖	过敏者禁用
	短效胰岛素	中性胰岛素	餐前30分钟皮下注射，30分钟内进食。常与中、长效胰岛素合用。用于急救时可静脉或肌内注射	进餐时间影响血糖控制，不易把握，血糖波动大	过敏者禁用
	中效胰岛素	低精蛋白锌胰岛素、珠蛋白锌胰岛素	可与短效胰岛素混合，餐前0.5~1小时皮下注射，用前缓慢摇匀	低血糖，但较短效胰岛素程度低	对鱼精蛋白过敏者禁用
	长效胰岛素	甘精胰岛素、精蛋白锌胰岛素、地特胰岛素	每日1次皮下注射，不可静脉注射，每日傍晚注射1次。不可与其他胰岛素混合于同一注射器内	低血糖，但较短效胰岛素程度低	过敏者禁用
	预混胰岛素	中性胰岛素与低精蛋白锌胰岛素混合比例为30∶70或50∶50	控制餐后血糖及模拟基础胰岛素分泌，不可静脉注射或输注	低血糖，但较短效胰岛素程度低	过敏者禁用

4. 胰岛素的不良反应

（1）低血糖反应与剂量过大和（或）饮食失调有关，多见于接受强化胰岛素治疗者。胰岛素治疗初期可因钠潴留而发生轻度水肿，可自行缓解；部分患者出现视力模糊，为晶状体屈光改变，常于数周内自然恢复。

（2）胰岛素过敏反应通常表现为注射部位瘙痒，继而出现荨麻疹样皮疹，全身性荨麻疹少见，可伴恶心、呕吐、腹泻等胃肠症状，罕见严重过敏反应（如血清病、过敏性休克）。处理措施包括更换胰岛素制剂，使用抗组胺药和糖皮质激素以及脱敏疗法等。严重者需停止或暂时中断胰岛素治疗。脂肪营养不良为注射部位皮下脂肪萎缩或增生，停止在该部位注射后可缓慢自然恢复。应经常更换注射部位，以防止其发生。随着胰岛素制剂的改进，目前过敏反应和脂肪营养不良已很少发生。

知识链接

老年糖尿病患者应用降糖药治疗应注意什么？

1. 老年糖尿病多属 2 型。应避免首选强效、长效品种，如格列本脲。

2. 选择口服降糖药时应注意肾功能。

3. 对疗程长的老年糖尿病患者、已出现口服降糖药疗效降低或已有明显的合并症者，宜尽早使用胰岛素。

4. 使用胰岛素时，应考虑患者的接受程度、生活方式等，同时严密监测血糖变化。

5. 单一药物不能控制血糖的患者可考虑联合用药。

6. 老年人对低血糖耐受差且后果严重，故应严密监测血糖变化。

7. 降糖治疗的同时应注意降压和调脂治疗。

8. 老年糖尿病患者常合并其他病症、服用多种药物。服用降糖药时应注意某些药物可能掩盖低血糖症状，如 β 受体阻滞剂等。

第二节　糖尿病的生活管理

一、糖尿病健康教育

健康教育是重要的基础治疗措施之一，包括糖尿病防治人员的培训、医务人员的继续教育、患者及家属和公众的卫生保健教育。通过糖尿病健康教育，患者可以了解糖尿病的基础知识和治疗控制要求，学会测定尿糖或正确使用便携式血糖计，掌握医学营养治疗的具体措施和体育锻炼的具体要求，使用降血糖药的注意事项。患者的生活应规律，戒烟和烈性酒，讲究个人卫生，预防各种感染；对自我病情进行初步观察，提高治疗和监测的依从性，使病情得到良好的控制。

二、医学营养治疗

老年糖尿病发病初期，首先可单纯控制饮食和适当运动，1 个月后观察疗效，血糖达正常者继续进行饮食治疗并定期检查，未达正常者可服用口服降糖药。对 T2DM 患者，尤其是肥胖或超重者，提倡用粗制米、面和一定量杂粮，忌食用葡萄糖、蔗糖、蜜糖及其制品（各种糖果、甜糕点、冰淇淋、含糖饮料等）。蛋白质应至少有 1/3 来自动物蛋白质，以保证必需氨基酸的供给。脂肪约占总热量的 30%。饱和脂肪、多价不饱和脂肪与单价不饱和脂肪的比例应为 1∶1∶1。每日胆固醇摄入量宜在 300 rag 以下。此外，各种富含可溶性食用纤维的食品可延缓食物吸收，降低餐后血糖高峰，有利于改善糖脂代谢紊乱，并促进胃肠蠕动，防止便秘。每日饮食中纤维素含量不宜少于 40 g，提倡食用绿叶蔬菜、豆类、块根类、粗谷物、含糖成分低的水果等。每日摄入食盐量应限制在 10 g 以下。限制饮酒。

三、运动疗法

患者应进行有规律的合适运动。原则是要注意运动方案的个体化，运动量宜从小量开始，逐渐增加。运动时间以餐后 1 小时为宜。对 T1DM 患者，体育锻炼宜在餐后进行，运动量不宜过大，持续时间不宜过长。对 T2DM 患者（尤其是肥胖患者），适当运动有利于减轻体重、提高胰岛素敏感性，但如有心脑血管疾病或严重微血管病变，亦应按具体情况作妥善安排。

思考题

一、单选题

1. 以下关于口服降糖药的描述，错误的是（　　）。

A. 磺酰脲类降糖药用于胰岛功能尚存、饮食控制无效的患者

B. 二甲双胍也可降低正常人的血糖

C. 噻唑烷二酮类为胰岛素增敏剂，适用于有代谢综合征者

D. 噻唑烷二酮类低血糖发生率低

2. 以下（　　）不是胰岛素的特点。

A. 是控制血糖的重要手段。主要应用于胰岛 β 细胞被破坏的 1 型糖尿病及口服降糖药无效、严重慢性并发症的高血糖患者

B. 主要不良反应为低血糖

C. 其成分不同，作用时间各异

D. 贮藏方便，不受温度影响

3. 老年糖尿病患者在生活方面应该注意（   ）。

A. 发病初期控制饮食无效，必须立即口服降糖药

B. 提倡用粗制米、面和一定量杂粮

C. 应尽可能少吃蛋白质

D. 各种富含可溶性食用纤维的食品可延缓食物吸收，降低餐后血糖高峰，有利于改善糖脂代谢紊乱，并促进胃肠蠕动，防止便秘

4. 关于糖尿病生活管理的描述，错误的是（   ）。

A. 健康教育包括糖尿病防治人员的培训，医务人员的继续教育，患者及家属和公众的卫生保健教育

B. 通过教育，让患者了解糖尿病的基础知识和治疗控制要求

C. 提醒患者，糖尿病的治疗主要依赖药物，对生活方式影响不大

D. 应进行有规律的合适运动，原则是要注意运动方案的个体化，运动量宜从小量开始，逐渐增加

5. 糖尿病的并发症不包括（   ）。

A. 眼底病变   B. 血管等组织器官的慢性进行性病变

C. 情绪波动   D. 严重代谢紊乱，如糖尿病酮症酸中毒

二、问答题

1. 老年糖尿病患者应用降糖药治疗应注意什么？

2. 糖尿病治疗的 5 个要点是什么？

3. 何种食物有利于血糖控制？

参考答案：

1. B   2. D   3. B   4. C   5. C

第十三章　骨质疏松症与骨关节病

学习目标

　　掌握：骨质疏松症与骨关节病的主要药物分类。

　　熟悉：大致治疗方法。

　　了解：骨质疏松症和骨关节病的临床特点。

导　言

　　骨质疏松症与骨关节病为机体的退行性病变，严重影响老年人的生活质量。这两类疾病有一定相关性。本章主要介绍上述疾病的定义、分类以及治疗药物的使用方法和注意事项等内容。

第一节　骨质疏松症

一、骨质疏松症的定义

　　骨质疏松症是以骨量减少、骨的微观结构退化为特征的，致使骨的脆性增加以及易于发生骨折的一种全身性骨骼疾病。主要表现为：

　　（1）疼痛：主要由骨转换加快、骨吸收增加、负重强度减少所致。

　　（2）身长缩短，驼背：椎体慢性压缩所致，是腰背痛后出现的重要临床体征之一。

　　（3）易发生脆性骨折：包括脊柱压缩性骨折、桡骨远端骨折、股骨近端骨折。

二、分类

　　根据发病原因，骨质疏松症可分为三大类：一类为原发性骨质疏松症。它是随年龄的增长必然发生的一种生理性退行性病变，是最常见的骨质疏松症。第二类为继发性骨质疏松症。它是由甲状旁腺亢进综合征、慢性肾病等疾病或服用糖皮质激素等药物引发的骨质疏松症，所占比例为 10% ~ 15% 。第三类为特发性骨质疏松症。多见于 8 ~ 14 岁的青少年或成年人，可伴有家族遗传史。

知识拓展

骨质疏松症的危害

骨质疏松症是一种常见病、多发病，它严重地威胁着中老年人。疼痛、活动乏力是常见临床表现，最严重的后果是骨折，常见的部位为髋部、脊柱、腕部和肋骨。发生脊柱骨折时可引起身高变矮、驼背、胸廓畸形，影响呼吸功能。老年人骨质疏松引起的骨折不易愈合，导致长期卧床、生活不能自理、精神抑郁，严重影响老年人的身心健康和生活质量，并发的呼吸及循环系统疾病会危及生命，大大增加了患者的死亡率。

骨质疏松症与缺钙

骨质疏松症与钙有直接关系。钙的缺乏是公认的导致骨质疏松症的主要因素。骨质是否疏松，与钙含量及骨结构密切相关。但是，导致骨质疏松症的原因有多种，并不是所有的骨质疏松症都是由缺钙引起的。体内激素调节紊乱、内分泌代谢异常、对钙元素吸收能力减弱，是大部分骨质疏松症的真正发病原因。但是其他原因如少动、失重（例如宇航员）等引起的废用性骨质疏松，主要是因为肌肉的机械刺激减弱，造成肌肉萎缩、骨吸收过度，与缺钙关系不大。

三、治疗方法

（一）治疗原则

治疗原则是综合治疗。根本目的在于预防骨折的发生。主要有病因治疗和药物对症治疗。

1. 病因治疗

（1）调整生活方式：多吃富含钙、低盐和适量蛋白质的均衡膳食；多进行户外活动，增加光照；避免嗜烟、酗酒；慎用影响骨代谢的药物，防止跌倒等。

（2）服用骨健康基本补充剂。

① 钙剂：绝经后妇女和老年人每日钙摄入推荐量为 1 000 mg。

② 维生素 D：老年人因缺乏光照以及摄入和吸收障碍常导致维生素 D 缺乏，故应适当补充维生素 D。推荐剂量为每天 400 ~ 800 IU（10 ~ 20 μg）。

2. 药物对症治疗

针对骨质疏松症的症状治疗包括：

（1）止痛：可口服非甾体药物，如布洛芬、塞来昔布等。

（2）促进骨形成和减少骨吸收：如肌注密盖息，口服福善美、氟化物等。

（3）骨折患者及时就医。

治疗骨质疏松症的药物一般可以分为以下 3 类：

（1）抑制骨吸收的药物：包括双膦酸盐、雌激素受体调节剂（SERMs）、降钙素、雌激素。

（2）促进骨形成的药物：包括氟制剂、甲状旁腺素（PTH）、胰岛素样生长因子等。

（3）其他药物：钙制剂、维生素 D 剂、锶盐等。

（二）抑制骨吸收的药物

1. 双磷酸盐类

双磷酸盐是一类焦磷酸盐的类似物，与骨骼羟磷灰石有高亲和力，特异性结合到骨转换活跃的骨表面，有效抑制破骨细胞活性，从而抑制骨吸收，降低骨转换率。常用口服制剂有阿仑磷酸钠和利噻磷酸钠。两者均需空腹服用，并用 200 ml 白开水送服，30 分钟内不要进食和喝水，不平卧。注意有胃及十二指肠溃疡、反流性食管炎者慎用。不适于口服者可以选择供静脉注射的双磷酸盐，如伊班磷酸钠 2 mg，每 3 个月 1 次，或唑来磷酸钠 5 mg，每年 1 次。

肾功能减退、肌酐清除率 <35 ml 者慎用。静脉注射用的双磷酸盐的不良反应是一过性发热和流感样症状。准备拔牙等口腔手术时应提前一段时间停用双膦酸盐类药物。

2. 降钙素类

降钙素是钙调节激素，能抑制破骨细胞的生物活性和减少破骨细胞的数量，预防骨量丢失并能降低骨质疏松症患者的椎体骨折发生率。降钙素还有中枢性镇痛作用，能缓解骨痛，对骨折期间的骨痛也有效果。目前，应用于临床的有鲑鱼降钙素和鳗鱼降钙素类似物。治疗骨质疏松症常用鲑鱼降钙素，50 IU/日皮下或肌内注射，或 200 IU 鼻喷。鳗鱼降钙素则用 20 IU 肌内注射，每周 1 次。少数患者应用降钙素可有面部潮红、恶心等不良反应，偶有过敏现象。

3. 选择性雌激素受体调节剂

该类药物选择性作用于雌激素的靶器官，与不同部位的雌激素受体结合会发生不同的生物效应，在骨骼有雌激素的作用，能有效抑制破骨细胞活性，降低骨转换至妇女绝经前水平。目前，此类药物用于骨质疏松症治疗的主要有雷洛昔芬。60 mg 口服，每日一次。雷洛昔芬只用于女性绝经后的骨质疏松症的预防和治疗。有静脉血栓病史及有血栓倾向和长期卧床或久坐（如长途旅行）者禁用。

4. 雌激素类

绝经后骨质疏松症的主要病因是绝经后妇女雌激素水平下降，引起骨钙流失，因此补充雌激素可以抑制骨吸收，降低骨转换速率，使其恢复到绝经前水平，从而防治绝经后骨质疏松症。临床研究已证明，雌激素或雌孕激素补充疗法（ERT 或 HRT）能降低骨质疏松性椎骨、非椎骨骨折的发生危险，是有效预防和治疗骨质疏松症的药物。该类药物更适合有更年期症状及泌尿生殖道萎缩症状的妇女。但需评估子宫内膜癌和乳腺癌的风险。

常用药物有结合雌激素、雌二醇、替勃龙等。在绝经早期开始用雌激素治疗对预防骨质疏松症是有益的。但应定期监测乳腺和子宫，评估治疗的获益与风险。

5. 骨形成促进剂

甲状旁腺激素：重组人甲状旁腺激素［特立帕肽 rhPTH（1-34）］。此类药物是最主要的钙磷调节激素，大剂量可促进骨吸收，增加骨转换率，而小剂量则刺激骨形成。该药为注射剂，每日皮下注射 20 g，治疗 24 个月。部分患者可有头晕或下肢抽搐的不良反应。高钙血症者禁用。

6. 其他治疗骨质疏松症的药物

锶盐：锶是与钙、镁同族的人体必需的微量元素，人工合成的锶盐雷奈酸锶是新一代抗骨质疏松药物，具有刺激骨形成、抑制骨重吸收的双重作用，能增强骨强度与骨密度，降低骨折风险。用于治疗绝经后骨质疏松症，以降低发生椎骨和髋骨骨折的危险。雷奈酸锶每日睡前服 2 g，不宜与钙和食物同月服。肌酐清除率 <30 ml/分不推荐用。不良反应有恶心、腹泻、头痛。

知识链接

1. 骨质疏松症常见于哪些人？

骨质疏松症常见于：

（1）具有不良嗜好如吸烟、饮酒、嗜咖啡的人群。

（2）老年人。

（3）更年期妇女或怀孕期、哺乳期妇女。

（4）糖尿病人或甲状旁腺机能亢进患者。

（5）肾衰竭患者。

（6）长期服用激素类药物的人。

另外，长期制动、卧床的人也常发生骨质疏松。

2. 骨质疏松症为什么多见于老年人？

（1）大约从 35 岁开始，骨质就开始退化。原来骨质发育不够致密者，更容易发生骨质疏松。

（2）老年人行动迟缓，动作减少，长期久坐或卧床，都会引起骨质疏松。

（3）老年人饮食量减少，营养缺乏，钙摄取减少，而且维生素 D 含量下降。

（4）老年人消化功能差，钙和蛋白质吸收障碍。

第二节 骨关节病

一、骨关节病的定义

骨关节病又称骨关节炎，是一种常见的慢性病，是骨关节的退行性病变，是由增龄、肥胖、劳损、创伤、关节先天性异常、关节畸形等诸多因素引起的关节软骨的退化损伤、关节边缘和软骨下骨的骨质增生，并由此引起关节疼痛、僵直畸形和功能障碍等临床表现。

二、治疗方法

治疗目的是减轻症状，改善关节功能，减少致残。主要方法为：

（1）保守治疗：肥胖患者应减轻体重，减少关节的负荷。下肢关节有病变时可用拐杖或手杖，以求减轻关节的负担。理疗及适当的锻炼可保持关节的活动范围，必要时可使用支具及手杖等，对控制急性期症状有所帮助。非甾体类镇痛药物可减轻或控制症状。

（2）手术治疗：对晚期病例，在全身情况能耐受手术的条件下，可行截骨矫形术、人工关节置换术等。人工关节置换术是目前公认的消除疼痛、矫正畸形、改善功能的有效方法，可以大大提高患者的生活质量。

三、药物治疗

避免过度服药，应根据不同情况指导患者进行非药物治疗和药物治疗。药物治疗可先试用对乙酰氨基酚，每日 3~4 g，分 3 次服用。也可使用外用药。疼痛不严重者不一定持续用药，以减轻药物不良反应。

非甾体抗炎药在本病主要起镇痛作用，一般只需使用治疗类风湿关节炎剂量的1/2。传统非甾体抗炎药胃肠道不良反应比较多见，必要时可加用 H2 受体拮抗剂或质子泵抑制剂，或选用选择性 COX－2 抑制剂。

慢作用药如透明质酸（hyaluronic acid）关节内注射，有较长时间的缓解症状和改善功能的作用，主要用于膝关节，尤其适用于 X 线表现轻度至中度病例。

应避免全身使用糖皮质激素，但对于急性发作的剧烈疼痛、夜间痛、关节积液的严重病例，激素关节内注射能迅速缓解症状，但作用时间较短。

其他如氨基葡聚糖（glucosamine）和硫酸软骨素 A（chondroitin sulfate A）的各种制剂有一定疗效，但在本病治疗中的地位尚待研究。

值得一提的是，本症和骨质疏松症同属增龄性疾病。临床和流行病学证明，二者常同时存在。有些症状还可能为后者所致。因此治疗骨关节炎时应注意是否必须同时治疗骨质疏松症。外科治疗主要用于功能严重障碍者。

思考题

一、单选题

1. 骨质疏松症的特点不包括（   ）。

A. 疼痛　　　　　B. 身高改变　　　　　C. 仅见于老年人　　　D. 药物可导致

2. （   ）不是治疗骨质疏松症的药物。

A. 降钙素　　　　B. 双磷酸盐　　　　C. 钙通道阻滞剂　　　D. 雌激素

3. 以下（   ）属于骨关节炎治疗的原则。

A. 应大量补钙　　　　　　　　　　B. 非甾体抗炎药应持续使用

C. 应用非甾体抗炎药时可加用 H2 受体拮抗剂或质子泵抑制剂，或选用选择性 COX－2 抑制剂

D. 应尽可能增加运动量

4. 关于雌激素及雌激素受体拮抗剂的描述，错误的是（   ）。

A. 是对症治疗的方法

B. 雷洛昔芬只用于女性绝经后的骨质疏松症的预防和治疗

C. 雌激素或雌孕激素补充疗法（ERT 或 HRT）适用于任何年龄段的患者

D. 应用雌激素或雌孕激素补充疗法（ERT 或 HRT）需评估子宫内膜癌和乳腺癌的风险

5. 关于骨质疏松症与钙的关系，描述正确的是（   ）。

A. 骨质疏松症与钙有直接关系，所以补钙是根本治疗手段

B. 体内激素调节紊乱、内分泌代谢异常、对钙元素吸收能力减弱，是大部分骨质疏松症的真正发病原因

C. 骨质疏松症与运动无关

D. 骨质疏松症与骨关节炎是两种独立存在的疾病，无必然联系

二、问答题

1. 哪些人容易患骨性关节炎？

2. 什么年龄的人易患骨性关节炎？

3. 治疗骨质疏松症的药物有哪些？

参考答案：

1. C　2. C　3. C　4. C　5. B

第十四章　其他老年常见疾病

学习目标

掌握：老年主要常见病。

熟悉：治疗各类老年常见病的主要药物。

了解：各类老年常见病的主要临床表现。

导　言

前列腺增生为老年男性患者常见疾病，老年性阴道炎为老年妇女常见疾病，此外，干眼症、黄斑变性、白内障是影响老年人生活质量的常见眼部疾病。除使用药物治疗外，良好的生活方式是对药物治疗的重要补充。本章主要介绍上述疾病的概念及药物相关知识。

第一节　前列腺增生

一、前列腺增生的定义

前列腺增生是良性前列腺增生的简称，以往又称为"良性前列腺肥大"或"前列腺肥大"。实际上，前列腺增生表现为前列腺细胞数量的增生而不是单个细胞的肥大，是引起中老年男性排尿障碍的最常见的一种良性疾病。前列腺增生的发病率随老年男性年龄的增长而增加。前列腺增生通常发生在40岁以后，80岁以上发病率接近90%。从症状来说，40~49岁前列腺增生发病率为14%，50~59岁发病率为24%，60~69岁发病率为43%，70~79岁发病率为40%。

二、治疗

前列腺增生未引起明显梗阻者一般无须处理，可观察等待。梗阻较轻或不能耐受手术者可采用药物治疗或非手术微创治疗。排尿梗阻症状严重、膀胱残余尿量超过50 ml或既往出现过急性尿潴留、药物治疗疗效不佳而全身状况能够耐受手术者，应争取早日手术治疗。对前列腺增生的治疗可分为等待观察、药物治疗、手术治疗。前列腺增生梗阻严重、残余尿量较多、症状明显而药物治疗效果不好、身体状况能耐受手术者，应考虑手术治疗。良性前列腺增生病人若长期症状较轻，不影响生活与睡眠，一般无须治疗，可观察等待。但需密切随访。如症状加重，应选择其他方法治疗。

治疗前列腺增生的药物很多，常用的药物有α肾上腺素能受体阻滞剂（α受体阻滞剂）、5α还原酶抑制剂和植物药等。

1. α肾上腺素能受体阻滞剂

α_1受体对排尿影响较大。α_1受体主要分布在前列腺基质平滑肌中，阻滞α_1受体能有效地降低膀胱颈及前列腺的平滑肌张力，减少尿道阻力，改善排尿功能。常用药物有特拉唑嗪、哌唑嗪、阿夫唑嗪、多沙唑嗪及坦索罗辛等。其对症状较轻、前列腺增生体积较小的病人有良好的疗效。不良反应较轻微，主要有头晕、鼻塞、直立性低血压等。使用时应注意：给药应从低剂量开始，以后根据不良反应及疗效逐渐调整。但本类药物有降低血清前列腺特异性抗原的作用，有可能增加早期发现前列腺癌的难度，长期使用应注意。

2. 5α还原酶抑制剂

本类药物在前列腺内阻止睾酮转变为双氢睾酮，故可使前列腺体积部分缩小，改善排尿症状。一般在服药3个月之后见效，停药后症状易复发，需长期服药。对较严重的前列腺增生与α_1受体阻滞剂同时服用疗效更佳。常用药物有非那雄胺、依立雄胺。常见不良反应包括勃起功能障碍、射精异常、性欲低下、男性乳房女性化等。

上述两类药物可联用于前列腺体积增大、有下尿路症状的患者。

3. 植物药

例如，舍尼通在缓解前列腺增生相关下尿路症状方面有一定疗效。

知识扩展

1. 前列腺增生患者在生活中应注意什么？

应了解观察等待的效果和疾病可能发生的进展以及前列腺癌相关知识；适当限制饮水可以缓解尿频症状，但每日饮水量不应少于1 500 ml；酒精和咖啡有利尿和刺激作用，会引起尿量增多、尿频、尿急等症状，因此应适当限制酒精和咖啡因类饮料的饮用；精神放松训练，把注意力从排尿的欲望中转移开；进行膀胱训练，鼓励患者适当憋尿，以增加膀胱容量和排尿间隔时间。

2. 不同病理改变患者的用药差异有哪些？

前列腺增生的病理改变各异，增生组织中腺体和平滑肌的比例不尽相同，药物治疗的疗效因人而异。一般对于以腺体较大、腺上皮增生为主者，非那雄胺疗效较好；而以平滑肌增生为主者更适合服用 α 受体阻滞剂。药物虽不能彻底治愈前列腺增生，但可缓解症状而使患者免于手术。

第二节　老年性阴道炎

一、老年性阴道炎的定义

老年性阴道炎常见于绝经后的老年妇女。老年妇女卵巢功能衰退，雌激素水平降低，阴道壁萎缩，黏膜变薄，上皮细胞内糖原含量减少，阴道内 pH 上升，局部抵抗力降低，致病菌易入侵繁殖而引起炎症。主要症状为阴道分泌物增多及外阴瘙痒、有灼热感。检查见阴道呈老年性改变，上皮萎缩，皱襞消失，上皮变平滑、菲薄；阴道黏膜充血，有小出血点，有时见浅表溃疡。

二、治疗及预防

治疗原则为增强阴道抵抗力、抑制细菌生长。此外还应补充雌激素。

1. 增强阴道抵抗力

针对病因给予雌激素制剂，可局部用药，也可全身给药。妊马雌酮软膏局部涂抹，每日 2 次，或雌三醇乳膏，第 1 周局部使用，每天 1 次，然后根据缓解情况逐渐减低至维持量（如每周 2 次）。

2. 抑制细菌生长

用 1% 乳酸或 0.5% 醋酸液冲洗阴道，每日 1 次，以增加阴道酸度，抑制细菌的生长繁殖。阴道冲洗后，局部应用抗生素治疗。

增加阴道酸度，提高阴道抵抗力，可预防老年性阴道炎。妇女绝经后约有 30% 的人会发生老年性阴道炎。其原因是，女性绝经后体内性激素水平显著降低，引起阴道内 pH 上升，阴道黏膜萎缩变薄，皱襞消失，而且阴道内的弹性组织减少，使阴道口豁开，壁膨出，这些都会使阴道黏膜对病原体的抵抗力减弱，造成细菌感染，引起阴道炎症。因此，老年妇女在生活中要特别注意自我护理，讲究卫生，减少阴道感染的机会。

三、注意事项

（1）发生老年性阴道炎时不要因外阴瘙痒而用热水烫洗外阴，虽然这样做能暂时缓解外阴瘙痒，但会使外阴皮肤干燥粗糙，之后不久瘙痒会更明显。清洗外阴时宜使用弱酸配方的女性护理液。

（2）患病期间每日换洗内裤。内裤要宽松舒适，选用纯棉布料制作。

（3）外阴出现不适时不要乱用药物。因为引起老年性阴道炎的细菌多为大肠杆菌、葡萄球菌等，不像育龄期女性以霉菌性阴道炎、滴虫性阴道炎最多见。因此不要乱用治疗霉菌或滴虫的药物，更不要把外阴阴道炎当作外阴湿疹而乱用激素药膏，这样会适得其反。

（4）平时注意卫生，减少患病机会。不要为了"消毒杀菌"就使用肥皂或各种药液清洗外阴。因为老年妇女的外阴皮肤一般比较干燥、萎缩，经常使用肥皂等刺激性强的清洁用品清洗外阴，会加重皮肤干燥，引起瘙痒，损伤外阴皮肤。清洗外阴时应用弱酸配方的女性护理液。选用的卫生纸应该带有"消准"字样。勤换洗内裤。自己的清洗盆具、毛巾不要与他人混用。

（5）由于老年妇女阴道黏膜菲薄，阴道内弹性组织减少，因此过性生活时有可能损伤阴道黏膜及黏膜内血管，使细菌乘机侵入。解决方法：可以在性生活前将阴道口涂少量油脂，以润滑阴道，减少摩擦。

第三节　眼部疾病

一、干眼症

（一）干眼症的定义

干眼症又称角结膜干燥症，是指任何原因引起的泪液质或量异常，或动力学异常导致的泪膜稳定性下降，并伴有眼部不适，和（或）以眼表组织损害为特征的多种疾病的总称。2007 年，国际干眼病专题研究会强调了泪液渗透压升高和眼表炎症在干眼症发病中的作用及干眼症对视觉功能的影响，调整了干眼症的定义。干眼症是泪液和眼球表面的多因素疾病，能引起不适、视觉障碍和泪膜不稳定，可能损害眼表，伴有泪液渗透压升高和眼表炎症。本病病因繁多。泪腺、眼球表面（角膜、结膜和睑板腺）和眼睑，以及连接它们的感觉与运动神经构成了一个完整的功能单位，这一功能单位中任何因素发生改变，都可能引起干眼症。干眼症病理过程复杂，目前认为，泪液渗透压升高是干眼症发病的核心机制，它可能引起眼表炎症。炎症介质释放入泪液中可能引起眼表上皮细胞损害，导致泪膜不稳定。但详细的发病机制尚未完全明了。干眼症可引起角膜感染性炎症、角膜溃疡、穿孔甚至眼球萎缩等并发症。

（二）干眼症的分型及治疗目标

干眼症分为泪液生成不足型、蒸发过强型、黏蛋白缺乏型、泪液动力异常型、混合型5种，以对因治疗为关键。如为全身疾病引起者，应同其他专科共同对原发病进行治疗；和生活、工作环境有关的，应积极改善环境；避免使用某些药物或化妆品等。某些效果不佳者，缓解干眼症状是其治疗目标。

用药误区

1. 多滴眼药水能增加疗效。

由于人的结膜囊的容积明显小于一滴眼药水的体积，因此过量用药并不会增加疗效，反而浪费药液。

2. 没过期的眼药水就可以一直使用。

绝大多数眼药水一经开启，使用期限仅4周，超过4周，即便没过期，也不宜继续使用，而且眼药水应注意存放条件，不可随手放在口袋、桌面、阳光下，应置于阴凉避光处。

（三）治疗方法

干眼症可由多种因素引起，如全身性疾病、生活和工作环境、长期使用某些药物和化妆品等。明确并消除引起干眼症的原因是最佳治疗方法。然而，对大多数患者来说，缓解症状仍然是治疗的主要目标。而且干眼症的类型不同，治疗方法也不尽相同。干眼症的治疗方法如下。

1. 去除病因

引起干眼症的原因很多，如全身性疾病、药物、环境污染、眼局部炎症反应、眼睑位置异常及年龄。应针对各类原因，多科合作，采取相应的措施对原发病因进行治疗。

2. 非药物治疗

例如，为延迟泪液在眼表的停留时间，可以佩戴硅胶眼罩、湿房镜或潜水镜、治疗性角膜接触镜等，但严重干眼症不宜佩戴治疗性角膜接触镜。泪小点栓塞可以暂时或永久性地减少泪液引流，对中、重度干眼症的治疗有一定帮助。严重的干眼症患者还可考虑行永久性泪小点封闭术。对于伴有眼睑位置异常，如睑内翻、外翻患者，可考虑睑缘缝合。

3. 手术治疗

自体颌下腺移植适合治疗重症干眼症，但仅适应于颌下腺功能正常者。此外该手术只能部分解决干眼症患者泪液分泌问题，并不能解决干眼症的并发症，如睑球粘连、角膜新生血管和角膜混浊等。

（四）药物治疗

1. 泪液成分的替代治疗

最佳的泪液替代物是自家血清，但其来源受限。因此使用人工泪液保持眼表湿润、缓解干眼症状是目前的主要治疗措施之一。临床上现有品种繁多的人工泪液制剂，可根据患者的病因、病情、眼表损害情况等进行合理选择。轻度患者应选用黏度较低的人工泪液；中、重度伴蒸发过强者宜选用黏度较大的人工泪液；对眼表面炎症较重伴眼动力异常者首选不含防腐剂品种；脂质异常患者首选含脂类的人工泪液；需长期使用人工泪液的患者应选用不含防腐剂的剂型，以避免防腐剂的毒性作用加重眼表和泪膜的损害。

2. 润滑膏剂

眼用凝胶、膏剂在眼表面保持时间较长，但可引起视力模糊，主要用于重度患者或于夜间应用。

3. 抗炎与免疫抑制治疗

现已明确，炎症是干眼症发病机制中的重要环节。对重度干眼症可局部使用皮质类固醇激素和免疫抑制剂治疗，但应注意前者可能引起眼压升高和晶状体囊下混浊的副作用。常用的免疫抑制剂有 0.05%～0.1% 环孢素 A 或 0.05% 他克莫司。非甾体抗炎药用于轻、中度干眼症的抗炎治疗。

4. 自体血清

自体血清用于重度干眼合并角膜并发症及常规泪液无效者。

5. 其他

其他药物包括雄激素、促泪液分泌药物（如口服溴己新、盐酸毛果芸香碱、新斯的明等）及重组人表皮生长因子和维生素 A 棕榈酸酯等。

知识链接

关于眼药水中的防腐剂

眼药水在使用、贮存过程中有被污染的可能，故防腐剂的使用是必要的。眼药水只要合理使用，其中的防腐剂对大多数人来说是安全的，若使用不当，某些防腐剂的确会伤及角膜，甚至导致干眼症。由于个体的差异，极少数人对国家标准允许的防腐剂浓度仍感不适。因此，眼药水的使用应严格遵医嘱，不可随意增加使用量或频率。

二、黄斑变性

(一) 定义

老年性黄斑变性亦称年龄相关性黄斑变性或衰老性黄斑变性，大多始发于 50 岁上下，年龄越大，患病率越高。发病与性别、种族无明显关系。双眼同时或先后受害。因临床表现不同，分成萎缩性与渗出性两型。前者比较多见，后者则仅为前者的 1/15 ~ 1/10。确切病因尚未明了，可能与遗传因素、黄斑长期慢性光损伤、代谢及营养因素等有关。年龄相关性黄斑变性患者多为 50 岁以上，双眼先后或同时发病，视力呈进行性损害。该病是 60 岁以上老年人视力不可逆性损害的首要原因。

老年性黄斑的主要表现有：

(1) 视力减退：视力下降，视物模糊。

(2) 视野检查：中心暗点。一个人在目视前方时，眼睛所能看到的范围就是他的视野，有中心暗点时会感觉在视野的正前方有一个小范围被遮挡。

(3) 色觉异常：对颜色的辨别力下降。例如，看到的红色或绿色与以往不同，或左右眼有差别。

(4) 视物变形、扭曲：年龄大于 50 岁的老年人看到的颜色和平时不同 (有色觉异常)，要警惕老年性黄斑变性的发生。初期并无视力损害，但眼睛对颜色的感知是异常的。

(二) 治疗方法

黄斑变性的治疗方法包括手术治疗和药物治疗。黄斑变性手术治疗包括清除视网膜下出血及黄斑转位术，但术后视力总体不理想。近年来抗新生血管药物疗法展现了良好发展前景，包括抗血管生成药物和糖皮质激素类药物。前者是通过抑制血管内皮生长因子发挥作用。目前已用于临床治疗的有兰尼单抗等。用于抑制新生血管的糖皮质激素包括曲安奈德和乙酸阿奈可他，它们主要通过抑制血管内皮细胞移行发挥作用。但这些药物仍未能解决复发问题。

知识链接

老年性黄斑变性患者进行眼底血管造影检查有风险吗？

由于进行眼底血管造影检查时会使用造影剂，所以有一定的风险 (如过敏等)。但眼科应用的造影剂剂量很小，发生严重并发症的风险很低，并且应用前要进行过敏测试。少部分患者在注射造影剂时有恶心、呕吐的感觉，1 ~ 2 分钟后即可缓解，不必紧张。如果难以坚持，也可以向医生、护士说明情况并稍作调整，最好能继续配合医生完成检查。

三、白内障

（一）白内障的定义

眼球晶状体部分或全部混浊称为白内障。常表现出缓慢渐进性视力下降，累及单眼或双眼。患者可有眩光、色觉减退、近视程度增加等症状。

（二）治疗方法

白内障的治疗方法分为药物治疗和非药物治疗。药物尚不能有效阻止或逆转晶状体混浊。手术仍是主要治疗手段。

治疗白内障的药物有以下几类：

1. 辅助营养类

发生白内障的晶状体多有游离氨基酸、某些微量元素或维生素营养障碍。

治疗药物包括无机盐、游离氨基酸、维生素 C、维生素 E 等。

2. 醌型学说相关药物

老年性白内障晶状体内色氨酸、酪氨酸等代谢异常，产生醌型物质，可氧化损伤晶状体蛋白巯基，使晶状体混浊。吡诺克辛可阻止其氧化作用。

3. 抗氧化损伤药物

如谷胱甘肽。

4. 醛糖还原酶抑制剂

如苄达赖氨酸滴眼液，可治疗糖尿病性白内障和半乳糖血症白内障。

5. 中药

如麝珠明目滴眼液、石斛夜光丸、障翳散和障眼明等。

思考题

一、单选题

1. 前列腺增生的特点不包括（　　　）。

A. 前列腺增生表现为前列腺细胞数量的增生，而不是单个细胞的肥大

B. 是引起中老年男性排尿障碍的最常见的一种良性疾病

C. 前列腺增生的发病率随老年男性年龄的增长而增加

D. 手术治疗是最佳手段

2. 关于 5α 还原酶抑制剂的特点描述错误的是（　　　）。

A. 本类药物在前列腺内阻止睾酮转变为双氢睾酮，故可使前列腺体积部分缩小，改善排尿症状

B. 一般在服药后立即见效

C. 停药后症状易复发，需长期服药

D. 对体积较大的前列腺与 α_1 受体阻滞剂同时服用疗效更佳

3. 干眼症的特点不包括（　　）。

A. 是泪液和眼球表面的多因素疾病　　B. 伴有泪液渗透压升高和眼表炎症

C. 病因繁多　　　　　　　　　　　　D. 仅见于老年人

4. 老年性黄斑变性的主要表现不包括（　　）。

A. 视力减退，视力下降，视物模糊　　B. 视野检查中心暗点

C. 色觉异常　　　　　　　　　　　　D. 可通过手术治愈

5. 白内障药物治疗不包括（　　）。

A. 辅助营养类　　　　　　　　　　　B. 抗氧化损伤药物如谷胱甘肽

C. 中药，如麝珠明目滴眼液、石斛夜光丸、障翳散和障眼明等

D. 环孢菌素 A

二、问答题

1. 治疗干眼症的滴眼液和眼膏有何区别？

2. α 受体阻滞剂的主要不良反应是什么？

3. 防治骨质疏松症，补钙是唯一的途径吗？常用药物还有什么？

参考答案：

1. D　2. B　3. D　4. D　5. D

参 考 文 献

[1] 张晓乐. 现代调剂学. 北京：北京大学医学出版社，2011.

[2] 谢惠民. 合理用药. 5 版. 北京：人民卫生出版社，2008.

[3] 邵蓉. 药品监管相关政策法规. 北京：中国医药科技出版社，2011.

[4] 张晓乐. 医院药师调剂服务手册. 北京：人民卫生出版社，2016.

[5] 谢群莉，戴淑萍. 中成药药品说明书的调查分析. 海峡药学，2010(7);275 - 276.

[6] 杜冠华. 怎样看药品说明书. 食品与药品，2006（1B）：34.

[7] 安东尼·L. 克罗马夫. 哈佛家庭医学全书. 许宗瑞，等译. 合肥：安徽科学技术出版社，2014.

[8] [美]波特. 默克家庭医学手册. 胡大一，译. 北京：人民卫生出版社，2014.

[9] 英国 DK 公司. DK 家庭医生. 田新平，等译. 北京：中国大百科全书出版社，2014.

[10] 李端. 药理学. 6 版. 北京：人民卫生出版社，2008.

[11] 姜远英. 临床药物治疗学. 3 版. 北京：人民卫生出版社，2011.

[12] 张洪泉. 老年药理学与药物治疗学. 北京：人民卫生出版社，2010.

[13] 陈东生. 老年常见疾病合理用药. 北京：人民军医出版社，2008.

[14] 吴永健，鲁卫星，贾清华. 老年心血管病用药指南. 北京：中国医药科技出版社，2014.

[15] 殷立新，张力辉. 老年人用药指导. 北京：人民卫生出版社，2012.

[16] 李丁川，朱建明，贡联兵. 老年病合理用药. 北京：中国医药科技出版社，2012.

[17] 邬时民，詹青. 老年人合理用药知识120问. 上海：华东理工大学出版社，2014.

[18] 国家食品药品监督管理总局执业药师资格认证中心. 药学综合知识与技能. 7 版. 北京:中国医药科技出版社，2016.

[19] 张晓乐. 调剂学. 北京：中央广播电视大学出版社，2011.

[20] 王育琴. 护理药物治疗学. 北京：北京大学医学出版社，2010.

[21] 王育琴. 医院药师基本技能与实践. 北京：人民卫生出版社，2013.

[22] 中华医学会消化病学分会胃肠动力学组，中华医学会外科学分会结直肠肛门外科学组. 中国慢性便秘诊治指南. 胃肠病学，2013（10）：605 - 612.

[23] [美]兰托斯. 药剂师与患者沟通指南. 2 版. 段京莉，译. 北京：人民军医出版社，2012.